AF453399

TRAITÉ COMPLET

THÉORIQUE ET PRATIQUE

DES

MALADIES DU FOIE.

Paris.—Imprimerie de P. Baudouin, r. des Boucheries St-G., 38.

TRAITÉ COMPLET

THÉORIQUE ET PRATIQUE

DES

MALADIES DU FOIE

Par Aug. BONNET,

DOCTEUR EN MÉDECINE DE LA FACULTÉ DE PARIS,
CHEVALIER DE LA LÉGION-D'HONNEUR, PROFESSEUR DE PATHOLOGIE INTERNE
A L'ÉCOLE DE MÉDECINE DE BORDEAUX,
MEMBRE ET EX-PRÉSIDENT DE LA SOCIÉTÉ ROYALE DE MÉDECINE DE LA MÊME VILLE,
MEMBRE DES SOCIÉTÉS MÉDICALES D'ÉMULATION, DE MÉDECINE-PRATIQUE
ET MÉDICO-PRATIQUE DE PARIS, DE LA SOCIÉTÉ MÉDICALE DE DOUAI,
DE LA SOCIÉTÉ DE MÉDECINE DE TOULOUSE, DE LA SOCIÉTÉ ROYALE
DE MÉDECINE DE MARSEILLE, DE LA SOCIÉTÉ D'AGRICULTURE,
SCIENCES ET ARTS D'AGEN, ETC.

In medendi scientiâ omnis argumentatio
Vana nisi experientiâ confirmetur.

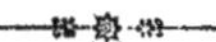

NOUVELLE ÉDITION,
revue, corrigée et considérablement augmentée.

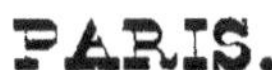

PARIS.

Librairie des Sciences Médicales

DE JUST ROUVIER,
8, RUE DE L'ÉCOLE-DE-MÉDECINE.

A BORDEAUX, CHEZ CH. LAWALLE NEVEU,
LIBRAIRE, ALLÉES DE TOURNY, 20.

1841

PRÉFACE.

———

Au milieu du mouvement qui s'opère dans la presse médicale depuis quelques années, et qui a fait surgir tant de publications recommandables, on ne saurait s'empêcher de reconnaître que les travaux les plus utiles qui ont paru sont les monographies. Les monographies, en effet, permettent seules d'étudier à fond une question, et ont un avantage immense sur les traités généraux qui ne contiennent que des aperçus, des esquisses rapides des sujets qu'on y examine. L'une des causes qui, selon moi, ont le plus nui à l'avancement de la science, c'est qu'on a cherché à lui élever un monument durable, avant d'en avoir réuni les matériaux. La paresse, l'impatience du doute, le desir de tout savoir, ne nous portent malheureusement que trop souvent à nous hâter d'abstraire et de généraliser. Nous débutons par où nous devrions finir ; c'est absolument comme si un architecte voulait construire une maison sans en avoir préalablement rassemblé et taillé les pierres.

Ces réflexions, dont personne probablement ne contestera la justesse, étaient déjà présentes à mon esprit, lorsqu'en 1828, et à l'occasion d'un mémoire sur l'irritation hépatique, pour lequel la Société médicale d'émulation de Paris venait de me décerner une médaille d'or de 200 francs et le titre de correspondant, je publiai mon *Traité des maladies du foie*. On se souvient de l'accueil que la presse fit à cet ouvrage : tous les journaux en parlèrent avec éloge, et depuis, j'ai eu le plaisir de le voir mentionné dans la plupart des thèses et des articles de dictionnaires, ayant pour objet un point quelconque relatif aux affections de l'appareil biliaire. Néanmoins, on voudrait en vain se dissimuler qu'un livre, qui même à l'époque de son apparition encourut le reproche d'être trop succinct et peu riche en observations, n'est pas en harmonie avec les progrès récents de l'art de guérir. On sent généralement le besoin d'une histoire nouvelle des maladies du foie, et, c'est pour satisfaire à ce besoin, c'est pour remplir cette lacune, que j'ai repris en sous-œuvre mon travail et que je me suis décidé à en publier une seconde édition.

Je me suis particulièrement appliqué, comme on le verra, à faire, avant tout, un traité essentiellement pratique ; mais je n'ai pas oublié non plus que la méthode expérimentale resterait stérile, si elle n'était éclairée par de sages rapprochemens. Qu'ont produit, je le demande, ces volumineuses élucubrations où les auteurs, cumulant observations sur observations, se procurent ainsi à peu de frais les avantages de la célébrité ? Rien, ou de si minimes résultats, qu'on en est universellement dégoûté : on n'en veut plus, personne n'a le courage de les lire. Et, si d'une part on s'est trop pressé de tracer une histoire complète de la médecine, il est certain que de l'autre on ne s'est pas assez pénétré du besoin que nous avons de tendre à ce but. Ce n'est plus à citer des faits et toujours des faits qu'on devrait désormais s'attacher. Le moment est venu d'analyser, de résumer ceux que nous avons et d'arriver à des inductions qui, légitimement déduites, finiraient pas constituer véritablement la science. Au lieu donc de me borner à enrichir mon ouvrage de cas pratiques curieux et bien circonstanciés, j'ai voulu juger, commenter, tirer des connaissances utiles. Cette nouvelle édition, on aurait donc tort de le croire, n'est pas une répétition pure et simple de la première : c'est un livre neuf, inédit en quelque sorte, et où, si je ne me trompe, la théorie et l'application se confirment réciproquement.

Je ne parlerai pas ici des motifs qui m'ont engagé à donner le titre d'*irritation hépatique* au principal article de ce traité, parce que les considérations qui précèdent cet article rendent toute ma pensée à cet égard. Mais je ferai remarquer que la méthode que j'ai suivie dans l'étude des phénomènes d'irritation que le foie est susceptible d'offrir lorsqu'il se trouve soumis à l'action d'un stimulant est absolument neuve, et m'a conduit aux résultats les plus satisfaisans. Non seulement j'ai appris à distinguer les signes qui caractérisent l'irritation hépatique, quand elle ne s'élève pas au degré de la phlogose, ou qu'elle ne constitue encore qu'une phlegmasie très-légère, mais j'ai prouvé que l'hépatite des auteurs est une affection complexe, qui consiste dans l'inflammation simultanée du foie, du péritoine sus-hépatique et de la membrane muqueuse gastro-intestinale, et j'ai déterminé quels sont parmi les symptômes que les malades présentent en pareille occurrence ceux que l'irritation de chacun de ces trois organes occasionne directement.

Dans mon opinion, les désordres de l'appareil biliaire, que les anciens nommaient *obstructions*, n'étant qu'un produit de l'irritation hépatique, j'ai dû nécessairement les mettre au nombre des terminaisons ou des caractères anatomiques de cette dernière, et non les ériger en entités morbides particulières, comme l'ont fait les auteurs modernes qui s'en sont spécialement occupés. Je m'étais pour ainsi dire borné à les énoncer dans la première édition, mais j'ai senti la nécessité d'échapper aux reproches qui me furent adressés dans le temps à ce sujet, et si

l'article que je consacre aux caractères anatomiques de l'irritation du foie n'a pas l'étendue
que lui auraient donné certains anatomo-patho-
logistes de nos jours, il renferme du moins des
détails suffisans pour qu'on puisse se former
une idée exacte des terminaisons de cette irritation et des dégénérescences diverses dont elle
est le point de départ.

Les médecins des siècles derniers avaient acquis trop de données sur cette partie de l'histoire de l'hépatite qui est relative à sa marche, à
ses causes, au danger dont elle s'accompagne, etc.,
pour qu'il fût possible d'ajouter beaucoup à
ce qu'ils nous ont transmis sur l'étiologie et
le pronostic de cette affection. Cependant les
recherches auxquelles je me suis livré sur ces
deux points n'ont pas été entièrement stériles ;
je crois surtout avoir mieux apprécié que ne l'ont
fait quelques auteurs contemporains le mode
d'action de certaines causes productrices de l'irritation hépatique. Personne n'avait dit, par
exemple, que l'hépatite non traumatique peut
provenir d'une péritonite, et pourtant il est certain qu'il en est assez fréquemment ainsi. Je sais
bien que Broussais revendique pour lui cette
découverte, mais c'est en vain qu'on en cherche
la preuve dans ceux de ses ouvrages qui sont
antérieurs aux miens. La vérité est qu'il n'en a
parlé pour la première fois qu'en rendant compte
de ce dernier. Ce médecin célèbre n'a égale-

ment mis au nombre des causes de l'hépatite primitive ou idiopathique que les coups, les chutes sur la région hypocondriaque droite, une plaie pénétrante dans l'abdomen, une violente secousse dans la ligne verticale du corps, tandis qu'il est hors de doute que les congestions sanguines qui se forment dans le foie, soit pendant les accès de fièvres intermittentes, soit par suite d'obstacles à la circulation veineuse, finissent souvent par l'enflammer. Il ne dit nulle part, non plus, que la suppression de la transpiration, la répercussion d'une phlegmasie cutanée ou articulaire, les chagrins, les émotions vives de crainte ou de terreur, agissent dans certains cas directement sur ce viscère et en déterminent l'inflammation. C'est moi qui le premier l'ai avancé d'une manière positive.

La thérapeutique de l'hépatite, quoique laissant peu à desirer en apparence, offrait une foule de doutes et de difficultés qu'il était nécessaire de lever. Une chose surtout qu'il importait d'examiner, c'est la question ardue des purgatifs. Cette médication, comme on sait, généralement usitée autrefois, est, pour ainsi dire, uniquement employée dans les maladies de l'appareil biliaire par les médecins anglais qui habitent les Indes-Orientales. Or, il n'est pas probable que nos confrères d'outre-mer persistassent à y recourir, si elle ne leur procurait pas d'assez nombreux succès. On ne pouvait donc guère se dispenser de rechercher la cause de ces succès, et je crois être parvenu non seulement à la trouver, mais à bien préciser l'époque où les évacuans peuvent et doivent être prescrits.

J'ajouterai que l'article où cette question est débattue, contient en outre tout ce qu'il y a d'essentiel à connaître sur le traitement de l'irritation hépatique. Considérations générales et de détails sur les évacuations sanguines, fixations de l'ordre dans lequel il est permis de les classer sous le rapport de leur efficacité, règles particulières de conduite pour chaque nuance de la maladie qui nous occupe, rien n'a été négligé pour lui donner de l'intérêt, et le rendre tel qu'on a droit de l'exiger à cette époque de progrès et de perfectionnement.

Immédiatement après l'article *irritation hépatique*, il en vient une foule d'autres qui terminent mon ouvrage et en forment en quelque sorte le complément. Ce sont les histoires particulières des lésions hépatiques qui ne sont pas de nature irritative et de celles qui, bien que provenant souvent d'une surexcitation morbide, n'en dépendent pas toujours. Ces maladies, je n'ai pas besoin de le dire, sont trop peu connues pour qu'il fut possible d'entrer dans de longs détails à leur égard. Toutefois, j'ai taché de ne rien omettre de ce qu'il y a d'utile à savoir sur chacune d'elles, et je ne crains pas d'avancer que ce n'est, à proprement parler, que dans ce traité qu'on les trouvera groupées, décrites, commentées, et mises en harmonie avec l'état actuel de la science.

ERRATA.

Page 11, lignes 1 et 5, au lieu de M. *Bouillaud*, lisez : M. Bouland.

Page 26, ligne 4, au lieu de *débile*, lisez : de bile.

Page 54, avant-dernière ligne, au lieu de *qui le produit*, lisez : qui les produit.

Page 72, 1re ligne, au lieu de *débile*, lisez : Je bile.

Page 88, ligne 11, au lieu de *le ma*, lisez : le mal.

Page 97, ligne 26, au lieu de 65, lisez : 62.

Page 133, ligne 3, au lieu de 23, lisez : 24.

TRAITÉ

DES

MALADIES DU FOIE.

PREMIÈRE PARTIE.

IRRITATION DU FOIE.

CONSIDÉRATIONS PRÉLIMINAIRES.

§ I. — Quoique le foie soit sans contredit l'un des organes de l'économie qui deviennent le plus souvent malades, il n'en est pas un, selon moi, dont les affections soient moins connues. Ce n'est pas qu'on n'ait eu occasion d'observer sur le cadavre la plupart des lésions de structure que ce viscère est susceptible d'offrir; mais ce qui nous manque, ce sont les moyens d'en constater l'existence pendant la vie. A quels signes certains, je le demande, reconnaîtra-t-on, avant la mort, l'atrophie du foie, les collections sanguine, aqueuse ou séreuse dont il est quelquefois le siége? Qui pourra préciser

1

les cas où son tissu dégénéré s'est transformé en l'une de ces productions organiques que Laënnec nomme *cyrrhoses, mélanoses, encéphaloïdes*, etc.? Mais si au lieu de nous arrêter à des états morbides, qui, quoi qu'on en dise, sont tous consécutifs, nous jetons un coup d'œil sur l'une des altérations les plus communes de l'appareil biliaire, l'*hépatite*, nous verrons que rien n'est plus confus, plus incomplet, que ce que les auteurs nous ont transmis à ce sujet. Une chose surtout à laquelle personne ne paraît avoir réfléchi, c'est que les symptômes qu'on a regardés jusqu'ici comme caractéristiques de cette phlegmasie n'en expriment qu'un degré, et qu'on n'est pas en droit de conclure de l'absence de ces symptômes que le foie n'est pas affecté. S'il est vrai, en effet, qu'une inflammation quelconque a ses périodes d'augment, d'état et de déclin, ou, en d'autres termes, a des degrés différens, celle du parenchyme hépathique doit nécessairement en avoir aussi, sans quoi il faudrait qu'on admît que cette espèce de phlogose est dès son origine aussi considérable que lorsque nous pouvons, par nos sens, acquérir la certitude de son existence, ce qui serait avancer un véritable paradoxe. Il y a donc une époque, dans la marche de l'hépatite, où cette maladie est légère et développe peu de sympathies. Or, c'est cette époque à laquelle manquent les symptômes dont je viens de parler, et que, pour cette raison, les auteurs n'ont pas su distinguer. Le plus grand nombre ont pensé que le foie alors était sain, et que les désordres morbides provenaient de ce qu'on appelait jadis une fièvre essentielle. Que d'erreurs cette manière de voir n'a-t-elle pas fait commettre?

Combien de cas d'obstructions du foie n'auraient pas été observés, si, mieux instruit sur les causes, la nature et les signes des affections de ce viscère, le médecin avait pu les reconnaître dès le principe !

Une autre chose que je crois devoir signaler, c'est que, l'action organique d'un tissu pouvant être portée au-delà du type normal sans que la fonction de ce tissu en soit troublée, et sans que, par conséquent, il y ait inflammation, on ne saurait s'empêcher d'admettre que l'irritation du foie peut exister à un degré où elle ne constitue pas encore une phlegmasie (1) ; elle ne tarde pas en général, si l'on veut, à faire des progrès, mais elle peut aussi persister indéfiniment dans cet état, ou ne revêtir la forme inflammatoire qu'au bout d'un temps assez long.

Il résulte donc de ce qui précède que les auteurs n'ont décrit qu'une période avancée de l'hépatite, qu'ils ont méconnu cette phlegmasie toutes les fois qu'elle était moins prononcée, et qu'à plus forte raison ils n'ont pas su distinguer les cas où l'irritation hépatique ne s'élève pas au degré de l'inflammation.

Ces considérations m'ont déterminé à me tracer une marche nouvelle : J'ai pensé que, pour arriver à des résultats plus positifs que mes devanciers, il fallait étudier

---

(1) Toutes les fois que l'augmentation de l'action organique ne dépasse pas certaines limites et qu'elle est compatible avec la santé, l'état qui en résulte ne constitue pas une phlegmasie, et a tour à tour reçu les noms de *congestion, d'excitation, d'hypérémie.* Mais qu'on se serve de ces mots ou d'un autre pour le distinguer, il n'en est pas moins vrai qu'il appartient à l'irritation ; c'est le phénomène le plus reculé que celle-ci puisse offrir. Voilà pourquoi je ne balance pas à établir que l'irritation du foie peut exister et ne pas présenter la forme inflammatoire.

successivement tous les phénomènes d'irritation que le foie est susceptible d'offrir lorsqu'il se trouve soumis à l'action d'un stimulant. En d'autres termes, j'ai pensé que le moyen le plus sûr de parvenir à bien connaître l'hépatite était de prendre l'irritation du foie à son début, de la suivre dans ses progrès, d'en décrire toutes les nuances, toutes les phases.

Pour procéder avec ordre, je diviserai l'histoire de cette maladie en cinq chapitres principaux : le premier traitera de ses signes, de sa marche, de sa durée, de ses terminaisons ; le second de ses caractères anatomiques ; le troisième de ses causes ; le quatrième de son pronostic ; le cinquième de son traitement. Mais comme pour étudier avec fruit les altérations diverses dont un organe est susceptible, il est essentiel d'en bien connaître la structure et les usages, je commencerai avant tout par m'occuper de ces deux points.

ANATOMIE DU FOIE.

§ II. — Le foie s'étend transversalement de l'hypocondre droit, qu'il occupe tout entier, dans la région épigastrique, et jusques dans l'hypocondre gauche, c'est sans contredit le plus volumineux, le plus pesant des viscères abdominaux et la plus grosse glande de l'économie animale. Organe parenchymateux, impair et de forme irrégulière, ou présentant celle d'un ovoïde coupé suivant sa longueur, il est borné en haut, par le diaphragme qui le sépare des organes thoraciques, et auquel il est appendu par des replis du péritoine que l'on a appelés *ligamens du foie*. En devant, par les sept ou huit dernières côtes droites ; en bas, par l'estomac, le petit épiploon, le duodénum, l'arc du colon et le rein droit ; en arrière, par la colonne vertébrale, où se trouvent l'œsophage, l'aorte ventrale, la veine cave inférieure et les piliers du diaphragme.

Dans l'état naturel et malgré son volume, le foie ne fait pas saillie au-dessous des cartilages des fausses côtes qui lui servent d'abri. Néanmoins, sa mobilité et celle du diaphragme rendent très bien raison des déplacemens légers, des changemens passagers de position qu'il peut éprouver. Quand l'estomac est vide, par exemple, le foie descend plus ou moins, surtout si l'on est debout. Dans ce cas, il occasionne un tiraillement pénible du diaphragme, le contraire arrive lorsque l'estomac est plein, ou qu'on est couché en supination. Dans le décubitus sur le côté droit, le foie appuyant sur les côtes ne gène par son poids aucun organe. Mais lorsqu'on est couché sur le côté gauche, surtout immédiatement après un repas copieux, il comprime l'estomac, ralentit la circulation par sa pression sur les gros vaisseaux abdominaux, ce qui amène une digestion pénible, des rêves effrayans, le cauchemar, etc. Chez la femme la pression exercée par les corsets sur la base de la poitrine apporte souvent une modification notable dans la conformation de ce viscère, et fait qu'il proëmine davantage en avant, qu'il est pyriforme, qu'il forme un étranglement circulaire dans les trois quarts de sa circonférence, et qu'il éprouve en même temps une légère antéversion, c'est-à-dire, que la face supérieure devient antérieure, et la face inférieure postérieure.

Sa couleur varie quelquefois suivant les individus, mais elle est ordinairement d'un rouge brun chez les jeunes gens et les adultes, plus foncé, noirâtre chez les vieillards. En général le tissu hépatique est ferme, cassant, ce qui fait qu'il est très sujet à se déchirer.

Très épais supérieurement et en arrière, mince et tranchant inférieurement et en devant, le foie offre deux faces, et une circonférence qui, à son tour, présente deux bords et deux extrémités.

La face supérieure du foie est convexe dans toute son étendue, très lisse et unie au diaphragme par le ligament falciforme, repli du péritoine qui contient la veine ombilicale et qui partage le foie en deux parties inégales, qu'on appelle, l'une *lobe droit* ou *grand lobe* (*lobe colique*), l'autre *lobe gauche* ou *moyen lobe*.

La face inférieure est légèrement concave, d'une configuration très irrégulière, un peu inclinée en arrière, et en général moins étendue que la supérieure. On y remarque : 1° Plusieurs éminences et des enfoncemens presque tous recouverts par le péritoine ; 2° Une dépression large et superficielle qui est contiguë à la face supérieure de l'estomac ; 3° Deux autres dépressions superficielles correspondant antérieurement à l'angle de réunion du colon ascendant avec le colon transverse, et postérieurement au rein droit et à la capsule surrénale ; 4° *Le sillon de la veine ombilicale,* nommé aussi *sillon longitudinal, sillon horizontal,* dirigé d'avant en arrière, et continuant en bas la séparation des deux lobes du foie, tracée à la face convexe par le ligament falciforme ; 5° les deux éminences portes, qui bornent, l'une en devant, l'autre

en arrière, le *sillon transversal*. L'antérieure large et peu
saillante sépare la moitié antérieure du sillon ombilical
de la fossette qui reçoit la vésicule du fiel. La postérieure,
qui n'est autre chose que le *lobe de spigel* ou *petit lobe
du foie*, est située derrière le sillon transversal, dans
l'arrière cavité du péritoine, et recouverte par l'épiploon
gastro-hépatique. Elle ressemble à une espèce de mamelon de femme irrégulièremens triangulaire, quelquefois
quadrilatère, et se trouve fixée au grand lobe du foie par
deux racines ou prolongement, dont l'un se perd insensiblement dans le parenchyme hépatique ambiant, et
l'autre remonte en arrière ; 6° Le *sillon de la veine cave
inférieure* qui est très court, profond et souvent converti en un canal, que l'une des racines du petit lobe
concourt à former ; 7° Le *sillon transversal* ou de la
veine porte, qui se dirige suivant le grand diamètre
du foie, et coupe à angle droit le sillon de la veine
ombilicale, un peu plus près du bord postérieur que
du bord antérieur du foie. Ce sillon, qui n'est d'abord
qu'une fente étroite, va en s'élargissant progressivement,
en se portant du lobe droit sur le lobe gauche, et loge le
sinus de la veine porte, l'artère hépatique, les racines
du conduit hépatique, un grand nombre de filets nerveux
et de vaisseaux lymphatiques, le tout enveloppé d'un tissu
cellulaire très serré et ayant la forme d'une membrane.

La circonférence du foie présente, ainsi que je l'ai
déjà dit, deux bords et deux extrémités, et se trouve recouverte partout, excepté en arrière par le péritoine.

Le bord antérieur, mince, festonné, incliné en bas,
dépasse rarement dans l'état normal le rebord des fausses

côtes contre lequel il est appliqué. Il est constamment divisé par une échancrure profonde qui constitue l'extrémité antérieure du sillon de la veine ombilicale. Il en offre souvent à droite une seconde, moins profonde et plus large, qui correspond au fond de la vésicule biliaire. Lorsque cette dernière manque, ce qui arrive quelquefois, le bord tranchant recouvre en entier la vésicule, qu'il n'est pas très rare alors de voir effleurer la face supérieure du foie.

Le bord postérieur est très épais, arrondi surtout à droite, plus court que le précédent, et incliné en haut où il adhère au diaphragme par un repli du péritoine qu'on appelle *ligament coronaire*. On trouve dans le milieu la fin de la veine ombilicale et une courte gouttière faisant suite au canal de la veine cave. Deux autres replis du péritoine, dits *ligamens triangulaires du foie*, fixent ses extrémités au diaphragme. La partie du foie, qui est située entre ces deux ligamens, n'est pas recouverte par le péritoine ; c'est un tissu cellulaire très serré qui l'unit à l'aponévrose centrale du diaphragme (centre phrénique ou tendineux).

Le foie est enveloppé extérieurement par une membrane de nature séreuse, fournie par le péritoine, qui se réfléchit de la face concave du diaphragme sur ce viscère, et le recouvre en entier moins son bord postérieur, les deux sillons de la face inférieure, celui de la veine cave et la partie de la fossette qui reçoit la vésicule biliaire. Libre par sa surface externe qui est luisante, elle adhère par l'interne à une seconde enveloppe qui constitue la membrane propre ou fibreuse du foie. Cette der-

nière adhère au parenchyme hépatique à l'aide de prolongemens fibro-celluleux qui s'interposent aux granulations et fournissent à chacune d'elles une enveloppe
distincte. Parvenue dans la scissure transversale, elle
envoie autour des branches de la veine porte, de l'artère
hépatique et des canaux biliaires, des prolongemens qui
forment à ces vaisseaux des espèces de gaînes cylindri-
ques qui se divisent et se subdivisent comme eux. Ces
dernières gaînes fibro-celluleuses, et non la membrane
propre toute entière, constituent la *capsule de Glisson*.

Par sa face externe celle-ci adhère intimement
au tissu du foie à l'aide de prolongemens fibreux qui
s'entrecroisent en divers sens et fournissent aux granulations profondes une enveloppe analogue à celle qui
émane de la tunique propre. De cette manière le parenchyme hépatique est traversé dans toutes les directions,
par des filamens cellulaires très déliés, vaste réseau dans
lequel les granulations se trouvent contenues.

Par la face interne, la capsule ne tient aux trois ordres de vaisseaux ci-dessus que par un tissu cellulaire
séreux très lâche, et c'est ce qui fait que, lorsqu'on coupe
le foie, les orifices de la veine-porte s'affaissent et
apparaissent comme chiffonnés, tandis que les veines
hépatiques, qui sont dépourvues d'enveloppe spéciale et
font corps avec l'organe, restent béantes et circulaires.

Le tissu propre du foie se compose d'une quantité
innombrable de granulations, appelées *lobules*, et qui,
ainsi que je viens de le dire, sont unies entre elles par
une expansion de la *capsule de Glisson*. Ces lobules
sont de petits corps irréguliers de la grosseur d'un grain

de millet, se ressemblant sous le rapport de la forme, d'une teinte rouge obscure, d'une consistance molle, et qu'on regarde comme autant de petites glandes ayant pour fonction de sécréter la bile.

Suivant M. *Francis Kiernan*, qui, dans un mémoire intitulé : *The anatomy and physiology of the liver*, a jeté de très vives lumières sur la structure intime du foie, chaque lobule contient dans son centre une petite veine hépatique, et sa circonférence est limitée par les ramifications de la veine porte, de l'artère hépatique et du conduit biliaire qui l'entourent. Il nomme *veine intralobulaire* le ramuscule veineux qui occupe le centre du lobule et auquel viennent aboutir six ou huit veinules plus petites. D'un autre côté, chaque veine intralobulaire s'abouchant avec une veine plus grande que cet anatomiste appelle *sublobulaire*, il en résulte que les lobules sont placées autour des veines sublobulaires. Chacun d'eux est de plus composé d'un plexus de conduits biliaires, d'un plexus veineux formé par les ramifications de la veine-porte, d'un ramuscule de la veine hépatique, qui est central, et de ramuscules artériels. Il entre probablement aussi dans leur composition des nerfs et des vaisseaux lympathiques, mais on n'a pas pu encore les y distinguer.

M. Kiernan pense qu'il n'y a qu'une seule substance du foie ; les substances rouge et jaune ne sont, selon lui, que des apparences produites par la congestion. Ainsi, lorsque la congestion commence par l'intérieur des lobules, et y reste bornée, on a la *substance médullaire de Ferrein*, la *substance corticale d'Autenrieth*, la *substance rouge de M. Bouillaud, Andral*, etc., enfin la *substance cellulo-vasculaire de M. Mappes.* Pour ce qui concerne la *substance corticale de Ferrein,* ou autrement dit la *substance médullaire d'Antenrieth,* la *substance jaune de MM. Bouillaud et Andral,* la *substance granuleuse de M. Mappes,* elle est formée par les bords des lobules auxquels la congestion ne s'est pas étendue.

M. Cruveilher pense également qu'il n'existe dans le foie qu'un élément immédiat, qu'une seule espèce de granulations. Cette opinion est aussi la mienne, et je crois qu'elle est partagée par la grande majorité des médecins.

Les vaisseaux sanguins qui se distribuent au foie sont l'artère hépathique, la veine porte et les deux veines hépatiques.

La veine porte, si célèbre autrefois, et que les Sthaliens avaient surnommée *vena porta, porta malorum,* traverse le sillon du même nom, pénètre dans le foie, s'y divise et s'y subdivise à l'infini jusqu'à ce qu'elle soit arrivée aux lobules, à chacun desquels elle fournit un ramuscule. Selon M. Cruveilher les divisions de la veine porte qui suivent un trajet à part présentent une multitude de pores ou pertuis dans lesquels s'ouvrent directement de très petites veines.

L'artère hépatique accompagne la veine porte et les canaux biliaires dans toutes leurs divisions, puis se ramifie et se perd dans les parois de cette veine et de ces canaux. Elle constitue donc par rapport au foie, les *vasa vasorum* de la veine porte hépatique et des conduits biliaires.

Les veines hépatiques suivent dans leur trajet une direction opposée à celle des divisions de la veine porte, c'est-à-dire qu'elles prennent naissance, ainsi qu'on le verra plus bas, dans l'intérieur des lobules, se dirigent en convergeant vers le sillon de la veine cave et s'abouchent avec elle au niveau du bord postérieur du foie.

Les canaux biliaires commencent à poindre dans les lobules, et donnent ainsi naissance à une incalculable quantité de ramuscles, qui accompagnent les divisions de la veine porte et de l'artère hépathique, se réunissent, s'abouchent successivement à la manière des veines, et constituent de la sorte des rameaux, puis des branches, et finissent par aboutir au canal hépatique, lequel se dirige en bas et à droite entre les lames de l'épiploon gastro-hépathique, au devant de la veine porte, derrière la branche droite de l'artère hépatique, et après 15 ou 18 lignes de trajet, se joint au conduit cystique, et forme avec lui le canal cholédoque.

Le foie contient plus de vaisseaux lympathiques qu'aucun autre viscère de l'économie. Ces vaisseaux qu'on distingue en superficiels et en profonds, naissent de tous les points de sa surface, et de tous ceux de son intérieur; puis ils se réunissent en une infinité de troncs qui se terminent au canal thoracique.

Les nerfs que le foie reçoit viennent du grand sympathique, des pneumo-gastriques et même du diaphragmatique. Mais leur nombre ne paraît pas proportionné à la grandeur et à l'importance de cet organe.

La vésicule biliaire est une poche membraneuse, pyriforme, qui, située dans un enfoncement superficiel de la face inférieure du lobe droit du foie, adhère à cet organe par du tissu cellulaire très dense. On la divise en *fond*, en *col*, et en *corps*. Les deux premiers sont ses extrémités, le troisième sa partie moyenne. Quelques auteurs disent avoir trouvé la vésicule biliaire sous le lobe gauche du foie. D'autres assurent ne l'avoir pas rencontrée chez quelques sujets.

La vésicule présente deux surfaces, l'une externe, l'autre interne. La première adhère en haut au tissu du foie le plus souvent d'une manière intime, mais quelquefois elle n'y est unie que lâchement ou par un repli du péritoine ; en bas, au contraire, elle est libre et appuie sur une partie du pylore, du duodénum, et de l'extrémité droite ou courbure de l'arc du colon. La surface interne offre un aspect réticulé, résultat de plis nombreux qui circonscrivent de petits intervalles ayant la forme de pentagones irréguliers.

Le fond de la vésicule est arrondi, dirigé en avant et en dehors; il dépasse ordinairement le bord tranchant du foie, et répond aux parois abdominales vers le côté externe du muscle droit, lorsque la vésicule est pleine de bile.

Le col, ou sommet de la vésicule biliaire, est très rétréci, un peu recourbé en haut, et se continue avec le canal cystique.

Trois membranes bien distinctes et superposées forment la vésicule. La première est fournie par le péritoine qui recouvre l'organe en entier, moins le point qui est contigu au foie. La seconde ou moyenne est dense, adhérente au foie, là où le péritoine manque, et de nature celluleuse. Dans le voisinage du col elle fournit une couche intermédiaire plus lâche et quelquefois graisseuse. La tunique interne est une membrane muqueuse, que l'on a nommée aussi *villeuse* ou *veloutée*, et qui est épaisse, blanchâtre chez le vivant, mais imprégnée de bile dans les cadavres.

Il n'existe aucune trace de fibres charnues dans les parois de la vésicule : ses vaisseaux lympathiques se joignent à ceux du foie, ses nerfs partent du plexus hépatique ; quant à ses artères et à ses veines, les unes viennent du rameau cystique de l'hépatique, les autres se rendent à la veine porte.

Le conduit *cystique* a d'un pouce à un pouce et demi de longueur, et un peu plus d'une ligne de diamètre. Situé entre les deux feuillets du petit épiploon, il se porte en arrière, en dedans, un peu en haut, et s'unit à angle aigu avec le canal hépatique.

Le canal *cholédoque* est généralement considéré comme le résultat de la réunion des conduits excréteurs du foie ; cependant en y regardant de plus près, on s'aperçoit qu'il est plutôt la continuation du canal hépatique seul, dont il conserve la direction, que le produit de la jonction de ce dernier et du canal cystique. Sa longueur est de trois pouces et demi à quatre pouces, et sa largeur un peu plus grande que celle des deux conduits ensemble. Il descend derrière l'extrémité droite du pancréas et la seconde portion du duodénum, s'unit tantôt au canal pancréatique, tantôt marche à côté de lui, puis il perce la tunique musculeuse de l'intestin, rampe obliquement entre elle et la membrane muqueuse dans une

étendue d'un pouce environ, et finit par s'ouvrir à l'extrémité inférieure d'un renflement muqueux, oblong, par
un orifice étroit, conjointement avec le canal pancréatique, ou isolément.

PHYSIOLOGIE DU FOIE.

§ III. — Le foie est l'organe sécréteur de la bile :
c'est lui qui, de l'aveu de tous les physiologistes, sert à
préparer cette humeur. Mais ce n'est pas là sa seule
fonction, et tout porte à croire qu'il concourt aussi à
l'hématose, en enlevant une certaine quantité d'hydrogène et de carbone au sang. Cette opinion était celle de
Bichat, qui, considérant que le volume du foie et l'afflux
de sang qui s'y fait habituellement ne sont en aucune
manière proportionnés à l'exiguité des canaux excréteurs de la bile, et à la quantité minime de ce fluide,
en concluait que le parenchyme hépatique avait un autre
usage que l'élaboration de la bile. « Réfléchissez, disait-
il, au volume du rein et à l'abondance de l'humeur qu'il
sécrète, et vous serez, malgré vous, conduit à penser que
la nature n'a pas fait un organe aussi gros que le foie,
pour produire un liquide beaucoup moins abondant que
l'urine. Cette fonction, quelle est-elle? On l'ignore.
Seulement il y a lieu de présumer qu'elle doit être liée
à l'existence du système à sang noir abdominal, charrié
par la veine porte et dont le foie est l'aboutissant. » Ce
que Bichat ne faisait que soupçonner est généralement
admis aujourd'hui. La plupart des physiologistes, en
effet, pensent que le foie, en séparant du sang veineux

des principes , qui , comme la résine et la graisse de la bile, contiennent beaucoup de carbone et d'hydrogène , remplit une fonction presque analogue à celle des poumons qui séparent l'acide carbonique du sang veineux.

Les anciens regardaient le foie comme le laboratoire du sang. C'était, selon eux , le centre et l'origine des veines et le premier dépôt du sang chez le fœtus.

Cette manière d'envisager les fonctions du foie a peut-être donné naissance à l'opinion de M. Broussais , qui reconnaît à ce viscère deux usages, celui de sécréter la bile , et celui d'être un dépôt du sang. D'après ce médecin célèbre , la rate serait uniquement un organe de circulation, un système veineux, une sorte de *diverticulum*. La veine porte aurait aussi le même usage , et le foie offrirait à son tour au sang un autre lieu où il pourrait séjourner dans les cas d'obstacles à la circulation et dans ceux où, par une cause quelconque , il quitte brusquement la périphérie pour se porter vers les viscères. Ainsi, dans cette hypothèse, le foie et la rate seraient des auxiliaires de la circulation veineuse, qui, suivant l'occurrence, préviendraient la formation de congestions funestes dans des organes plus essentiels à la vie, tels que le cerveau , le cœur, etc., ou donneraient une nouvelle impulsion au sang noir dont le cours est extrêmement ralenti dans le système abdominal.

Le foie recevant des vaisseaux sanguins de deux ordres, l'artère hépatique et la veine porte, et, par conséquent, deux espèces de sang, on a dû naturellement se demander si ces deux sangs concouraient à la sécrétion

de la bile, ou si l'un d'eux en fournissait seul les matériaux. Mais on est loin d'être d'accord sur ce point.
Ainsi il est des médecins qui attribuent à la veine porte
le principal rôle dans la sécrétion biliaire, il en est d'autres qui penchent pour l'artère hépatique; d'autres
croient que ces deux vaisseaux prennent une part égale
à l'acte fonctionnel qui nous occupe. Dans ces derniers
temps, M. Blandin a avancé que l'artère hépatique apporte seule au foie les matériaux avec lesquels il compose la bile; mais que la veine porte ne se distribue à
cet organe que pour y verser la bile qu'elle a pompée dans l'intestin et qu'elle contient mélangée avec le
sang et toute formée. De sorte que la bile versée par le
canal hépatique dans le duodénum serait un mélange de
bile récemment séparée par le foie aux dépens du sang
de l'artère hépatique et de la bile qui est déjà sortie de
cet organe, mais qui lui est rapportée par la veine porte.
Pour mon compte, je pense que la première de ces opinions, qui est aussi la plus ancienne et la plus répandue,
est celle qui réunit le plus de probabilités en sa faveur.
Toutefois, il est vraisemblable, hors de doute même, que
l'artère hépatique ne reste pas inactive et coopère un
peu à l'élaboration de la bile.

La bile est un fluide visqueux, plus pesant que l'eau,
de couleur jaune, de saveur très amère, faiblement al-
calin, quelquefois transparent, d'autres fois trouble à
cause d'une matière jaune qu'il tient en suspension, mis-
cible à l'eau et à l'esprit de vin en toutes proportions,
qui précipite par les acides minéraux, et dont la pesanteur spécifique est de 1026 (John).

On a fait dans ces derniers temps plusieurs analyses de la bile. La plus ancienne, celle de M. Thénard, donne sur 1100 parties 1000 parties d'eau , environ 40 centièmes d'albumine, à peu près autant de résine , 5 plus ou moins de matière jaune , 5 environ de soude , 5 de phosphate , de sulfate et d'hydrochlorate de soude , de phosphate de chaux et d'oxide de fer.

M. Chevalier dit avoir retiré une petite quantité de picromel de la bile d'une personne morte de la phthisie pulmonaire. Cette substance, comme on sait, très commune chez les animaux, et surtout dans la bile de bœuf, ne se trouve pas dans celle de l'homme, d'après la grande majorité des chimistes.

M. Chevreuil a rencontré dans la bile de plusieurs cadavres de la cholestérine, des acides margarique, oléique et une matière rouge particulière. Suivant lui, la résine ou matière résineuse n'est qu'un composé de cholestérine, d'acide oléique , d'acide margarique, d'une très petite quantité de matière grasse non acide et de trois principes colorans.

MM. F. Tiedemann et Gmelin ont retiré de la bile humaine de la *choline*, ou graisse biliaire, ou cholestérine, de la résine, du picromel et de l'acide oléïque.

MM. Frommherz et Gugert pensent que la bile se compose : du mucus, de la matière colorante, de la matière salivaire, de la matière caséeuse, de l'osmazome, de la cholestérine, du sucre biliaire, de la résine biliaire, des cholates, oléates, margarates, carbonates, phosphates, et sulfates sodiques et potassiques, du phosphate, du sulfate et du carbonate calciques.

M. Berzelius, qui s'est livré aussi à beaucoup de recherches dans le but de connaître les matières qui entrent dans la composition de la bile, prétend que, malgré tous les travaux dont ce fluide a été l'objet, nous ne sommes pas à même de dire avec certitude quels sont les principes qui le constituent.

M. Raspail est absolument du même avis, et paraît en outre pencher pour l'opinion de Cadet, qui avait considéré la bile comme un savon à base de soude, mêlé avec du sucre de lait. Dans cette hypothèse, dit-il, qui est en harmonie avec tous les faits observés, les autres substances qui entrent dans la composition de la bile n'en seraient que des accessoires.

La manière de voir de Cadet reçoit un nouveau degré de confirmation du travail, que M. H. Demarcay a présenté tout récemment (20 août 1838) à l'Académie des Sciences sur la nature de la bile. Cet auteur, en effet, qui, en traitant de diverses manières la bile de bœuf, en a obtenu quatre corps : la *taurine* (1) ; *l'acide choloïdique* (2) ; *l'acide choléïque* et *l'acide cholique*, finit par conclure de ses recherches que la bile se compose essentiellement d'une espèce de savon, ainsi que le pensaient les anciens chimistes, et que ce savon n'est autre chose que du *choléate de soude* (3).

(1) Ce corps a été découvert par MM. Tiedemann et Gmelin, qui lui donnèrent le nom qu'il porte. Il cristalise en prismes volumineux, incolores et transparens.

(2) Cet acide se rapproche beaucoup de la famille des acides gras; il a été décrit, pour la première fois, par M. Demarcay.

(3) Rapport fait à l'Académie des sciences, par M. Dumas, en

La bile est généralement distinguée en *hépatique* et en *cystique*. Celle-ci est plus épaisse, plus foncée en couleur, plus amère, en un mot plus concentrée. parce qu'elle perd de ses parties aqueuse, albumineuse, et du mucus, au moyen du travail d'absorption auquel elle est soumise pendant son séjour dans la vésicule. La bile cystique est conséquemment plus forte que la bile hépatique, et c'est à cause de cela qu'on lui a donné le nom de *fiel*.

Elle verdit le sirop de violette plus fortement que celle de bœuf. Lorsqu'on la chauffe, elle répand l'odeur du blanc d'œuf et se trouble, Les acides la décomposent et la précipitent. Traitée par l'alcool, elle donne un précipité d'albumine et de matière jaune. Si on la filtre et qu'on la traite par l'acétate de plomb, elle laisse précipiter de la matière verte. Enfin, si on la filtre de nouveau, et qu'on verse dessus du sous-acétate de plomb, on a pour résultat, suivant M. Orfila, un précipité de picromel et d'oxide de plomb.

Quelles que soient les opinions des médecins sur l'origine des matériaux de la sécrétion biliaire, tous sont d'accord sur ce point que les fluides qui les contiennent, une fois arrivés dans le parenchyme hépatique, les vaisseaux sécréteurs s'en emparent, les élaborent et en forment la bile, qui parcourt alors tout le système vasculaire excréteur, et arrive au canal hépatique, son aboutissant.

Les causes de la progression de la bile me paraissent être, d'abord la continuité de sa sécrétion, qui, en aug-

son nom. et en celui de **M.** Pelouze, le 20 août 1838, (*Gazette médicale*. page 554, tome VI, n° 35.)

mentant sans cesse sa quantité, remplit peu à peu le système et finit par faire sortir l'excédant, ensuite la con-
tractilité des vaisseaux excréteurs, les battemens des artères environnantes et les mouvemens de la respiration. Il
est difficile d'indiquer quelle est la rapidité de son cours,
mais tout porte à croire que cela varie selon diverses
circonstances qui influent sur l'activité de la sécrétion
elle-même, l'abondance avec laquelle elle est quelquefois rendue par les selles ou les vomissemens ne permet
pas de douter que sa progression ne puisse être très rapide.

Lorsque la bile est arrivée au canal hépatique, sa marche ultérieure est réglée sur l'ordre des phénomènes digestifs. Ainsi, pendant que les alimens réduits en chyme
dans l'estomac traversent le duodénum et le distendent,
elle coule entièrement par le canal cholédoque. Mais
après la digestion, et surtout pendant l'abstinence, le fluide,
dont la sécrétion a diminué, ne coule plus qu'en petite
quantité dans les intestins, tandis que la plus grande
partie reflue par le canal cystique dans le vésicule, où
elle s'accumule, et acquiert par son séjour les qualités
dont j'ai parlé plus haut.

Quelques auteurs ont cherché à expliquer le passage de la
bile dans la vésicule par des canaux qui, selon eux, iraient
directement du foie à cette poche membraneuse, et qu'à
cause de cela ils ont nommés hépato-cystiques; mais si ces
canaux existent chez beaucoup d'animaux, ils n'ont pu
encore être trouvés chez l'homme. On ne peut réellement
se rendre compte de ce passage qu'en admettant que la
bile remonte contre son propre poids dans le canal cys-

tique. Pour ce qui est des conditions physiologiques auxquelles on a attribué ce reflux, il n'en est qu'une qui, à mon avis, mérite quelque considération, je veux parler du retrécissement de la portion du canal cholédoque, qui s'engage obliquement dans les parois du duodé-num.

Une chose qu'on a encore cherché à établir, c'est le mécanisme par lequel la vésicule se vide hors le temps de la digestion ; mais on n'a avancé à ce sujet que des conjectures, et le plus sage, quant à présent, est de se borner à constater le fait.

La quantité de bile que le foie sécrète habituellement ne saurait être rigoureusement déterminée. Elle varie suivant les idiosyncrasies, et une foule de circonstances qui résultent de l'excitation directe ou sympathique que cet organe reçoit par l'influence du climat et du régime.

MM. Chevreuil, Lassaigne, Magendie, Lecanu, etc., prétendent avoir trouvé la matière colorante de la bile dans le sang d'individus non ictériques ; mais leurs expériences sont loin d'être concluantes. M. Raspail, qui s'est livré aux mêmes recherches, dit que ces principes sont en si petite quantité dans le sang, qu'il doit être presque impossible de les y retrouver. La vérité est que la présence des élémens de la bile dans le torrent circulatoire, n'a été bien démontrée que chez les ictériques.

On pense généralement que la bile a pour principale destination de servir à la digestion et de contribuer au partage du chyme en *chyle* et en *fèces*. Elle ne paraît pas cependant absolument indispensable à la chylification (1), et il est même des médecins qui croient qu'elle n'y prend aucune part.

Ainsi, M. le docteur Benjamin Voisin envoya en 1832, à la société médicale de Paris, un mémoire dans lequel il considère le foie comme un organe d'élimination, un véritable émonctoire de l'économie animale, destiné à épurer les produits de la digestion ; de sorte que, selon lui, la bile ne serait plus un agent actif de cette fonction. Cette opinion a été reproduite par M. Philippe (London med. *Gazette*, avril 1833). Elle est aussi celle de M. Kiernan, et tout dernièrement M. Ripault, de Dijon, en a émis une fort analogue. Suivant ce médecin, en effet, la bile serait une humeur purement excrémentitielle qui aurait pour objet : 1° de faciliter la sortie des fèces en lubrifiant et en stimulant la membrane muqueuse digestive; 2° de retarder, à cause de son peu de tendance à la putridité, la corruption des matières non alibiles des intestins ; 3° de s'emparer d'une portion de l'excédant d'hydrogène que le sang contient et de l'entraîner au dehors avec les excrémens (2).

Cette théorie nouvelle repose, je me plais à le reconnaître, sur des faits et des raisonnemens qui ne sont pas sans valeur, mais il ne m'en paraît pas moins certain que la bile est un agent actif de la digestion. D'après moi,

(1) C'est du moins ce qui résulte des expériences de Brodie, qui avait cru la formation du chyle arrêtée faute de bile; de MM. Magendie, Robert-Mayo, Leuret et Lassaigne, et surtout Tiedemann et Gmelin.

(2) Quelques propositions sur les fonctions du foie, celles de la veine-porte, etc., par Ripault, D. M. P., Dijon, 1839.

donc, ce fluide devrait être considéré comme une humeur récrémento-excrémentitielle, qui, indépendamment des propriétés articulées par M. Ripault, aurait celle de concourir à la séparation du chyme en chyle et en fèces.

IRRITATION DU FOIE.

CHAPITRE PREMIER.

SÉMÉIOLOGIE.

ARTICLE 1er. — PREMIER DEGRÉ DE L'IRRITATION HÉPATIQUE.

Il y a des cas, ainsi que je l'ai déjà dit, où l'irritation du foie est si légère qu'elle ne constitue pas une phlegmasie. Il en est d'autres, où, bien que ce dernier fait ait lieu, elle est encore si peu prononcée qu'elle ne présente aucun des traits caractéristiques de l'hépatite. Ce sont ces deux nuances que les auteurs ont méconnues jusqu'ici, et que je comprends sous le titre de premier degré de l'irritation hépatique.

On sent aisément que les signes qui indiquent alors que le foie est surexcité ne peuvent être ni nombreux ni faciles à déterminer, mais quelque grande que paraisse au premier abord la difficulté de les distinguer, il est toujours possible d'y parvenir. Dès le moment, en effet, qu'il est généralement reconnu que l'accroissement de la fonction d'un organe annonce que la somme de vitalité dont il jouit est plus considérable que dans l'état normal, on ne saurait s'empêcher de m'accorder qu'une sécrétion débile plus abondante que de coutume dénote que le foie est atteint d'irritation : c'est là une conséquence rigoureusement déduite du sujet. Lorsque vous administrez le mercure à un malade et que la salivation survient, vous convenez que ce fait n'a lieu que parce que les glandes buccales ont été soumises à l'action d'un stimulant, et qu'elles se trouvent dans un état d'irritation. Eh bien ! ce qui est vrai pour ce cas doit l'être pour celui qui nous occupe. Chaque fois donc qu'on rencontrera chez un individu quelques-uns des symptômes qu'on appelle bilieux (amertume de la bouche, enduit jaune de la langue, vomissemens de matières d'un jaune verdâtre et amères, coloration en jaune du pourtour des lèvres et des ailes du nez, ainsi que de la conjonctive, etc.), on pourra hardiment déclarer qu'il y a pour le moins chez lui une lésion du foie. Que si l'on m'objecte que l'irritation, loin de s'accompagner toujours d'un flux plus abondant de l'humeur que sépare la partie où elle a son siége, est quelquefois suivie de la suspension de cette sécrétion, je répliquerai que cela n'arrive pour les glandes que lorsque l'irritation dont elles sont atteintes a revêtu la forme de la phlegmasie, et que même cette dernière est portée à un assez haut degré d'intensité. Pour qu'un organe, tel que le foie, cesse de sécréter, il ne suffit pas qu'il soit enflammé, il faut encore que son inflammation soit forte.

La véritable difficulté qui se présente ici, c'est de distinguer l'une de l'autre ces deux nuances de l'irritation du foie. Mais si je suis forcé de convenir qu'il est impossible, dans l'état actuel de la science, de tracer entre elles une ligne de démarcation bien tranchée, vu qu'elles ne s'annoncent à l'extérieur que par les mêmes phénomènes, je pense cependant qu'on peut jeter quelques lumières sur cette question ; et si les raisonnemens dans lesquels je vais entrer n'équivalent pas à des preuves positives , ils sont du moins très admissibles en bonne physiologie.

L'irritation hépatique pourra être considérée comme n'ayant pas revêtu la forme inflammatoire toutes les fois qu'elle sera récente, et que l'hypocondre droit ne sera ni tendu ni douloureux au toucher. Supposons qu'un homme en parfaite santé prenne une assez forte dose d'émétique : si les vomissemens sont violens et se répètent souvent, les derniers entraîneront infailliblement l'expulsion d'une plus ou moins grande quantité de bile. Eh bien ! ce fait n'aura lieu que parce que la souffrance de la membrane muqueuse digestive aura occasionné sympathiquement une irritation du foie, et si les accidens se bornent là, cette irritation ne devra pas être regardée comme ayant été portée au degré de la phlegmasie. Il n'est pas très rare de voir l'ictère survenir immédiatement après une vive émotion de crainte , de terreur, et persister sans fièvre , sans douleur à l'hypocondre , etc. Dans ce cas encore, l'irritation qui nous occupe est trop légère pour constituer une inflammation.

Lorsqu'un individu est atteint de ce que les auteurs ont nommé *turgescence de la bile, état bilieux, em-*

barras gastrique bilieux, si cette maladie, qui, le plus souvent, à mon avis, consiste dans une irritation gastro-hépatique, ne dure que depuis très peu de temps, il n'y aura du côté du foie qu'une exaltation légère de la vitalité de ce viscère. Si, au contraire, elle est ancienne, ou que l'hypocondre droit soit douloureux à la pression, on sera en droit de penser que l'irritation hépatique a passé à l'état d'inflammation. Ce que je viens de dire pour l'embarras gastrique est applicable en tout à la fièvre bilieuse. Seulement, dans ce cas, l'irritation hépatique constitue plus souvent une phlegmasie, et parcourt une marche aiguë, comme l'affection gastro-duodénale dont elle est le résultat.

On ne saurait disconvenir, certes, que le choléra morbus d'Europe ne soit pour le moins compliqué d'une lésion de l'appareil biliaire. La plupart des médecins qui l'ont observé prétendent cependant qu'il arrive assez fréquemment qu'on ne trouve à sa suite aucune altération remarquable dans le foie. Or, si, comme je n'en doute pas, ce fait est vrai, on ne peut s'en rendre raison qu'en admettant que l'irritation hépatique n'a pas été accompagnée alors d'un afflux d'humeur assez considérable pour donner lieu à une véritable inflammation. Cette explication me paraît extrêmement plausible. Si l'on réfléchit, en effet, à la marche rapide que prend ordinairement le choléra-morbus sporadique, il ne répugnera nullement de poser en principe qu'il peut quelquefois occasionner la mort avant que l'organe qui sécrète la bile ait eu le temps de devenir le siége d'une congestion morbide. Ainsi donc, lorsque cet état pathologique n'aura duré que quelques heures, un jour, on sera fondé à présumer que l'irritation n'a pas été portée dans le foie au degré de la phlegmasie ; dans tous les autres cas, ce viscère devra être considéré comme ayant été enflammé.

Telle est, à mon avis, la seule ligne de démarcation qu'il soit possible d'établir entre les deux nuances qui nous occupent. L'irritation hépatique est-elle très légère, les accidens se bornent à l'accroissement pur et simple de la fonction de l'organe qui en est le siége. Fait-elle des progrès, parvient-elle à un certain degré d'intensité, si elle dépend d'une de ces affections graves qui se déclarent dans les pays chauds, la mort peut survenir avant que l'irritation ait eu le temps de déterminer une congestion morbide, par conséquent avant qu'elle ait pu constituer une phlegmasie ; dans toutes les autres circonstances, il y a réellement inflammation, et l'on en trouve des traces à l'ouverture du cadavre.

Cette distinction, au reste, n'offre pas une grande importance sous le rapport de la pratique ; car, en supposant qu'elle fût mieux déterminée, le traitement n'en recevrait, pour ainsi dire, aucune heureuse modification. L'essentiel est qu'on sache que les symptômes qu'on appelle *bilieux* annoncent toujours que le foie est atteint d'irritation. Le médecin qui sera bien pénétré de cette vérité cessera de ne voir qu'un être abstrait, ou qu'une affection *gastrique, gastro-cérébrale*, etc., dans l'embarras gastrique, la fièvre bilieuse etc. Il tournera ses regards vers l'appareil biliaire ; il évitera, en un mot, une foule d'erreurs dont la lecture des meilleurs auteurs ne saurait le garantir.

Il n'a été question encore, dans cet ouvrage, que du premier degré de l'irritation hépatique, c'est-à-dire des cas où l'on a méconnu cette irritation, parce qu'on n'a cru jusqu'ici à son existence que lorsqu'elle présentait les caractères distinctifs de l'hépatite. Je vais maintenant m'occuper de cette dernière.

ARTICLE II. — HÉPATITE AIGUE.

La plupart des médecins qui ont écrit sur les maladies du foie posent en principe que l'hépatite aiguë peut occasionner les symptômes suivans : tension de l'hypocondre droit, sensibilité à la pression ; douleur tantôt sourde, profonde, répondant ordinairement à la région hypocondriaque droite, mais ayant son siége quelquefois dans la région épigastrique ou dans l'hypocondre gauche, et s'accompagnant d'un sentiment d'angoisse, de plénitude, de suffocation, tantôt aiguë, pongitive, lancinante, analogue à celle de la plèvre enflammée, et s'étendant, dans certains cas, des côtes asternales droites à la clavicule et au bras du même côté ; augmentation de volume du foie ; décubitus difficile, souvent impossible, tantôt sur un côté, tantôt sur l'autre ; dypsnée, respiration grande à gauche, petite à droite et point abdominale ; toux sèche, hoquet, nausées, vomissemens, soif intense, amertume de la bouche ; langue rouge sur ses bords, et couverte dans son milieu d'un enduit jaune et verdâtre ; le plus communément, teinte jaunâtre des yeux ou de la peau, constipation, selles blanches ; ou bien, sécrétion de bile plus abondante, plus âcre que dans l'état normal; urine jaune, rare, ayant l'apparence de l'huile, déposant un sédiment briqueté; peau sèche et brûlante; enfin, pouls fréquent, très souvent dur, dans quelques circonstances pourtant inégal et même intermittent.

Tels sont les principaux phénomènes qu'on a regardés jusqu'ici comme pouvant survenir à la suite de l'inflammation aiguë du foie : je dis comme pouvant survenir, car on ne les rencontre jamais tous, même dans les cas les plus graves. Ces divers phénomènes dépendent-ils de la phlegmasie seule du parenchyme hépatique, ainsi que l'admettent les pathologistes? Je ne le pense pas ; je vais prouver, au contraire, de la manière la plus péremptoire, que lorsqu'un individu présente la plupart des signes qui se trouvent compris dans le groupe des symptômes que je viens de décrire, la maladie dont il est atteint consiste dans l'irritation simultanée du tube digestif, du foie et du péritoine, ou, en d'autres termes, constitue une *gastro-hépato-péritonite*.

Obs. N°1.— Deux militaires d'un régiment auquel j'ai été attaché jusqu'à l'époque de son licenciement (l'ex-12ᵉ chasseurs à cheval) s'étant battus en duel avec des fleurets dont on avait préalablement aiguisé la pointe, l'un d'eux fut blessé très grièvement (1). Appelé deux ou trois heures après l'accident, il ne se présenta à mon observation qu'une plaie qui, située entre la troisième et quatrième côtes asternales droites, en comptant de

____

(1) C'était le 6 mai 1815, nous étions alors cantonnés au *Cateau-Cambrésis*, dép. du Nord.

bas en haut, avait tout au plus trois ou quatre lignes d'étendue. Mais les assistans m'ayant assuré que la lame du fleuret était entrée dans le corps de la longueur au moins de quatre ou cinq pouces, et les renseignemens qu'ils me donnaient tant sur la position du malade pendant le combat que sur la manière dont il avait été frappé ne me permettant pas de douter que la direction du coup ne fut légèrement oblique de dehors en dedans, d'arrière en avant et de haut en bas, je ne balançai pas à établir que la blessure était pénétrante, et que l'instrument, après avoir traversé les tégumens, les muscles intercostaux et le diaphragme, avait plongé dans l'intérieur du foie. Ce diagnostic se trouvait confirmé en partie par les symptômes qui étaient survenus déjà, tels que des angoisses inexprimables, une grande difficulté de respirer, une douleur que chaque mouvement d'inspiration rendait plus vive et qui avait son siége dans la région diaphragmatique. On verra par la suite qu'il était fondé sur tous les points.

La plaie fut pansée sur le champ avec de la charpie sèche, des compresses trempées dans l'eau-de-vie camphrée et un bandage de corps. Immédiatement après, je pratiquai une forte saignée au bras; je prescrivis de plus une diète sévère, et la décoction de chiendent pour tisane. Le lendemain, l'hypocondre était tendu et très douloureux au toucher; la respiration ne se faisait plus à droite que par le moyen des côtes; le pouls était fréquent, dur et plein. (Nouvelle saignée au bras; on substitua aux compresses imbibées d'eau-de-vie camphrée un cataplasme de farine de graine de lin.) Le troisième jour, le gonflement de l'hypocondre avait augmenté, la douleur s'étendait à tout le côté de la poitrine et à l'é-paule; il y avait, en outre, plusieurs symptômes qui ne s'étaient pas encore manifestés : la bouche était devenue amère, la langue jaune; le malade éprouvait des envies de vomir. Ces derniers phénomènes m'empêchèrent de réitérer la saignée, mais on continua le reste de la pres-cription de la veille; j'ordonnai de plus un lavement émollient pour remédier à la constipation qui durait de-puis le commencement des accidens. Le quatrième jour, l'état de la blessure ne s'était pas amélioré ; des vomisse-mens bilieux se déclarèrent vers les huit heures du ma-tin. (Boisson émétisée qui procura plusieurs selles dans la journée.) Le cinquième, céphalalgie intense ; langue sèche, brune, fendillée ; soif considérable, ventre tendu ; pouls petit, fréquent et serré. (Eau d'orge avec le sirop de vinaigre, cataplasme, lavement, diète.) Le sixième, la plaie suppurait, mais la matière ne paraissait pas venir de l'intérieur ; du reste, les douleurs n'en étaient pas moindres, et les désordres fébriles généraux avaient pris un caractère de gravité plus marqué. Le septième, visage abattu, yeux ternes et larmoyans, lan-gue couverte de croûtes noirâtres, délire vers le soir. (Eau vineuse, potion excitante (1), cataplasme, etc.) Le huitième, prostration extrème, altération des traits de la face plus prononcée, pouls précipité, délire presque con-

---

(1) *Prenez* :

Ammoniac (sel),	18 grains.
Infusion d'arnica,	3 onces.
Sirop d'absinthe,	1 once.

tinuel. (Prescription *ut suprà*, de plus un vésicatoire à chaque jambe.) Le neuvième, même état et mêmes agens thérapeutiques. Le dixième, accroissement de la plupart des symptômes. (On remplacera l'eau vineuse par la décoction de quinquina, potion excitante, julep camphré, vésicatoires aux cuisses.) Le onzième, face inanimée, froid des extrémités, pouls intermittent, carphologie, mussitation. (Vésicatoire à la nuque. (Le douzième, mort à dix heures du matin.

A l'ouverture du cadavre, on trouva les vaisseaux du cerveau fortement injectés; les ventricules latéraux étaient pleins de sérosité. Le poumon gauche ne présentait rien de particulier; l'autre, au contraire, était dur, comme hépatisé à son extrémité inférieure; la plèvre sus-diaphragmatique était recouverte d'une couche gélatineuse, épaisse de deux ou trois lignes; il y avait de plus, dans le côté de la poitrine, une grande quantité d'un liquide roussâtre et inodore. Lorsque le foie eût été mis à nu, je pus m'assurer que la lame du fleuret avait réellement suivi le trajet que j'ai décrit plus haut. On observait, en effet, à la partie supérieure et externe de la face convexe, une ouverture qui correspondait à celle qui était dans l'espace qui séparait la troisième et quatrième fausses côtes. Ce viscère était d'un volume énorme et d'un rouge très foncé; sa substance ayant été incisée, on découvrit un abcès très considérable dans l'intérieur du grand lobe. La portion du péritoine qui recouvre le foie et celle qui s'étend sur le diaphragme adhéraient ensemble dans plusieurs points de leurs surfaces. Le diaphragme était très rouge, surtout aux environs de la blessure. L'estomac et le duodénum étaient rouges également ; quant au reste du tube alimentaire, il n'offrait aucune particularité qui fût digne d'être notée.

Il y avait sans doute plus qu'une hépatite chez le malade dont il s'agit ici, puisque l'autopsie cadavérique prouva que l'encéphale, la base du poumon, la plèvre, le diaphragme, le péritoine, l'estomac et le duodénum avaient été enflammés en même temps que le foie. Mais si, après avoir réuni dans un seul cadre tous les phénomènes qui survinrent durant le cours de cette affection, on élimine de ce cadre ceux qui dépendaient de la souffrance du cerveau et ceux qui se développèrent dès le premier jour, et qui dénotaient une lésion du diaphragme, il ne restera plus que des signes qu'on ne pourra s'empêcher de rapporter à la co-existence de l'inflammation du foie avec celle du canal alimentaire et du péritoine (1). Or, ces signes se trouvent tous dans le groupe de symptômes qui fait le sujet de cette discussion, et le constituent même presque en entier : donc, ce groupe exprime un état morbide qui consiste dans l'irritation simultanée du péritoine, du parenchyme hépatique et de la membrane muqueuse gastro-intestinale (2).

(1) Comme le poumon présentait également des traces d'irritation, il semblerait au premier abord que je ne suis pas fondé à attribuer exclusivement tous les phénomènes restants à l'inflammation du péritoine, du foie et du tube digestif. Mais je ferai observer que les signes de la péripneumonie qui se développa dans ce cas ne purent devenir apparens, parceque cette phlegmasie n'ayant pas été portée à un très haut degré d'intensité, se trouva masquée par la gastro-hépato-péritonite, qui fut incontestablement ici l'affection principale.

(2) L'observation qu'on vient de lire m'appartient. Il en est de même de toutes celles qui dans cet ouvrage sont sans nom d'auteur.

Cette observation, certainement, est on ne peut plus concluante, et je n'en citerais pas d'autres que mon opinion serait démontrée. Mais je suis bien aise de m'étayer encore de deux faits extrèmement remarquables et que voici :

Obs. N° 2. — Un garçon tapissier du sieur Proquès, rue du Cimetière-Saint-André-des-Arts, est saisi, dans le mois de décembre de l'hiver 1781, d'une douleur gravative, violente dans la région épigastrique, avec une difficulté de respirer qui n'est pas extrème, mais qui est constante, soit que le malade soit couché, soit qu'il soit debout ; cependant la plus légère compression augmente la douleur épigastrique, le pouls est serré et fréquent, le malade a le teint un peu jaune, et les urines plus rouges que dans l'état naturel.

Un chirurgien appelé ne doute pas que la douleur gravative ne soit l'indice d'un embarras saburral, d'autant plus que la langue est chargée, limoneuse. Il conseille deux grains de tartre stibié dans un verre d'eau tiède. Le malade vomit deux ou trois fois une matière jaunâtre ; mais la douleur dans la région épigastrique n'est point diminuée ; elle devient au contraire plus forte, plus intense et plus étendue dans l'hypocondre droit, le pouls est plus serré et plus fréquent. Un second vomitif est prescrit le lendemain avec addition d'un gros de sel végétal dans le même verre d'eau. Des évacuations encore jaunâtres ont lieu et par haut et par bas ; mais la douleur dans la région épigastrique et la jaunisse sont plus intenses, et les urines plus rouges et peu abondantes ; le pouls est très serré et de plus en plus fréquent ; la respiration est plus difficile, avec oppression de la poitrine. Un large vésicatoire est apposé à la partie antérieure et inférieure

de cette cavité; et comme on croit que la maladie est
l'effet d'une transpiration arrêtée, on ne croit mieux
faire pour la guérir que de prescrire l'infusion de bourrache, de sureau, un loock blanc avec trois grains de
kermès minéral, deux gros d'oxymel scillitique, etc. Les
progrès de la maladie sont rapides; la douleur de la poitrine et de l'hypocondre droit est considérablement augmentée; la couleur du visage est d'un rouge intense,
surtout du côté droit, quoique les yeux aient une teinte
jaunâtre, et que le reste de la peau soit jaune, surtout à
la partie antérieure de la poitrine, à la paume de la main
et à la plante des pieds. La langue est d'un rouge vif à
la pointe et dans ses bords, limoneuse le long de la ligne
médiane, mais sèche et peu persillée, tremblante, et les
urines sont rouges comme du sang. Le malade ne pouvait
respirer que lorsqu'il était presque assis sur son séant,
dans un fauteuil. Tel était son état lorsque je fus appelé :
c'était le sixième jour de la maladie. Je portai le pronostic le plus fàcheux, annonçant que tout indiquait une
forte inflammation du foie, qui s'était étendue dans le
poumon ; je dis qu'il eût déjà fallu saigner le malade au
bras, et peut-être plusieurs fois. Cependant, ayant considéré que le malade n'avait pas encore éprouvé de frissons qui indiquassent un commencement de suppuration,
je le fis saigner, n'ayant pas de meilleur remède à prescrire, sans cependant en attendre un succès complet. On
tira trois petites palettes de sang, dont le coagulum fut
extrêmement dense, presque sans sérosité, et celle qu'il
y avait était très jaune. Le pouls parut un peu moins dur
et plus développé. Une seconde saignée est prescrite, et

ensuite les vésicatoires aux jambes, mais sans amendement dans la maladie. Il survient une petite toux sèche,
fréquente ; le malade a besoin de nouveaux oreillers pour
tenir son dos et sa tête relevés. Les urines sont de plus
en plus rares et rouges ; les lavemens émolliens ne procurent pas de selles. Les boissons adoucissantes et les légers béchiques anodyns sont prescrits, mais sans succès.
Le malade se tient un peu sur son lit, légèrement incliné
sur le côté droit. La région épigastrique et l'hypocondre
droit étaient sensiblement gonflés et un peu douloureux
au toucher. Il survient des redoublemens dans la fièvre,
de la toux, des frissons et des douleurs vives de l'hypocondre droit et de la poitrine du même côté, douleurs qui
s'étendent jusqu'à l'épaule et au bras droit. Le pouls se
ramollit, se relâche ; la tête se trouble, le malade diva-
gue ; il y a des mouvemens convulsifs des muscles et des
lèvres, et même du nez ; les mains sont gonflées, surtout
la droite ; le pouls est faible, intermittent ; des faiblesses,
des syncopes surviennent, et le malade meurt le onzième
jour de la maladie.

Je desirai que l'ouverture du corps fut faite, et elle le fut,
en effet, vingt-quatre heures après la mort, en présence
de M. Robin, chirurgien, par son élève, qui avait presque seul traité le malade. Voici ce qu'on trouva : 1° l'abdomen très ballonné, gonflé d'air, qui répandit une odeur
très fétide dès que le bas-ventre fut ouvert : il y avait
dans cette cavité environ deux pintes d'une eau jaunâtre, chargée de filamens blanchâtres.

Le foie était d'un très grand volume, principalement
le lobe horizontal ou gauche, qui paraissait avoir pris

un accroissement proportionnellement plus grand que le reste de ce viscère ; la substance du foie était inégalement endurcie ; le lobe droit ou le grand lobe n'était pas aussi dense que le lobe gauche ; le petit lobe était plus mou, et contenait un abcès dont une partie du pus paraissait être cachée dans la cavité de l'épiploon. La face externe du foie, dans les parties endurcies, était d'une couleur moins foncée que dans les parties ramollies, ou qui n'avaient pas acquis un surcroît de dureté ; l'intérieur du foie était généralement plus rouge et ramolli dans quelques endroits, et plus durci dans d'autres, comme tuberculeux ; il y avait dans sa convexité, dans le lieu qui est ceint par le ligament coronaire, un ramollissement plus remarquable. Une incision y ayant été faite, il s'en écoula environ trois cuillerées d'une humeur rougeâtre purulente qui provenait d'un foyer plus profond, lequel était plein d'un pus épais et de couleur de la lie de vin. Ce foyer eût pu contenir un œuf de pigeon ; il aboutissait par d'autres sinuosités à d'autres petits foyers également pleins de pus.

La membrane péritonéale qui revêt le foie, ainsi que la membrane qui est propre à ce viscère, étaient épaissies en divers endroits, et très adhérentes entre elles ; il y avait aussi, moyennant ces membranes, des adhérences du foie avec le bord supérieur et avec la partie supérieure de la face antérieure de l'estomac. Le foie était aussi très adhérent au diaphragme ; la vésicule du fiel était rétrécie et contenait une bile noire. Ces membranes étaient très épaisses, et avaient acquis de la densité ; leurs adhérences avec la partie du colon qui y est contiguë étaient très intimes ; le colon même paraissait, en cet endroit, un peu rétréci et teint d'une couleur noircie par la bile qui avait transudé de la paroi de la vésicule du fiel.

Le rein droit parut plus volumineux que le gauche et d'une couleur plus foncée, comme s'il eût été légèrement enflammé. La cavité de l'estomac était un peu rétrécie, et la partie qui était unie au foie par les adhérences des pseudo-ligamens paraissait atteinte d'une légère inflammation, surtout dans la face interne, qui était noire, et de laquelle s'écoulait un sang noirâtre.

2° Il y avait dans la cavité droite de la poitrine beaucoup d'eau jaunâtre et contenant des flocons albumineux : on peut l'évaluer à la quantité d'une pinte et demie. Il y avait aussi dans la cavité gauche un épanchement d'eau de même nature, mais en moindre quantité, ainsi que dans celle du péricarde. La substance du poumon droit était généralement endurcie, surtout dans le lobe inférieur de ce viscère, dans l'endroit où la membrane qui le revêt touche à la plèvre diaphragmatique, à laquelle elle était aussi très adhérente ; celle-ci adhérait à son tour au diaphragme, dans l'endroit principalement qui correspondait à l'espace de ce grand muscle entouré par le ligament coronaire : il résultait du tout une concrétion comme cartilagineuse. Le reste de la face externe des poumons était attaché à la plèvre costale droite par des concrétions pseudo-ligamenteuses et pseudo-membraneuses, laissant des intervalles qui étaient remplis de matières de diverses natures. Le volume des lobes des poumons paraissait diminué, la substance en était un peu endurcie et rouge ; les vaisseaux contenaient beaucoup de sang; le cœur paraissait dans l'état normal par son volume et par sa substance ; il contenait, surtout du côté droit, du sang noir et très concret, comme il en contient si souvent.

3° Il y avait dans la cavité du crâne, entre la dure-mère et la membrane arachnoïde, de la sérosité jaunâtre, et les substances du cerveau, principalement la médullaire, étaient généralement endurcies (1).

Obs. N° 3. — M. M..., âgé de 35 ans, d'une très bonne constitution, aimant le plaisir et la bonne chère, n'avait éprouvé que des maladies dépendant d'un embarras gastrique. Elles cédaient facilement à l'emploi des évacuans des premières voies. Au commencement de l'été de 1814, il essuya une maladie du même genre, qui fut traitée de la même manière. Cependant comme il reprit trop tôt ses occupations, et que pour son régime il n'usa pas de beaucoup de ménagemens, il eut peine à se rétablir entièrement. Il alla passer la fin du mois d'août et le commencement de septembre à la maison de campagne de son père, et s'y livra à toutes sortes d'exercices, surtout à la chasse. Un jour, comme l'on partait du château, un des chasseurs plus avancé appelle la meute ; un couple de chiens courans accourt, et en passant rapidement ils prennent par le lien qui les attachait les jambes de M. M....., qui était précisément sur le bord d'un escalier de la terrasse, ayant son fusil sous le bras. Il perdit l'équilibre et tomba rudement sur le côté droit. Cependant, il n'eut de douleur bien remarquable qu'au bras, qui fut heurté entre le pavé et le fusil ; encore cette

(1) Portal, maladies du foie, pages 243, 244, etc.

douleur ne dura-t-elle pas, et il continua sa course, quoique avec un peu de peine. Il sua beaucoup et ne voulut pas changer de linge à son retour. La honte lui fit cacher d'abord cet accident. et comme il y ajoutait d'ailleurs peu d'importance, il ne nous en donna connaissance qu'après les premiers temps de sa maladie. C'était pourtant une circonstance bien essentielle pour le diagnostic et le traitement.

Le 4 septembre, quelques jours après cette chute, M. M..... éprouva un frisson et des douleurs dans les jambes : il revint à la ville.

Le 5, il eut des frissons, de la céphalalgie, des nausées et une sensation incommode dans la région épigastrique, mal aux reins, urines fort colorées. Son pouls était petit, faible, irrégulier, et il se plaignait d'une faiblesse générale. Il fut mis à la diète, à l'usage des lavemens et d'une boisson tempérante.

Le 6, même état. Un vomitif de deux grains de tartre stibié en lavage évacua par haut et par bas une grande quantité de matières jaunes. Le malade parut se bien trouver de ce remède ; la céphalalgie diminua ; les nausées cessèrent ; mais le malaise de la région épigastrique et les frissonnemens vagues et irréguliers étaient au même point. La langue devint très blanche et chargée d'une couche très épaisse.

Le 9 et le 12, le malade prit un minoratif qui, chaque fois, produisit des évacuations fort abondantes par haut et par bas, et dont le résultat fut la cessation de la céphalalgie, du mal aux reins et des sensations incommodes à l'épigastre. Les urines furent aussi moins colorées. Cependant, quoique le malade se tint levé dans tout le cours de la journée, il se sentait toujours très faible; son pouls conservait le même caractère de petitesse, de débilité, d'irrégularité; la langue était toujours fort chargée et quelquefois sèche; les petits redoublemens fébriles se succédaient et anticipaient l'un sur l'autre. Tous ces symptômes étaient faits pour donner de l'inquiétude, et me faisaient craindre surtout que la maladie ne prit la tournure d'une fièvre adynamique ou ataxique.

Mais dans la nuit du 14 au 15 le mal changea : une douleur très vive survint au côté droit; le malade la rapportait aux fausses côtes et aux parties molles de l'hypocondre. Elle l'empêchait de se tenir autrement que sur le dos; elle était sans toux'. Peu sensible d'ailleurs au toucher, elle augmentait par l'acte de l'inspiration, et avait en outre cette particularité qu'elle s'exaspérait en buvant où plutôt dès que le liquide entrait dans l'estomac; mais c'était pour peu de temps.

Je modérai à diverses reprises cette douleur par les adoucissans et les calmans de divers genres. L'huile d'amandes douces que je donnai à assez haute dose, amena des déjections fort bilieuses. J'en vins au vésicatoire, qui ne causa qu'une dysurie passagère. Pendant tous ces remèdes, le pouls resta également souple, petit et même faible.

Ce ne fut que le 18 que le pouls eut de la tension et un peu de dureté. Je fis pratiquer une saignée de 14 onces, qui donna un sang couvert d'une couenne épaisse. Cette saignée ne diminua pas la souffrance; le pouls devint

encore plus dur. Je demandai un conseil, et on m'adjoi-
gnit M. Balette, médecin de l'école, qui est l'illustre confrère dont j'ai parlé. Nous fîmes pratiquer une nouvelle
saignée dans les jours suivans, sans qu'elle fit perdre au
pouls de sa dureté et sans que la douleur en fut soulagée
d'une manière notable. Au contraire, il semblait qu'après
chaque saignée le pouls prit plus de force et la douleur
plus d'intensité. Cette douleur commençait ordinairement après midi, diminuait un peu vers le soir et s'exaspérait de nouveau dans la nuit. Elle rendait la respiration parfois très pénible, sans toux pourtant, forçait le
malade à se tenir constamment sur le dos et répondait
quelquefois à l'épaule droite. Il y avait souvent des trémoussemens dans tout le corps, qui répondaient à l'endroit de la douleur latérale.

Cet état dura jusque vers le 25. A cette époque, quoique la langue restât toujours très chargée et que les trémoussemens fussent aussi fréquens encore, en insistant
sur les bains et sur les calmans hypnotiques, nous vîmes
avec satisfaction que le pouls perdait de sa dureté et que
la douleur était moindre.

Le 27, l'état du malade était encore plus satisfaisant :
le pouls, en conservant sa fréquence, avait acquis de la
souplesse. Nous administrâmes une once d'huile de ricin
qui procura trois déjections copieuses et bilieuses, parmi
lesquelles il y eut deux lombrics morts. Ce purgatif fut
suivi de deux autres, soit avec l'huile de ricin, soit avec
la manne et le sel d'epsom, une diarrhée légère s'établit, la langue se dépouilla, la douleur fut modérée au
point de permettre au malade de se tourner dans son lit

et de se coucher quelque temps sur tous les côtés, particulièrement sur le côté affecté.

Dans le courant d'octobre et de novembre, nous eûmes à lutter contre un autre ordre de phénomènes. La diarrhée ne donna plus de matières jaunes comme auparavant, mais des matières grisâtres, qui, étendues dans l'eau, la teignaient en jaune. Les pieds, les jambes et les cuisses devinrent œdématiées, même les mains. Nous distinguâmes une tumeur intérieure dans la région du foie, au-dessous des côtes. Cette tuméfaction, tantôt plus, tantôt moins marquée, fit des progrès, elle parvint à s'emparer de tout l'hypocondre ainsi que de l'épigastre et s'étendit jusque dans l'hypocondre gauche. A l'épigastre, la saillie de cette tumeur était parfois très marquée et dépassait le niveau des côtes et du sternum; d'autres fois, ce n'était que par le toucher qu'on pouvait la reconnaître. Le malade éprouva des douleurs aux mollets, au droit surtout, qui était très sensible, lorsqu'on le lui touchait, ou lorsqu'il commençait à marcher. Les redoublemens fébriles, d'abord, vinrent, seulement le soir, précédés par des frissons ou de grands baillemens : enfin ils se reproduisirent et se succédèrent d'une manière fort irrégulière; quelquefois même, ils ne consistaient qu'en des frissonnemens réitérés à de courts intervalles; d'autrefois, ces frissonnemens étaient suivis de chaleur; et il est à remarquer qu'il y avait un redoublement plus fort tous les quatre ou cinq jours. Quant à la douleur latérale, elle se renouvelait de temps en temps, quoique avec moins d'intensité qu'auparavant, et elle correspondait à une autre douleur fixée au-dessus de l'angle inférieur de l'omoplate, ou au bord interne de cet os qu'on nomme la base. De plus, une couleur, parfois très vive, mais passagère, se faisait sentir entre les fausses côtes droites et l'os des isles. Tous ces symptômes nous firent recourir tantôt à de légers toniques et à des fébrifuges, notamment au quinquina à petites doses ; tantôt aux apozèmes apéritifs animés d'oxymel scillitique, au mercure doux, à l'emplâtre de ciguë, au vésicatoire ; et, en outre, le malade ne manquait guère, quelquefois malgré nous, de prendre le soir le sirop de diacode qui lui faisait passer une assez bonne nuit. Nous parvînmes ainsi à relever ses forces, à réveiller son appétit, à lui faire supporter les alimens solides, et à le mettre en état de sortir, sans que, pour cela, nous puissions nous dissimuler le danger où il était.

Le 6 décembre, il survint une dureté et une forte douleur au haut de la cuisse droite, près de la hanche. Le 7, cette tuméfaction douloureuse se propagea le long de la partie interne de la cuisse. Le 8 et le 9, elle s'étendit à la jambe au-dessous et autour des malléoles, avec rougeur à la peau, de sorte que toute l'extrémité se trouva prise, le malade ne pouvant se remuer sans de grandes souffrances, il sentait des aigreurs et une plénitude nauséeuse dans l'estomac ; il avait en même temps quelques vomissemens. Nous lui prescrivîmes du tartre stibié en lavage, qui opéra par haut et par bas. Pendant les efforts des vomissemens, il ne sentit aucune douleur dans le côté ; un purgatif fut ensuite administré.

Ces remèdes parurent faire du bien : les nuits furent plus tranquilles, et le malade put se passer du sirop de diacode qu'il prenait assez habituellement. La jambe, quoique toujours enflée, devint moins douloureuse. Nous ordonnâmes des pilules de ciguë, de digitale pourprée et de scille; pour boisson, de l'eau avec du vin blanc. Ces remèdes eurent l'effet diurétique qu'on desirait. Un vésicatoire fut appliqué au bas de la jambe droite, il donna un écoulement abondant.

Néanmoins le soulagement que le malade avait éprouvé des remèdes précédens, et surtout des évacuans des premières voies, ne fut que de courte durée. Les redoublemens fébriles, qui semblaient avoir disparu depuis l'engorgement de l'extrémité droite revinrent, et des frissons, dont la durée était de deux ou trois heures, avaient lieu le matin, le soir et quelquefois dans la nuit. La réaction n'était pas proportionnée à leur intensité et à leur durée, et si parfois il y avait de la chaleur après, elle était fort modérée. Le pouls avait toujours de la fréquence. L'estomac s'embarrassa de nouveau, au point que le bouillon avait peine à passer. Dans cet état, nous revînmes aux évacuans, qui furent suivis, comme à l'ordinaire, d'un très bon effet, du moins pour le moment; car soit par leur moyen, soit à l'aide d'une petite diarrhée consécutive qui dura pendant plusieurs jours, la langue fut plus nette, l'embarras du ventre diminua, la tumeur fut moins étendue, plus molle et sans douleur, et même lé ramollissement de l'hypocondre, à quelque distance dés côtes jusque dans la région lombaire, était si grand que ce n'était qu'en pressant qu'on sentait un corps dur dans le fond de la cavité abdominale. L'urine coulait abondamment, les cuisses et les jambes étaient presque désenflées. Enfin le malade ne se plaignait que d'une très grande faiblesse, de frissons et de quelques quintes de toux, qui revenaient par périodes éloignées et irrégulières.

Le 6 janvier au matin, il eut une petite défaillance, suivie de vomissemens et de déjections alvines. La douleur de l'hypocondre, qui s'était calmée, ou dont il n'avait eu depuis quelque temps que de légères atteintes, se réveilla avec force et ne put être apaisée que par des doses rapprochées de sirop de diacode. Le soir, le ventre était tendu, le pouls petit et faible.

Le 7 au matin, M. M.... était faible, abattu, la tête était libre, il causait volontiers, mais son pouls était misérable. Vers trois heures après midi, en se disposant à recevoir un lavement, il eut une nouvelle défaillance et entra dans l'agonie, qui finit à quatre heures.

Ouverture. — Le 8, à une heure après midi, l'ouverture du cadavre fut faite par M. Millon, très habile chirurgien, en présence de M. le docteur Balette et moi. Les tégumens du bas ventre offraient une graisse jaunâtre, grumelée. Les muscles droits étaient d'une couleur livide et gangréneuse à leur face interne. Celui du côté droit était en quelque sorte décomposé. Pareille altération se montrait, mais à un moindre degré sur les muscles obliques du côté droit seulement. Le foie se montra d'un volume énorme, refoulant le diaphragme dans la poitrine, dont la capacité était très rétrécie. Le lobe transverse de ce viscère était augmenté de beaucoup dans son volume, mais ne paraissait pas altéré dans sa substance et n'offrait pas d'adhérences. Le lobe droit, au

contraire, était livide, noirâtre à la partie inférieure, et
partout très adhérent, soit avec le péritoine en avant et
sur le derrière, soit avec le diaphragme et les muscles
intercostaux. Nous voulûmes isoler la tumeur formée
par le viscère, et il fallut séparer et écarter les fausses
côtes. A cet effet, l'opérateur fit une légère incision dans
l'intervalle de la quatrième à la cinquième côte, en
comptant de bas en haut, croyant n'intéresser que les
muscles; mais la tunique du foie se trouva ouverte du
même coup. Aussitôt, nous vîmes jaillir par une petite
ouverture un liquide d'abord semblable à de l'eau sanguinolente ou à de la lavure de chairs en grande quantité, ensuite une matière plus épaisse, semblable, pour la
couleur et la consistance, partie à la lie du vin, partie
au pus. A mesure qu'elle s'écoulait, le foie s'affaissait.
Dès-lors fut aggrandie et vue dans son entier la poche
de l'abcès qui était très spacieuse. C'était un kyste blanchâtre, épais, consistant, qui occupait tout le grand lobe,
à l'exception de la partie la plus inférieure, dont la substance hépatique non entièrement dissoute, était, ainsi
que je l'ai dit, d'un noir livide. Le petit lobe de spigel était
grossi, mais d'une couleur assez naturelle; la vésicule
pleine d'une bile jaunâtre, fluide; l'épiploon décomposé
et séparé en lambeaux; le tissu cellulaire, autour du
duodénum, aussi altéré et décomposé; le pancréas flétri
et altéré. Du reste, peu de sérosité dans la cavité du bas-
ventre, dont les autres viscères furent trouvés sains.
Dans les deux cavités de la poitrine, il y avait quelque
sérosité. Les poumons étaient flasques et très rappetissés,

sans autres altérations d'ailleurs. Le cœur et le péricarde n'offraient rien de remarquable (1).

Dans ces observations , comme dans la mienne , il y eut plusieurs organes autres que le tube digestif, le foie et le péritoine d'affectés ; mais l'irritation de ces trois derniers fut incontestablement la maladie primitive, principale, et c'est ce qui fit que les symptômes que les pathologistes ont attribués à la phlegmasie seule du tissu du foie, et que j'ai énumérés plus haut, furent constamment les plus saillans et les plus nombreux. Il demeure par conséquent démontré que les symptômes que les auteurs ont assignés à l'hépatite, expriment une affection complexe, qui consiste dans une *gastro-hépato-périto-nite*. Mais il ne suffit pas de savoir que l'individu qui les présente est atteint de l'inflammation simultanée du tube digestif, du foie et du péritoine : il faut encore détermi-ner quels sont, parmi ces symptômes, ceux que la souf-france de chacun des trois organes dont il s'agit ici occa-sionne directement. Or, je ferai remarquer que les signes de la gastro-entérite étant parfaitement connus aujour-d'hui, il est clair que si ceux de la péritonite sus-hépa-tique l'étaient également , il ne faudrait que les éliminer les uns et les autres du tableau que j'ai tracé , page 30, pour avoir les symptômes qui proviennent de l'irritation seule du foie. Ce problème, si difficile en apparence , se réduit donc , à proprement parler , à l'établissement des

(1) Fascicules d'observations médicales , par **J. A. Clos**, médecin à sorèze (nouvelle bibliothèque médicale , septembre 1828, page 375.)

troubles fonctionnels qui dépendent de la phlegmasie du tissu péritonéal; c'est donc à résoudre ce dernier point qu'il importe de s'attacher.

OBS. N° 4.—Un jeune homme des environs d'une ville où j'ai exercé la médecine pendant sept ans , après mon retour de l'armée, tomba d'une charrette chargée de gerbes de blé sur un pieu, dont la pointe très acérée, s'enfonça dans les parois abdominales, à un pouce et demi des cartilages en suivant une direction oblique de dedans en dehors, et de bas en haut. Je m'assurai que la plaie ne s'ouvrait pas dans la cavité du bas ventre. Il n'y avait que les tégumens, le tissu cellulaire et les muscles sous-jacens d'intéressés. Le malade fut saigné, pansé convenablement, et soumis à une diète sévère. Le lendemain, 10 juillet 1822, la partie affectée était douloureuse et fort tendue, le pouls était plein et dur. Je voulus réitérer la saignée et mettre des sangsues autour de la blessure ; mais les parens du jeune homme s'y étant opposés , je me bornai à couvrir le lieu enflammé d'un cataplasme émollient, et à prescrire, comme la veille la diète et la tisane de chiendent pour boisson. Le 11, l'irritation avait fait des progrès considérables ; le malade se plaignait, en outre, d'une douleur très aiguë qui répondait , disait-il , derrière la blessure. Je proposai de nouveau la saignée et les sangsues , mais j'éprouvai un refus plus formel que le jour précédent. Le 12, la douleur dont je viens de parler occupait une grande partie du côté de la poitrine ; la bouche était devenue amère , la langue jaune , tout annonçait que la phlegmasie externe, après s'être communiquée au péritoine et à la su-

perficie du foie, allait se propager à la totalité de ce viscère et au duodénum. Le 13 et le 14 , un cas pressant
ayant rendu ma présence nécessaire ailleurs, je ne revis
le malade que le 15. Ce que j'avais prévu était arrivé :
la poitrine ne se dilatait plus à droite qu'avec une extrême
difficulté ; la douleur du côté s'étendait au cou et à l'é-
paule , et chaque mouvement d'inspiration en occasio-
nait de très aiguës dans la région diaphragmatique. Il y
avait de plus céphalalgie, coloration en jaune de la conjonctive, toux sèche, soif, langue rouge sur ses bords et
couverte d'un enduit jaunâtre à sa base et dans son milieu ; pouls dur , fréquent et serré. Cette fois-ci on con-
sentit à ce que j'ouvrisse l'une des veines du bras ; mais
comme il survint une syncope presque aussitôt que le
sang commença à couler, cette circonstance parut aux
donneurs de conseils une preuve sans réplique que les
évacuations sanguines n'étaient pas indiquées. Le 16,
des vomissemens bilieux s'étaient déclarés quelques mo-
mens avant mon arrivée ; l'estomac ne pouvait supporter que les boissons froides ; j'ajouterai que l'inflammation externe, qui, on le présume bien, n'avait pu qu'augmenter sous l'influence d'un pareil traitement , occupait
en quelque sorte, à cette époque , tout l'espace compris
entre les fausses côtes et les os des îles. J'insistai plus que
jamais sur la nécessité des évacuations sanguines ; mais
les assistans se récrièrent beaucoup contre cette proposition, et il ne me fut pas possible de leur faire entendre
raison. Me voyant réduit par leur obstination à une inutilité complète, et peu flatté, d'ailleurs, du défaut de confiance qu'on me témoignait, je me retirai, en prévenant

que, puisqu'on refusait absolument de se conformer à mes avis, je ne reviendrais plus. Six ou sept jours après, le père me fit dire qu'il se repentait bien de n'avoir pas suivi mes ordonnances, et qu'il espérait que j'aurais la bonté de donner encore des soins à son enfant. Je me rendis à ses desirs, mais il n'était plus temps. Je trouvai le malade agonisant; il expira dans la nuit.

La poitrine et l'abdomen furent ouverts seulement. Le poumon droit était gorgé de sang et plus consistant que dans l'état normal ; la plèvre sus-diaphragmatique de ce côté était rouge, le tissu cellulaire sous-jacent l'était aussi. On trouva dans le bas-ventre une assez grande quantité d'un liquide roussàtre, dans lequel flottaient des flocons albumineux. Le péritoine présentait des traces d'inflammation dans une grande partie de son étendue, mais principalement vers le lieu qui correspondait à la blessure, dans la région du diaphragme et à la convexité du foie. Ce dernier organe, devenu très volumineux, avait contracté des adhérences nombreuses avec les tissus voisins, et renfermait deux foyers de suppuration, situés, l'un dans l'épaisseur de son parenchyme, l'autre derrière les fausses côtes et près de la grande courbure. La membrane muqueuse gastro-intestinale était phlogosée depuis, pour ainsi dire, le cardia jusqu'au gros intestin ; mais la rougeur était plus prononcée dans l'estomac et le duodénum, et allait ensuite toujours en diminuant. Il s'était formé un abcès très vaste dans l'épaisseur des parois abdominales ; la suppuration, sortant difficilement par la plaie, avait fusé entre la peau et les muscles, et entre ceux-ci et le péritoine, jusqu'aux environs du rebord supérieur du bassin.

La cause de tous les désordres organiques qu'on observa après la mort, fut incontestablement l'inflammation qui survint dans les parties que le pieu avait divisées, et comme cette inflammation était située à l'extérieur, il est évident qu'avant de se propager au foie, elle dut commencer par affecter le péritoine. Or, si nous jetons un coup d'œil sur les symptômes qui se manifestèrent pendant la première période de la maladie, nous verrons que les plus saillans furent, le troisième jour, une douleur très aiguë, située au-dessous de la blessure ; le quatrième, cette douleur avait gagné presque tout le côté de la poitrine ; le septième, la respiration ne se faisait que par le moyen des côtes ; chaque mouvement d'inspiration donnait lieu à des douleurs très vives, qui, de la région diaphragmatique, s'étendaient au cou et à l'épaule. Ces symptômes ne dépendaient bien certainement pas de la phlegmasie externe, car dans la plupart des cas où ils ont été rencontrés, les tissus post-péritonéaux n'étaient pas enflammés ou n'avaient commencé à l'être que sur la fin. Ils ne provenaient pas non plus de l'irritation du tissu hépathique, car, en supposant que la cause eût été appliquée aussi bien sur le foie que sur les parois abdominales, l'hépathite n'avait pas eu le temps de faire beaucoup de progrès à l'époque dont je parle. Et puis, personne n'ignore que les organes parenchymateux ne jouissent pas d'une grande sensibilité, tandis que le principal caractère distinctif des phlegmasies séreuses est d'occasionner des douleurs extrèmement aiguës, et qui surtout deviennent lancinantes, pongitives, lorsque la congestion morbide qui le produit est circonscrite et très intense. Si donc ces symptômes n'étaient ni le résultat de l'inflammation des tissus post-péritonéaux, ni celui de l'hépathite proprement dite, quelle était leur cause? Evidemment, l'inflammation du péritoine.

Cette membrane offrait des traces de phlogose dans presque toute son étendue chez le sujet de cette observation, mais le plus souvent elle n'est enflammée qu'à la convexité du foie et dans les points correspondans de la région hypocondriaque. Voici l'ordre dans lequel se développent les accidens, en pareille occurrence: si la portion du péritoine sus-hépathique qui est la première affectée, répond à cette partie du foie qui est appliquée en devant et contre le rebord cartilagineux qui termine inférieurement la poitrine, les douleurs sont lancinantes, pongitives, mais elles se bornent dans le principe à l'hypocondre. Lorsque, au contraire, l'inflammation commence par la partie supérieure de la face convexe, et qu'elle se propage par voie de contiguité au feuillet du péritoine qui tapisse la concavité du diaphragme, les douleurs se font ressentir d'abord dans cette région ; elles augmentent à chaque mouvement d'inspiration, et s'étendent à tout le côté du thorax, au cou et à l'épaule ; ce n'est qu'après que l'hypocondre devient tendu et douloureux. (1) Les auteurs pensent que ce sont les nerfs dia-

(1) On m'objectera peut-être que, dans les cas que je viens de rapporter, le diaphragme participait à l'altération des autres tissus, et qu'on ne voit pas pourquoi les symptômes en question n'appartiendraient pas plutôt à l'inflammation de ce muscle qu'à celle du feuillet péritonéal qui le tapisse inférieurement. Je ne prétends pas nier que la diaphragmite ne soit susceptible d'occasionner de pareils désordres, car lorsque cet état morbide existe, il y a toujours lésion concomitante de la plèvre, du diaphragme et du

phragmatiques qui, par le moyen des communications qu'ils ont avec ceux du plexus cervical, transmettent la douleur au cou, à l'épaule et jusque dans le bras. Cette explication me paraît très rationnelle, mais je ferai observer que les nerfs diaphragmatiques n'envoient aucun filet au foie, et que, par conséquent, il est impossible que la phlegmasie de ce dernier occasionne directement la douleur dont il s'agit. Cette circonstance est donc une preuve de plus en faveur de mon opinion.

Maintenant que nous sommes bien fixés sur les phénomènes qui, dans le groupe des symptômes que les pathologistes ont assignés à l'hépathite, dépendent de l'inflammation du péritoine, il est clair que, si, comme je l'ai déjà dit, on élimine de ce groupe les signes de la péritonite, (tension de l'hypocondre droit, sensibilité à la pression, douleur aiguë, pongitive, lancinante, analogue à celle de la plèvre enflammée, et s'étendant, dans certains cas, des côtes asternales droites à la clavicule et au bras du même côté ; décubitus difficile, parfois impossible, sur le côté droit ; respiration petite à droite et point abdominale , toux sèche , hocquet), et ceux de la gastro-entérite, (nausées, vomissemens, soif intense, rougeur de la langue, peau sèche, brûlante ; pouls fréquent, très souvent dur), on aura pour reste ceux qui résultent

péritoine ; mais ce dernier organe avait été ici le premier affecté, et lorsque les douleurs du côté et de l'épaule se déclarèrent, l'irritation du diaphragme ne devait être que fort légère. En supposant, au surplus, que ces symptômes ne pussent être produits que par l'inflammation simultanée du péritoine et du diaphragme, il n'en resterait pas moins démontré qn'ils ne proviennent pas directement de celle du foie.

directement de la phlegmasie du parenchyme hépatique
(douleur sourde, profonde, répondant ordinairement à
la région hypocondriaque droite, mais ayant son siége
quelquefois dans la région épigastrique ou dans l'hypocondre gauche, et s'accompagnant d'un sentiment d'angoisse, de plénitude, de suffocation ; décubitus difficile ,
souvent impossible, sur le côté gauche ; amertume de la
bouche, couleur jaune de la langue, le plus communément teinte jaunâtre des yeux ou de la peau ; selles blanches, ou bien déjections bilieuses, acres, et plus ou moins
abondantes ; urine jaune , rare , ayant l'apparence de
l'huile, déposant un sédiment briqueté). Cette manière
d'argumenter est rigoureuse : elle donne nécessairement
pour résultat la solution de la question que je m'étais
proposée. En supposant, au surplus, qu'elle ne soit pas
aussi concluante que je le prétends, voici un fait qui
achèvera de la confirmer.

Obs. N° 5. — Un ouvrier, âgé de 25 ans, très robuste
et d'une constitution bilioso-sanguine, reçut dans une
rixe un coup de poing si violent dans la région du foie,
qu'il tomba à la renverse et se trouva mal. Des secours
lui ayant été promptement administrés, il ne tarda pas
à revenir à lui, mais il commença à se plaindre dès ce
moment d'un sentiment de malaise et d'embarras qu'il
rapportait à l'endroit où il avait été frappé. Lorsqu'on
exerçait une pression un peu forte sur cette partie, il
éprouvait une douleur sourde, profonde, et qui, disait-
il, venait de dessous les côtes. Les cinq ou six jours suivans, cette douleur, loin de se dissiper, augmenta ; l'hypocondre droit devint tendu et douloureux, même quand

on ne le comprimait pas ; l'appétit disparut ; la langue se couvrit d'un enduit jaunâtre. Tel était l'état du malade à l'époque où il se présenta chez moi pour me consulter. Je fus d'avis qu'il gardât la chambre, qu'il se mit à la diète, qu'il prit pour tisane une décoction d'orge et de chiendent, et qu'on lui appliquât vingt sangsues à l'hypocondre. Cet individu ne fit rien de ce que je lui avais prescrit ; il avait besoin de travailler pour vivre, et son dérangement, d'ailleurs, ne lui paraissait pas aussi sérieux que je le prétendais. Les accidens cependant prirent une marche si rapide et s'aggravèrent à un tel point, qu'il fut obligé de s'aliter trois jours après (le 3 novembre 1826). On m'envoya chercher le lendemain. Voici les symptômes qui s'offrirent à mon observation : céphalalgie ; coloration en jaune de la conjonctive, ainsi que du pourtour des lèvres et des ailes du nez ; langue rouge et sèche, soif inextinguible, peau brûlante, pouls dur et plein , respiration extrèmement pénible ; douleur pongitive, lancinante, dans la région hypocondriaque droite, s'étendant d'une part à tout le côté droit de la poitrine, de l'autre à l'épigastre et à l'hypocondre gauche ; urine foncée en couleur, constipation. Je pratiquai sur le champ une saignée du bras, je couvris ensuite la région du foie d'un cataplasme émollient, et j'ordonnai une diète sévère, et l'eau de chiendent édulcorée avec du sirop de gomme pour boisson. Le soir, vingt saugsues furent mises à l'hypocondre et dix au creux de l'estomac ; le 5, l'irritation n'avait pour ainsi dire rien perdu de son intensité (saignée du bras ; pour le reste, prescription *ut suprà.*) Le 6, le pouls était moins plein et moins dur, mais l'hypocondre paraissait presque aussi tendu et aussi douloureux ; (vingt sangsues à cette partie et dix à l'épigastre ; le sang coula jusqu'à la nuit). Le 7, la langue avait commencé à s'humecter, la soif n'était plus aussi vive, les douleurs surtout qui provenaient de l'inflammation du foie et de ses annexes avaient beaucoup diminué ; cependant , comme elles étaient encore portées à un assez haut degré, je crus devoir recourir à une troisième application de sangsues ; (on en mit vingt). Le 8, le pouls avait en quelque sorte repris son rhythme normal, le malade n'était plus altéré, la respiration se faisait assez librement ; (cataplasme, deux lavemens avec la décoction de graines de lin, un pour le matin, l'autre pour le soir ; on ajouta à la tisane dix-huit grains de sel de nitre par pinte.) Le 9, les choses allaient toujours en s'améliorant. Le 10, on permit deux bouillons et l'on prescrivit un bain tiède. Le 11, un second bain fut administré ; indépendamment des bouillons de la veille, on accorda un potage au riz. Le 12, mêmes moyens thérapeuthiques et même régime. Le 13, on supprima le bain. Le 14, il ne restait qu'une douleur obtuse dans la région du foie, mais ce symptôme disparut à son tour. Aujourd'hui, le jeune homme qui fait le sujet de cette observation jouit d'une santé parfaite.

Il est incontestable que l'inflammation débuta dans ce cas par le tissu du foie, et qu'elle se borna à ce tissu durant les six ou sept premiers jours de la maladie. Or, les symptômes qui survinrent pendant ces six ou sept jours (sentiment de malaise, d'embarras dans la région hypocondriaque ; douleur sourde, profonde, dans cette partie, ne se faisant sentir d'abord que par la pression, et devenue ensuite permanente ; langue jaune, amertume de la bouche) se trouvent compris dans le nombre de ceux que j'ai dit appartenir à la phlegmasie du parenchyme hépatique : donc, l'opinion que j'ai émise au sujet de ces derniers est vraie.

Je n'ai tant insisté sur la question relative aux signes que la gastro-hépato-péritonite occasionne, que parce que je pensais que c'était le meilleur moyen d'arriver à la connaissance des symptômes de l'hépatite. Non seulement, j'ai appris à distinguer ces symptômes lorsqu'ils coïncident avec ceux de la gastro-entérite et de l'irritation du péritoine, mais l'histoire de l'ouvrier dont je viens de parler nous donne une idée très exacte des phénomènes qui caractérisent l'inflammation du tissu du foie quand elle existe seule.

Les observations que j'ai déjà rapportées m'autorisent à poser en principe, que la phlegmasie aiguë du tissu du foie ne s'élève jamais à un haut degré d'intensité sans se propager à la membrane muqueuse gastro-intestinale et au péritoine. On m'objectera peut-être qu'il y a des faits contradictoires, que tantôt, par exemple, les signes de la gastro-entérite, tantôt ceux de la péritonite, manquent, et qu'on a rencontré même des abcès dans le foie, sans que rien eût indiqué pendant la vie que cet organe était atteint d'inflammation. Je répliquerai à cela : 1° que je ne connais qu'un cas d'hépatite aiguë dans lequel, si l'on en croit M. Andral (1), les voies digestives ne furent pas

_____

(1) Clinique médicale, tome IV, page 75.

affectées, et encore est-il prouvé pour moi que parmi les phénomènes morbides qui se manifestèrent au commencement et sur la fin de la maladie, il y en avait qui appartenaient à l'irritation du tube alimentaire ; 2° que les douleurs que les auteurs attribuaient à la souffrance seule du parenchyme hépatique, et qui, ainsi que je l'ai démontré, dépendent de l'inflammation de la séreuse abdominale, varient sans doute chez presque tous les sujets sous le rapport de leur direction, de leur intensité, de leur étendue (1) ; mais qu'il est encore exact de dire que, dans la règle, l'hépatite aiguë s'accompagne de ces sortes de douleurs ; 3° que les abcès dont on argue ici, ne sauraient non plus fournir un argument contraire à mon opinion ; la plupart provenaient d'une hépatite chronique, et le petit nombre des autres avaient dû être méconnus, parceque l'hépatite aiguë dont ils étaient la suite se trouvait masquée par une affection plus grave.

Les pathologistes ont en quelque sorte divisé de tout temps l'hépatite aiguë en deux espèces : suivant eux, cet état morbide peut occuper exclusivement, tantôt la face convexe (*hépatite superficielle*), tantôt la face concave du foie (*hépatite profonde*). Dans le premier cas, disent-ils, si l'inflammation a son siége à la partie antérieure de la face convexe, la douleur est superficielle, aiguë, comme pleurétique ; elle augmente dans l'inspiration, la toux, et par la pression exercée au-dessous des fausses côtes, et se propage à la poitrine, au cou et à l'épaule ; l'hypocondre droit est tuméfié, le décubitus sur

____

(1) Il est surtout moins fréquent qu'on ne le croit communément qu'elles s'étendent jusqu'à l'épaule et au bras droit.

ce côté impossible ; la respiration difficile, accompagnée de toux sèche, quelquefois de hoquets. Si, au contraire, l'irritation est plus forte à la partie postérieure de cette même surface, la douleur se fait ressentir principalement près de la colonne vertébrale, et se prolonge de là, tantôt à la partie postérieure de la poitrine, de manière à simuler une pneumonie dorsale, tantôt du côté des lombes, et paraît située dans le rein droit, ce qui a souvent donné lieu de penser alors que la phlegmasie qu'on avait à traiter n'était qu'une néphrite.

Dans le second cas, la langue est rouge sur ses bords et jaune-verdâtre dans le reste de son étendue ; il y a nausées, vomissemens de bile, tension à l'épigastre et à l'hypocondre droit, le plus communément ictère. Le hoquet se déclare aussi dans cette circonstance. Le décubitus sur le côté gauche est très douloureux. L'urine prend un aspect différent, suivant l'époque et l'intensité de la maladie : pâle durant les premiers jours si l'ictère n'existe pas, jaune si ce dernier symptôme a lieu, elle paraît plus tard d'une couleur rouge plus ou moins foncée. Les déjections sont tantôt supprimées, tantôt grisâtres et semblables à de l'argile ; d'autres fois, une bile très âcre est sécrétée en abondance, et des matières liquides, presque sanguinolentes, sont rendues avec coliques, La douleur est obtuse, profonde, et n'est appréciable que dans les régions hypocondriaque et épigastrique. L'obstacle que le foie enflammé oppose alors à l'élévation du diaphragme dans l'expiration, soit à cause de sa masse, soit à cause de son volume, occasionne un sentiment d'angoisse, de plénitude, de suffocation ; il semble au malade qu'un poids est suspendu au diaphragme et au sternum (Penil, Franck, etc.).

Il suffit de jeter un coup d'œil sur ces deux tableaux pour se convaincre que, dans l'un, les symptômes les plus saillans, appartiennent à l'inflammation du péritoine et du parenchyme hépatique. et que dans l'autre les signes de la gastro-entérite coïncident avec ceux d'une lésion du foie, et que, par conséquent, on n'est pas en droit de poser en principe qu'il n'y a alors que ce viscère d'affecté. Une autre chose qu'il importe de noter, c'est que les deux groupes de symptômes qui nous occupent n'existent jamais seuls ici ; je m'explique : lorsque les signes qui indiquent que le péritoine et la superficie du foie sont enflammés se développent, ils sont constamment accompagnés, d'abord, de ceux qui dénotent une supersécrétion de bile, et plus tard de ceux de la gastro-entérite. De même, quand l'irritation commence par le tube digestif et la partie du foie correspondante, le tissu péritonéal y participe toujours plus ou moins. Ainsi donc, tout en reconnaissant que la division de l'hépatite en deux espèces n'est pas sans utilité, il est essentiel qu'on se pénètre bien que dans ces deux variétés l'organe sécréteur de la bile n'est pas seul affecté, et qu'en pareille occurence l'irritation, loin d'avoir son siége exclusif dans la face convexe ou dans la face concave, n'est que prédominante dans l'un ou l'autre de ces points.

Remarquez que je n'entends pas dire par là que l'hépatite ne peut pas être partielle : ce que j'ai voulu prouver seulement, c'est que l'hépatite superficielle et l'hépatite profonde des auteurs sont des affections complexes, et qu'on n'est pas fondé surtout à établir que dans l'un ou l'autre de ces cas le parenchyme hépatique n'est malade que dans une partie de son étendue.

Pour ce qui concerne, au surplus, l'hépatite partielle, elle n'a été observée encore qu'à l'état chronique. On conçoit facilement alors que l'inflammation du foie puisse exister dans un point très rétréci sans gagner le reste de ce viscère. Mais il ne saurait en être ainsi quand cette phlegmasie prend la marche aiguë, que tout autant qu'elle est très légère, très circonscrite, car nous venons de voir qu'elle ne s'élève jamais à un haut degré d'intensité sans se communiquer à la totalité du foie, au péritoine, et à la membrane muqueuse gastro-intestinale. Ne serait-ce pas donner une idée juste de cet état morbide que d'avancer qu'il est, relativement au parenchyme hépatique, ce que la pneumonie lobulaire est par rapport aux poumons ?

Quelques médecins, qui, du reste, blament la division de l'hépatite en deux espèces, ont prétendu, à leur tour, que les symptômes de la phlogose de la face convexe doivent être rapportés à la péritonite sus-hépatique, et que ceux de l'inflammation de la face concave ne représentent qu'une irritation des vaisseaux biliaires, des conduits hépatiques ou de la vésicule. Mais cette manière de voir ne me paraît guère plus fondée que la précédente. Pour établir, en effet, que, dans le premier cas, le péritoine se trouve seul enflammé, il faudrait pouvoir démontrer que le parenchyme hépatique sous-jacent ne l'est pas également. Or l'analogie doit nous porter à penser qu'il en est du péritoine sus-hépatique comme de la plèvre pulmonaire, dont l'irritation ne se borne jamais à son propre

tissu et se communique constamment à la portion du poumon qu'elle recouvre. Les abcès, d'ailleurs, qui se forment
à la suite de l'hépatite superficielle, prouvent que le foie
participe alors à la phlegmasie de la membrane séreuse
qui lui sert d'enveloppe. Quand au second cas, j'avouerai
que je ne conçois pas la possibilité d'une lésion isolée de
la portion du parenchyme hépatique qui est destinée à la
formation de la bile. La distinction nouvelle qui nous occupe n'est donc nullement rationnelle, et ne mérite pas
d'être conservée.

Je n'ai considéré jusqu'ici l'inflammation du foie que
sous la forme aiguë. Mais, outre que cette maladie peut
passer de l'état aigu à l'état chronique, personne ne con-
teste qu'elle ne soit susceptible de prendre cette marche
dès son début ; et si, parmi les pathologistes, il n'y a guère
que Pujol qui ait parlé nominativement de l'hépatite chronique, c'est que les phénomènes locaux qui la caractérisent sont peu précis ; c'est que souvent on n'est conduit à en présumerll'existence que par les symptômes qui
résultent d'une supersécrétion de bile, et que, pour cette
raison, on l'a fréquemment méconnue.

ARTICLE III. — HÉPATITE CHRONIQUE.

Lorsqu'un individu atteint d'une hépatite aiguë éprouve
un mieux sensible, que tout semble annoncer la guérison,
et que, néanmoins, le retour des forces n'est pas complet ;
que les jambes restent faibles ; que l'appétit, quoique vif,
cesse dès les premières bouchées d'alimens ; qu'il y a soif,
sécheresse de la peau, coloration en jaune de la conjonctive, le diagnostic n'offre rien d'embarrassant : on peut

hardiment avancer que la maladie n'a pas cessé; ses causes, sa nature, *rien* n'est changé; elle n'a fait que diminuer d'intensité. Mais le plus ordinairement l'inflammation chronique du foie n'est pas la suite d'une hépatite aiguë, et l'on a alors d'autant plus de difficulté à la reconnaître qu'il n'est pas rare qu'on en soit réduit dans ce cas à ne pouvoir baser son jugement que sur des circonstances commémoratives, des particularités individuelles, la présence ou l'absence des signes qui caractérisent les affections mieux connues des organes voisins. Je n'ose me flatter, certes, que je parviendrai à dissiper l'obscurité qui règne encore sur ce point de pathologie; mais, si je ne me trompe, les considérations dans lesquelles je vais entrer ne seront pas inutiles. Mon travail aura du moins cet avantage, qu'il réunira en quelque sorte dans un seul cadre tout ce que les auteurs nous ont transmis à ce sujet. Voici donc quel est, en général, la marche que l'hépatite chronique suit toutes les fois qu'elle ne provient pas d'une hépatite aiguë.

Le malade, d'abord, n'a pas de fièvre; les symptômes qu'il présente semblent n'appartenir en aucune manière aux affections du foie. Tantôt, ce sont les phénomènes qu'on a coutume d'assigner à l'hypocondrie; tantôt des incommodités diverses, telles, par exemple, que des démangeaisons par tout le corps, des douleurs vagues et des lassitudes spontanées, un froid aux pieds qui se fait principalement ressentir dans la nuit, etc. Cet état reste quelquefois stationnaire pendant plusieurs mois, plusieurs années, et la seule chose qui, alors, pourrait porter à soupçonner une altération de l'appareil biliaire, ce sont des douleurs qui, par intervalles, surviennent tout à coup dans l'hypocondre droit, durent quelques secondes, quelques minutes, un quart d'heure au plus, et cessent ensuite complétement. Tant que les désordres se bornent là, la santé ne paraît pas sensiblement altérée ; mais, au bout d'un certain temps, pour l'ordinaire, les progrès de la maladie sont beaucoup plus marqués : douleur à la région épigastrique, qui, d'abord légère, puis vive et constante, augmente avant le repas, diminue dès qu'il est commencé, et se renouvelle pendant le travail de la digestion ; soif, dégoût pour les alimens solides, langue chargée dans son milieu, quelquefois vomissemens pituiteux, sans causes appréciables externes, ou à la suite d'une quinte de toux ; sécheresse de la peau, constipation, coliques légères, accompagnées de borborygmes et d'émission de vents, par haut et par bas. A ces signes, qui n'indiquent qu'une irritation chronique de la membrane muqueuse gastro-intestinale, s'en joignent d'autres plus caractéristiques. Si, à cette époque, en effet, on palpe la région du foie, on trouve le plus communément que cet organe est devenu très dur, très volumineux, qu'il dépasse les dernières fausses côtes de deux ou trois travers de doigt, et, dans quelques circonstances, qu'il est parsemé de bosselures de grosseurs variées. M. Andral parle de cas où le foie volumineux et dur avait soulevé les dernières fausses côtes et leurs cartilages, de telle sorte que leur bord supérieur était devenu postérieur, et leur face antérieure supérieure Les douleurs de l'hypocondre droit que j'ai signalées en premier lieu sont plus fréquentes et plus fortes ; et, quoiqu'en général elles soient sourdes, gravatives, elles ne laissent pas d'être parfois lancinantes et de s'étendre même à la poitrine et à l'épaule droite. La respiration est presque toujours un peu embarrassée, et le décubitus sur le côté gauche la rend extrèmement pénible. La peau et la conjonctive prennent une couleur jaune foncé : alors les matières fécales sont grisâtres ; les urines safranées, épaisses, comme oléagineuses. Si, au contraire, il n'y a pas d'ictère, les selles ont un aspect noirâtre. Lorsque les choses en sont à ce point, l'amaigrissement fait des progrès effrayans, les jambes s'enflent, et l'infiltration gagnant de proche en proche les cuisses et le bas-ventre, la scène se termine par l'hydropisie ascite. Les malades meurent hydropiques ou dans le marasme le plus complet, à moins qu'une phlegmasie aiguë ne vienne avancer le terme d' ne affection dont la durée peut s'étendre de deux ou trois mois à une ou deux années.

Cette description laisse peu à désirer sous le rapport de l'exactitude, et l'on y retrouve à peu près tous les phénomènes qui, le plus souvent, précèdent et accompagnent le développement de l'hépatite chronique. Quant aux moyens d'arriver à la connaissance des signes qui, dans ce cas, appartiennent à l'inflammation du tissu seul du foie, ils sont absolument les mêmes que ceux dont je me suis servi pour déterminer les traits caractéristiques de cette inflammation, lorsqu'elle est aiguë : il est évident, en effet, que, si du tableau que je viens de tracer, ou sépare tout ce qui est relatif à la gastro-entérite et à la péritonite, il ne restera plus qu'une série de symptômes qu'on ne pourra s'empêcher de rapporter à la phlegmasie de l'appareil biliaire. Ces symptômes, si l'on en excepte deux ou trois (1), ne diffèrent de ceux de l'hépatite aiguë qu'en ce qu'ils ne sont pas aussi prononcés ; mais une chose qu'on n'aura pas manqué de remarquer, et sur laquelle il importe d'insister, c'est qu'ils ne deviennent apparens qu'au bout d'un temps plus ou moins long, et que l'on n'observe ordinairement dans la première période de la maladie que des phénomènes qui, pour la plupart sont occasionnés par une affection chronique des voies digestives. Ce fait tient, je le dis ici par anticipation, à ce que la forme de l'hépatite qui nous occupe dépend le plus communément d'une gastro-entérite.

L'hépatite chronique ne suit pas toujours la marche que je viens de décrire ; elle s'en écarte dans quelques cas, et il est constant qu'on a rencontré des traces non équivoques de phlegmasie dans le foie chez des individus qui n'avaient présenté, pendant la vie, aucun signe qui pût faire présumer que cet organe était enflammé. Je me suis assuré, en parcourant les auteurs qui ont traité des affections de l'appareil biliaire, que les abcès hépatiques dont on n'avait pas même soupçonné l'existence avant la mort dépendaient, pour la plupart, d'une hépatite chronique.

Suivant M. le docteur Dalmas (2), cette forme de l'hépatite, qui est très commune à l'île Maurice, à Madagascar, à Batavia, etc., n'y est quelquefois caractérisée dans

____

(1) La dureté du foie, son augmentation extraordinaire de volume, les bosselures dont il est quelquefois parsemé à sa surface.

(2) De l'hépatite chronique, thèse soutenue à la faculté de Montpellier, le 23 mai 1835, par J. B. Dalmas de Nice.

le principe que par une tumeur rénitente, se développant lentement dans l'hypocondre droit, indolente lorsqu'on n'y porte pas la main et qu'on n'y exerce pas de pression un peu forte, et ne faisant éprouver d'autre sentiment que celui d'un poids plus ou moins considérable. Au bout d'un certain temps, la face maigrit, prend une teinte jaunâtre plus ou moins prononcée ; les selles sont grisâtres et la constipation habituelle. Les urines rares, foncées, épaisses et d'une odeur forte, déposent un sédiment briqueté. Toutefois, l'ictère n'est ni constant, ni général, mais, lors même qu'il ne se manifeste pas, la peau ne conserve pas sa couleur naturelle, le visage, notamment, présente des nuances de teinte qui, au dire de *Fernel*, annoncent une altération du foie : *ex facie autem colore, habitu corporis et morbis antegressis obstructionis causam cognosces.*

L'ictère qui survient chez les nègres atteints d'hépatite chronique, donne lieu à des taches cutanées plus ou moins blanches, qui font paraître leur peau comme marbrée et produit un singulier contraste avec la couleur noire primitive qui s'est conservée en plusieurs endroits.

On a remarqué depuis longtemps en Europe, mais surdans les pays chauds, tels que les Indes-Orientales, que l'hépatite chronique s'accompagne souvent de démangeaisons à la peau très incommodes. Plus souvent encore les tégumens se couvrent d'éruptions diverses, de dartres, d'ulcères. C'est là probablement qu'ont pris leur origine, et l'opinion des anciens, qui pensaient que les maladies de la peau dépendaient de l'obstruction du foie, et celle de Portal et de Saunders, qui disent que le foie n'est pas dans un état naturel, avant, pendant et après la plupart des affections du système dermoïde.

Un symptôme encore qui se manifeste fréquemment, et que M. Dalmas a observé sur lui-même, c'est l'apparition d'éphélides hépatiques dans différens endroits, et l'exfoliation de l'épiderme de la paume des mains, de la plante des pieds et du cuir chevelu, qui se détache et tombe en écailles furfuracées assez abondantes par le plus léger frottement.

On a dû s'apercevoir que je n'ai pas mis au nombre des symptômes de l'inflammation aiguë ou chronique du foie l'augmentation de volume du *lobe de spigel*, bien que plusieurs écrivains prétendent que cette augmentation peut devenir assez considérable pour constituer une tumeur appréciable au palper, et la regardent comme un des phénomènes qui surviennent le plus souvent dans l'hépatite. Les raisons qui m'ont déterminé à en agir ainsi sont : qu'il est impossible, pendant la vie, de sentir isolément le lobe de spigel à travers les parois abdominales, et que jamais, aux ouvertures de cadavres, on n'a trouvé la tuméfaction de cette partie existant seule, c'est-à-dire, indépendamment de celle du reste de parenchyme hépatique. Parmi les nombreux malades que M. Andral a eu occasion d'examiner à la charité, aucun ne lui a offert ce genre d'altération, soit avant la mort, soit après.

Si nous récapitulons maintenant tout ce que j'ai dit jusqu'ici, nous verrons qu'il résulte de la discussion à laquelle je me suis livré : 1° Que l'irritation hépatique est caractérisée à son premier degré par les signes suivans : *amertume de la bouche*, *enduit jaune de la langue*,

*gout débile , selles bilieuses, quelquefois urine jaune,
coloration en jaune du pourtour des lèvres et des ailes
du nez ;* 2° Que , lorsqu'elle a fait plus de progrès et
què néanmoins elle n'en a pas fait assez pour se propager
à des tissus autres que celui du foie, il y a de plus que
dans le cas précédent : *sentiment de malaise, embarras
dans la région hypocondriaque droite; douleur sourde,
profonde, dans cette partie, ne se faisant ressentir d'a-
bord que par la pression, et devenant ensuite continue ;* 3° Que, lorsqu'elle s'est communiquée au péritoine
et au tube digestif, l'ensemble des phénomènes que détermine cette lésion multiple constitue , tantôt le groupe
de symptômes dont j'ai parlé, page 30, tantôt celui dont il
est question, pages 66 et 67, mais que les signes qui appartiennent alors à l'affection propre du parenchyme
hépatique sont : *une douleur sourde, profonde, répondant ordinairement à la région hypocondriaque
droite, mais ayant son siége quelquefois dans la région épigastrique, ou dans l'hypocondre gauche, et
s'accompagnant d'un sentiment d'angoisse, de plénitude , de suffocation; le décubitus difficile, souvent
impossible, sur le côté gauche ; l'amertume de la bouche, la couleur jaune de la langue, la teinte jaunâtre
des yeux ou de la peau; les selles blanches, ou bien
des déjections bilieuses, acres, et plus ou moins abondantes; l'urine jaune, rare , ayant l'apparence de
l'huile , déposant un sédiment briqueté.*

Je ferai remarquer au sujet de ces derniers signes,
c'est-à-dire, de ceux qui, selon moi , sont occasionnés
par l'irritation hépatique, quand elle co-existe avec l'in-

flammation du péritoine et du tube digestif, qu'on aurait tort de croire qu'ils doivent nécessairement se développer tous dans cette circonstance. Non-seulement il en manque toujours quelques uns, même dans les cas plus graves, mais chacun en particulier est susceptible de manquer. Ceux qu'on rencontre le plus communément, et qu'on peut regarder comme pathognomoniques de l'hépatite, sont : *la douleur et l'augmentation de volume du foie.*

La douleur dont il s'agit ici, diffère essentiellement de celle que détermine la péritonite sus-hépatique : l'une, sourde, profonde, bornée à la région du foie, n'est souvent appréciable que par la pression ; l'autre, pongitive, lancinante, s'étend au côté, à l'épaule, au bras, et n'a jamais besoin du toucher pour être distinguée. Tant que la première se fait seule ressentir, il n'y a que l'organe sécréteur de la bile qui soit affecté; lorsque, au contraire, la seconde a lieu, le péritoine sus-hépatique et le parenchyme sous-jacent sont enflammés.

L'augmentation de volume du foie indique constamment un état pathologique de ce viscère. La simple vue suffit dans certains cas pour reconnaître une tumeur hépathique : il n'est pas très rare même de trouver des malades chez qui le bord tranchant du foie se dessine parfaitement à travers les parois abdominales. Mais, en général, la vue ne suffit pas pour constater l'existence de ces sortes de tumeurs, et l'on est obligé de recourir au palper, qui seul peut donner une idée exacte de leur consistance et de leurs dimensions.

Ce moyen, sans doute, ne fournit pas toujours des

renseignemens nombreux, et il y a des circonstances où l'on ne découvre rien autre chose, en comprimant le bas-ventre, qu'une résistance inégale des deux côtés de la ligne blanche; mais alors même il contribue à éclairer les diagnostic et l'on aurait tort de le négliger. Supposons, par exemple, que chez un individu qui présente les signes de ce qu'on appelle : *embarras gastrique bilieux*, *fièvre bilieuse*, etc., les parois abdominales conservent leur souplesse naturelle dans l'hypocondre gauche, tandis que, dans l'hypocondre droit, elles sont tendues et résistantes à la pression. Eh ! bien, on aura dans cette donnée que procure le toucher un motif de plus de penser que l'affection qu'on a à traiter se trouve compliquée d'une irritation du foie.

Pour retirer tous les avantages possibles du palper, il faut que le malade soit tour à tour assis, debout ou couché, tantôt sur le dos, tantôt sur l'un ou l'autre hypocondre. Ces diverses positions seront donc prises successivement par le malade, et dans chacune d'elles on appliquera la main au-dessous des fausses côtes, et l'on pressera d'avant en arrière dans tous les points de la région hypocondriaque; on explorera ensuite de la même façon les autres parties de l'abdomen. Si, en procédant de la sorte, on ne réussit pas à circonscrire la tumeur dont on reconnaît néanmoins l'existence, on étendra et l'on rapprochera, les uns des autres, tous les doigts, à l'exception du pouce, et l'on aura soin, en replaçant la main sur l'hypocondre, que le bord externe de l'indicateur touche dans toute sa longueur les parois abdominales. La main étant ainsi disposée, on la poussera d'avant en arrière, puis on la portera brusquement de bas en haut, en rapprochant son bord cubital du bas-ventre, et en pressant toujours dans cette nouvelle direction avec son bord radial. De cette manière, non-seulement on parviendra souvent à déterminer les limites du bord tranchant du foie, mais on pourra distinguer si la surface de ce viscère est lisse, uniforme, ou si elle présente des élévations insolites, des bosselures, des enfoncemens, etc.

On a proposé aussi de recourir à l'auscultation et à la percussion pour éclairer le diagnostic de l'hépatite, mais le premier de ces moyens ne nous fournit en réalité aucun document positif sur ce point; il peut tout au plus, en constatant l'existence des maladies des poumons ou de la plèvre, empêcher de croire à une phlegmasie du foie qui n'existerait pas. Quant à la percussion, si elle n'est pas d'une inutilité complète, on en a du moins singulièment exagéré les avantages. Peut-être même ne serait-ce pas aller trop loin que d'avancer que si M. Piorry ne se fait pas illusion sur la rare précision avec laquelle il parvient à déterminer par la *plessimétrie* les dimensions du foie, il est le seul médecin en France qui jouisse de cette précieuse faculté. Voici, au surplus, les principales propositions qu'il a émises dans sa seméïotique sur la percussion appliquée aux maladies inflammatoires de la glande biliaire.

Pour percuter le foie, le plessimètre est infiniment préférable au toucher, attendu que le rebord inférieur et la portion de l'organe située au-dessous du poumon, se distinguent mal en employant le doigt.

La percussion doit être pratiquée : 1° Au niveau de

l'aisselle (et alors le malade est couché sur le côté gauche); 2° Au niveau du mamelon ; 3° Sur la ligne médiane (dans ces deux derniers sens le sujet est étendu
sur le dos); 4° D'un côté à l'autre ; 5° En arrière.

Il faut en outre percuter d'abord le poumon très haut,
sous l'aisselle, sous la clavicule, dans le dos, (suivant la
partie de l'organe hépatique que l'on veut explorer). On
examine ensuite l'abdomen très bas, loin du foie, et l'on
remonte vers ce viscère à l'effet de s'assurer s'il ne s'é-
tend pas plus qu'on ne l'avait présumé. Dans tous les
cas, on devra suivre avec soin les rebords hépatiques en
haut et en bas, afin de bien dessiner leur forme et leur limite, qu'on indiquera avec le nitrate d'argent.

La percussion plessimétrique permet de préciser la
position et le volume du foie, ainsi que la forme de ses
bords supérieur et inférieur, et c'est par la matité qui
lui est propre et qui est moins marquée que celle de la
cuisse, qu'on arrive à ce résultat.

La matité du foie est circonscrite en **haut** par le son
du poumon, en bas par celui de l'estomac et des intestins.

Une percussion légère fait reconnaître la présence du
poumon sur les points qui recouvrent le foie, une percussion forte fait juger que l'organe hépatique se trouve
derrière ce même poumon qui, dans l'état normal, donne
un son parfaitement clair, aussitôt que la glande biliaire
n'est pas derrière lui.

Une percussion légère fait apprécier par le *son jécoral*,
la présence du foie recouvrant l'estomac et les intestins.
Une percussion plus forte peut faire reconnaître, par le

son tympanique profond qu'elle détermine, que des organes creux, remplis de gaz, sont situés derrière lui.

L'intensité des sons *pulmonal*, *jécoral*, *intestinal* ou *stomacal*, le degré de percussion nécessaire pour les obtenir, pourront rendre raison de l'épaisseur du poumon recouvrant le foie, ou du volume de la portion de ce dernier organe superposé à l'estomac et aux intestins.

L'étendue de l'espace où le son jécoral se fait entendre dans l'état sain, est de deux pouces, tout-à-fait à gauche; de deux pouces et demi, à droite de l'appendice xiphoïde; de trois pouces vers la hauteur du mamelon, et de quatre pouces au niveau de l'aisselle.

Dans l'état de maladie, les dimensions du foie varient : tantôt elles dépassent celles de l'état normal (hypertrophie), tantôt elles sont moindres (atrophie). d'autres fois, elles n'en diffèrent nullement.

On juge de l'épaisseur du foie par le degré de matité que cet organe présente sur les divers points de son étendue.

La détermination du siége précis du foie nous procure les moyens : 1° De distinguer les affections partielles dont il peut être atteint ; 2° De rapporter à cet organe les douleurs auxquelles il donne lieu et de ne pas lui attribuer celles qui lui sont étrangères. C'est ainsi que dans la pleurite et la pneumonite, la souffrance existe souvent au-dessus du lieu occupé par la glande biliaire, et que dans la gastrite ou l'entérite, le point endolori se manifeste plus bas que l'espace rempli par le foie ; 3° De reconnaître le refoulement de ce viscère par en haut dans les cas où le ventre est volumineux ou distendu par des gaz.

Lorsqu'un épanchement pleurétique occupe une grande partie de la cavité pleurale, on est averti de son existence par l'abaissement du foie au-dessous du rebord costal (1).

Telles sont à peu près les principales propositions que M. Piorry a émises dans sa sémïotique au sujet de la percussion du foie. Il n'en est pas une, comme on voit, qui repose sur des faits autres que ceux que ce médecin a recueillis et qui, par conséquent, mérite plus de créance qu'une simple assertion. On a, je le répète, singulièrement exagéré les avantages de la plessimétrie appliquée aux maladies de l'appareil biliaire ; le toucher, à mon avis, nous fournit des données plus nombreuses et plus positives.

Il arrive quelquefois que l'organe qui élabore la bile se fait sentir en même temps dans l'hypocondre droit, à l'épigastre et dans l'hypocondre gauche. Le diagnostic n'offre presque jamais alors beaucoup de difficultés, parce que très fréquemment, en pareille occurrence, la vue vient ajouter aux lumières que procure le toucher. D'autres fois, la tumeur formée par le parenchyme hépatique se borne à l'épigastre ou s'avance plus ou moins dans l'hypocondre gauche. Lorsqu'elle occupe l'une ou l'autre de ces régions et qu'elle est nulle dans l'hypocondre droit (2), on peut la confondre, dans le premier cas, avec

______

(1) Ce que je dis ici de la plessimétrie, a été extrait presque textuellement du traité de séméïotique que M. Piorry vient de publier.

(2) Cela a lieu, dit M. Andral, lorsque le foie s'est inégalement développé, et que le lobe gauche est dans un état d'hypertrophie

une tumeur de l'estomac, et dans le second avec une tumeur de l'estomac et de la rate. Les tumeurs hépatiques situées à l'épigastre se distinguent de celles du ventricule en ce qu'elles sont beaucoup moins mobiles, qu'elles peuvent être presque toujours suivies derrière les côtes, qu'on les limite exactement du côté de l'hypocondre gauche , tandis qu'à droite elles disparaissent d'une manière insensible , sans qu'il soit possible de préciser le lieu où elles se terminent. Quant aux tumeurs formées par la rate , il suffit de réfléchir que leur direction est oblique de haut en bas et de gauche à droite , et que celle des tumeurs qui dépendent du gonflement du lobe gauche du foie est horizontale et de droite à gauche , pour éviter toute espèce de méprise.

J'ajouterai, que quelques auteurs ont prétendu que le foie devenu volumineux et dur par suite de la phlegmasie chronique de son tissu , pouvait être soulevé en entier par les battemens de l'aorte , et en imposer pour un anévrisme. Je n'insiste pas sur ce fait, parce qu'il n'est pas probable qu'un esprit judicieux soit jamais embarrassé pour porter un jugement en pareille occurrence. On a vu le foie enflammé occuper la région ombilicale , les flancs, toucher la crète iliaque, descendre même jusque près du pubis. Cet organe peut aussi faire tumeur, soit à l'épigastre, soit dans l'un ou l'autre hypocondre, et cependant n'être pas malade. Cela a lieu le plus souvent

auquel ne participe point le lobe droit (*Clinique médicale*, tom. iv, page 30). La plupart des détails dans lesquels je viens d'entrer, sur la manière de pratiquer le palper, appartiennent au même auteur.

lorsqu'un épanchement formé dans la plèvre du côté droit, est assez considérable pour refouler en bas le diaphragme, et en même temps le foie, qui descend alors plus ou moins au-dessous des côtes. M. Andral parle d'une tumeur enkistée, développée entre le rein et le foie, qui avait fait subir à ce dernier une sorte de mouvement de bascule, en vertu duquel le foie repoussé de l'hypocondre droit et fortement incliné de haut en bas, de droite à gauche, et d'arrière en avant, faisait pendant la vie une saillie très prononcée dans l'hypocondre gauche. On conçoit sans peine que dans cette circonstance il était en quelque sorte impossible de ne pas regarder la tumeur comme produite par un état pathologique du foie ; l'autopsie cadavérique prouva pourtant qu'il n'en était rien. Il est un autre cas qui n'a été indiqué que par Boisseau, et que je signalerai avant de passer outre : suivant ce médecin, le rein droit peut se déplacer, se porter en avant au-dessous des fausses côtes, et représenter à merveille la saillie que forme le foie quand il est tuméfié. « On reconnaît, dit-il, que la tumeur n'appartient pas à ce dernier viscère, parce qu'elle disparaît si le rein est refoulé à sa place, quand les intestins sont distendus par des gaz. Nous n'avons observé qu'un seul cas de ce genre ; mais il a induit en erreur les praticiens les plus distingués, qui sont, pour l'ordinaire, toujours prompts à décider les problèmes les plus difficiles du diagnostic » (1).

On a également beaucoup discuté sur la difficulté qu'il

(1) *Dictionnaire abrégé des Sciences médicales*, tom. IX, page 20.

y a quelquefois de distinguer l'hépatite surperficielle de
la pleurésie ; mais je ferai remarquer à ce sujet que la
phlegmasie du foie , lorsqu'elle est très intense, se communique presque toujours au diaphragme et à la portion
de la plèvre qui lui correspond, et que réciproquement
l'irritation aiguë de la plèvre sus-diaphragmatique se
propage souvent au péritoine et au parenchyme hépatique (1). Dans ces deux circonstances, les symptômes de
l'un et de l'autre de ces états pathologiques se trouvent
réunis, et la distinction qu'il importe d'établir n'est pas
celle des phénomènes morbides, mais bien celle des organes qui ont été les premiers affectés. C'est donc à ce
dernier résultat qu'on doit alors s'efforcer d'arriver. Or,
on y parviendra facilement en s'aidant des signes com-
mémoratifs, et en tenant compte de l'intensité respective
de ceux qui existent actuellement, si l'on n'a été appelé
qu'à une époque avancée de la maladie ; dans le cas contraire, il ne faut qu'être attentif au développement suc-
cessif des accidens. Quand à la pleurésie costale, ou, en
d'autres termes, l'inflammation qui occupe une partie
plus ou moins étendue du feuillet de la plèvre qui recouvre les côtes, il suffit, pour éviter une méprise, d'explorer avec soin la poitrine, de recourir à la percussion et
à l'auscultation, d'examiner si la respiration s'opère seulement par le moyen des côtes, ou, si, les parois du thorax étant immobiles, elle ne se fait que par l'abaissement
du diaphragme, et de s'assurer s'il n'existe pas des si-

(1) La première de ces assertions se trouve démontrée par les
observations que j'ai déjà rapportées. Pour ce qui concerne la seconde, elle le sera par un fait que je citerai à l'article étiologie.

gnes qui dénotent que la bile est sécrétée en plus grande quantité que de coutume.

Les considérations auxquelles je viens de me livrer suffiraient, à mon avis, pour qu'un praticien, même inexpérimenté, put reconnaître l'existence de l'irritation hépatique à tous ses degrés. Cependant, comme on ne saurait jeter trop de lumières sur le diagnostic de cette affection, je crois devoir maintenant tracer une histoire rapide de ses symptômes, de sa marche, de sa durée et de ses terminaisons.

ARTICLE IV. — SYMPTÔMES, MARCHE, DURÉE, TERMINAISONS.

§ 1. *Irritation hépatique aiguë.*

Irritation hépatique aiguë primitive.—Lorsque l'irritation hépatique se présente sous la forme aiguë et qu'elle est primitive, elle débute tantôt par un sentiment de gène, de plénitude, d'embarras dans l'hypocondre droit, sans fièvre ni même le moindre trouble dans la circulation ; tantôt par des anxiétés, du malaise, des pandiculations, des frissons plus ou moins intenses, qui ne tardent pas à être remplacés par une forte chaleur. Dans l'un et dans l'autre cas, l'hypocondre droit n'est d'abord sensible qu'à la pression, et la douleur que celle-ci détermine est sourde, profonde, et semble venir de dessous les côtes. Mais les accidens ne conservent pas longtemps ce caractère de bénignité ; le plus ordinairement au bout de deux, trois, quatre jours, et quelquefois de douze, vingt-quatre, trente-six heures, une céphalalgie violente se déclare, la conjonctive et le pourtour des lèvres et des ailes du nez se colorent en jaune, la bouche est amère, la langue jaune et saburrale dans son milieu, mais rouge sur ses bords et terminée en pointe; la soif très vive, la peau brûlante, le pouls dur et plein, la respiration grande à gauche, petite à droite et point abdominale; il y a des nausées, des vomissemens de bile, une toux sèche, fréquemment le hoquet. La douleur qui dès le principe était sourde, profonde, et bornée à l'hypocondre droit, s'étend souvent jusque dans la région épigastrique et même l'hypocondre gauche, d'autres fois, elle devient pongitive, lancinante, et occupe tout le côté droit de la poitrine; le décubitus est difficile, souvent impossible sur l'un et l'autre côté (1); l'urine jaune, rare, ayant l'apparence de l'huile, dépose un sédiment briqueté (2); l'ictère, qui d'abord n'était que partiel, envahit parfois la totalité du système dermoïde; les déjections sont tantôt supprimées, tantôt grisâtres et semblables à de l'argile. Chez quelques sujets une bile très âcre et sécrétée en abondance, et des matières liquides presque sanguino-

(1) *Et habentes quidem apostemata hepatis propriè calida et magna, non possunt dormire super latus dextrum. Et gravat eos dormire etiam super latus sinistrum, propter tensionem apostematis ad inferiora. Immò inclinatio eorum est ad dormiendum resupina* (Avicenne, *lib.* III, *fin.* 14, *tract.* 3, c. 2.)—*Decubitus in lateribus est difficilis* (Etmuller, *colleg. pract, etc.*)

(2) Suivant Clarion (*Mémoire sur la couleur jaune des ictériques*), l'urine commence à être jaune et à teindre en jaune le linge et le papier, avant que la sclérotique et la peau offrent la même couleur; elle cesse d'être jaune et de teindre le linge avant que la peau et la conjonctive aient repris leurs couleurs naturelles.

lentes sont rendues avec coliques ; plus tard la langue devient sèche, brune, fendillée, le pouls petit, fréquent, serré ; le ventre se météorise, la faiblesse fait des progrès rapides ; plus tard encore, la tête se prend, les traits du visage s'affaissent, les gencives et les dents se couvrent d'un enduit fuligineux ; en un mot, tous les symptômes de l'adynamie et de l'ataxie se manifestent, et la mort a lieu pour l'ordinaire du cinquième au quinzième jour.

L'irritation hépatique aiguë primitive ne prend pas constamment une marche aussi grave et aussi rapide. Son intensité varie suivant la constitution, l'âge des sujets, les causes qui l'ont déterminée. Lorsqu'elle est légère et que le traitement est bien dirigé dès son début, il est assez ordinaire qu'elle se termine par résolution. Cela n'a lieu que très rarement, au contraire, quand il y a inflammation simultanée du tube digestif, du foie et du péritoine. C'est à ces derniers cas qu'il faut rapporter tout ce que les auteurs ont avancé sur le genre de terminaison qui nous occupe, parce que l'état morbide qu'ils nomment hépatite, n'est autre chose, ainsi que je l'ai démontré, qu'une gastro-hépato-péritonite. Je ne dirai pas avec eux que la résolution s'effectue alors du septième au dixième jour, parce qu'il est certain qu'elle s'opère souvent beaucoup plus tard. On serait en droit de leur contester également que les accidens qui la produisent presque toujours sont : une hémorrhagie nasale, le rétablissement des menstrues, un flux hémorrhoïdal, des urines abondantes, une sueur copieuse, une diarrhée modérée, lorsque la phlegmasie se borne à la face convexe du foie, et des déjections bilieuses, des sueurs et même

des vomissemens, lorsqu'elle occupe la face concave. Si
cette manière de voir, en effet, repose sur des observations bien circonstanciées, il en est d'autres, et en plus
grand nombre, qui ne permettent guère de douter que
les phénomènes appelés *critiques*, auxquels on attribue la
guérison, n'en sont très souvent que le résultat ; c'est
ainsi que les sueurs, les urines sédimenteuses qu'on observe à la suite de la gastro-hépato-péritonite, ne doivent fréquemment leur origine qu'à la disparition subite
de celle-ci : la peau était sèche, la sécrétion urinaire
suspendue ou diminuée, parce que plusieurs organes enflammés s'opposaient par leur souffrance à la libre excrétion des urines et des sueurs. Ces liquides ont tout-à-
coup été sécrétés en grande abondance, parce que les
parties affectées sont rentrées dans l'état normal, et leur
quantité, dans un temps donné, a dû être proportionnée
à la rapidité avec laquelle le retour à la santé s'est opéré.
On pourrait en dire autant de l'épistaxis, du rétablissement des menstrues, de la diarrhée, etc. ; ces derniers accidens pourtant paraissent exercer une influence plus
marquée que les autres, et l'on ne saurait disconvenir
que la résolution n'ait été due quelquefois soit à une hémorrhagie par la narine droite, soit à une perte de sang
considérable par l'anus ou par la vulve, soit à des évacuations bilieuses par haut, mais surtout par bas.

L'irritation hépatique aiguë primitive se termine beaucoup plus souvent par suppuration que par résolution,
quand elle est portée à un très haut degré d'intensité. Toutefois, comme ce mode de terminaison s'accompagne d'altérations plus ou moins considérables du tissu propre du

foie, et rentre à cause de cela dans la catégorie des caractères anatomiques de ce viscère, je n'en parlerai pas
actuellement.

Exemples d'irritation hépatique aiguë primitive.—
OBS. N° 6. — Un jeune homme, qui, après avoir éprouvé
plusieurs rechutes d'une fièvre intermittente double
tierce, s'en trouvait délivré depuis un mois et demi, fut
passer quelque temps à la campagne pour achever de se
rétablir ; mais il s'y livra dès l'abord avec tant d'ardeur à
l'exercice de la chasse, qu'au bout de huit jours, soit
qu'il se fut refroidi ou qu'il eût commis quelque autre
imprudence, il éprouva le soir en rentrant chez lui, des
frissons, du malaise, des anxiétés, de la courbature, et
fut obligé de se mettre au lit. Le lendemain, le mouvement fébrile persistait, et le malade se plaignait d'un sentiment de gène, de plénitude dans la région hypocondriaque droite. Le surlendemain, l'hypocondre était
tendu, légèrement douloureux à la pression ; le pouls
avait pris plus de force et de plénitude, la bouche était
amère, la langue jaune. Ces derniers symptômes déter-
minèrent le chirurgien du lieu à ordonner un émétique
qui procura des vomissemens abondans, mais point de
soulagement ; au contraire, les accidens furent considérablement exaspérés, et le jour suivant il y avait non
seulement une fièvre des plus violentes, mais la région
du foie était plus distendue, et la douleur, qui ne se manifestait auparavant qu'à la pression, était devenue permanente. Les parens de ce jeune homme, effrayés de son
état, se hâtèrent de le ramener à la ville et me firent appeler immédiatement après son arrivée. C'était le 3 août

1837, à 10 ou 11 heures du matin ; il y avait alors six jours que son dérangement avait commencé. Voici les divers désordres morbides qu'il présentait : céphalalgie sus-orbitaire, figure animée, teinte jaune des conjonctives, langue rouge sur ses bords et recouverte d'un enduit verdâtre dans son milieu, soif vive, sensibilité à l'épigastre , hypocondre droit bombé, douloureux ; la douleur cependant ne s'étendait ni au côté droit de la poitrine ni à l'épaule, les urines étaient jaunâtres, foncées en couleur ; il y avait de plus constipation, chaleur brûlante de la peau ; pouls grand, plein et fréquent ; insomnie, douleurs contusives dans les membres. Je prescrivis, indépendamment d'une saignée copieuse du bras qui fut pratiquée sur-le-champ, 20 sangsues, dont 12 au-dessous des fausses côtes , et 8 au creux de l'estomac ; de la limonade froide pour boisson, deux lavemens émolliens et la diète la plus sévère. Le 4, aucun changement appréciable n'étant survenu, je revins à la saignée et aux sangsues , qui , cette fois, produisirent un soulagement assez marqué. Le 5, la douleur du foie avait beaucoup diminué , l'épigastre était à peine sensible au tact , et le pouls avait perdu de sa plénitude et de sa fréquence (cataplasmes de farine de graines de lin , limonade , diète , en un mot, mêmes moyens que la veille, moins les évacuations sanguines). Le 6, la douleur de l'hypocondre semblait plus prononcée, la fièvre était plus intense, les selles, que procuraient les lavemens et qui , jusque-là, avaient été jaunâtres, offraient une couleur grisâtre (20 sangsues, *loco dolenti*). Le 7 , l'hypocondre n'était plus aussi tuméfié, aussi douloureux , et la fièvre avait presque entièrement cessé (bain tiède, cataplasmes, lavemens, limonade, diète). Le 8, le mieux était encore plus marqué, mais il y avait de légères coliques et un peu de tension du ventre (deux onces d'huile de ricin qui .amenèrent des selles nombreuses et jaunâtres). Le 9 , le pouls me parut tout—à—fait revenu à l'état normal , l'hypocondre droit n'était plus gonflé, mais il était encore assez sensible à la pression, (bain tiède, cataplasme , limonade, deux bouillons de volaille). Le 10 , je prescrivis deux nouvelles onces d'huile de ricin, qui occasionnèrent, de même que les premières, des selles abondantes et bilieuses. Le 11 , le maade était si bien , que je le considérai comme définitivement entré en convalescence. J'ajouterai pourtant qu'il resta près de deux mois , faible , pâle , se plaignant un peu du côté, et que pendant ce temps il fut tenu à un régime presque entièrement végétal, et aux boissons rafraîchissantes. Il prenait, en outre, un bain chaque trois jours, et tous les matins deux onces de sucs de plantes chicoracées dans un verre de petit lait que j'aiguisais de loin en loin avec deux ou trois gros de sulfate de soude (1).

Obs. N° 7. — La nommée S....., d'un tempérament lymphatique, agée de 38 ans , ouvrière en dentelle, ressentait, depuis longtemps, des douleurs vagues dans l'abdomen , et particulièrement vers l'hypocondre droit. Peu fortunée , et se nourrissant fort mal , elle attribuait à ce régime les douleurs qu'elle ressentait. Ces douleurs augmentaient toujours une ou deux heures après le repas.

(1) Cette observation m'appartient ; il en est de même, je le répète, de toutes celles qui, dans cet ouvrage, sout sans nom d'auteur.

Fatiguée de cet état de souffrance, et plus encore effrayée par quelques accès de fièvre, elle consulta un praticien recommandable de cette ville.

Dans l'intention de faire cesser l'irritation de l'estomac, qui existait alors, car la malade avait de fréquentes envies de vomir, il conseilla l'application de quelques sangsues à l'épigastre, des demi-bains émolliens, un régime très doux, et il s'opposa fortement à l'emploi des purgatifs que la malade desirait.

Une légère amélioration suivit cette médication : les vomissemens cessèrent ; la douleur abandonna la région de l'estomac, et se fixa dans l'hypocondre droit.

Peu satisfaite d'un traitement qu'elle trouvait trop long, la malade renonça à tous remèdes. La maladie, abandonnée à elle-même, fit alors de nouveaux progrès : le foie devint volumineux, sensible à la moindre pression, et la peau de la malade se colora en jaune. Mademoiselle S..., sans prendre de conseils, voulut user des purgatifs, et débuta par celui du sieur Leroy. Des selles abondantes furent provoquées par ce drastique ; et les douleurs, loin de diminuer, devinrent plus violentes. Le foie acquit un volume énorme, et les vomissemens reparurent. Ce fut à cette époque, qu'appelé auprès de Mademoiselle S..., je la trouvai dans l'état suivant : la peau était d'une couleur jaune-verdâtre, sèche et brûlante dans l'intérieur des mains ; la langue était aride et rouge à sa pointe et sur ses bords, sa base était recouverte d'un enduit jaunâtre. L'épigastre était peu sensible au toucher ; l'hypocondre droit offrait un développement extraordinaire. A travers les parois abdominales, le foie se dessinait. Cet organe occupait tout l'hypocondre droit, passait au-devant de l'estomac, et venait jusque dans l'hypocondre gauche ; en bas, il dépassait l'ombilic, et à droite, descendait jusque dans la fosse iliaque. Il était d'une sensibilité extrême, le poids seul du drap fatiguait la malade. Le pouls était petit, serré ; une fièvre presque continuelle existait, et présentait des exacerbations tous les soirs.

De suite, je mis les antiphlogistiques en usage ; vingt sangsues furent appliquées sur le côté droit ; un cataplasme émollient fut placé sur le lieu des piqûres. Il n'y eut aucun changement dans l'état de la malade. Elle se plaignait de ressentir de fréquens élancemens du côté de l'ombilic (demi-bains émolliens, boisson gommeuse, trente sangsues appliquées sur le foie et près de l'ombilic). Le lendemain, la malade avait un peu reposé, les vomissemens avaient cessé, et le volume du foie était sensiblement diminué. Même prescription, excepté les sangsues ; la malade prend du lait, et l'estomac le digère.

Au bout de deux jours, le foie était beaucoup moins douloureux ; le poids du cataplasme fatiguait seulement près de l'ombilic, où l'on remarquait une tumeur dure et circonscrite.

Une nouvelle application de quinze sangsues fut faite sur cette tumeur ; mais celle-ci ne diminua pas. De jour en jour, au contraire, elle fit des progrès ; la peau rougit, et la fluctuation devint manifeste ; la fièvre était alors continuelle, et accompagnée de quelques vomissemens.

J'appliquai une traînée de potasse caustique sur le

sommet de la tumeur; le lendemain, l'escarre fendue laissa écouler près d'une pinte de pus couleur de lie de vin. Je recouvris toute la tumeur d'un cataplasme émollient. La malade éprouva un soulagement très grand et le sommeil fut bon. Le lendemain, en levant l'appareil, je trouvai trois calculs biliaires qui avaient été entraînés par la suppuration. Le même pansement fut continué.

Deux jours après, deux autres calculs, plus gros que les précédens, se présentèrent sur les bords de la plaie, et furent extraits. Alors le pus changea de couleur, et prit le caractère du pus dit de bonne nature, sans avoir égard à l'organe qui le fournit. A dater de la sortie des deux derniers calculs, la fièvre cessa, les douleurs diminuèrent, le foie reprit insensiblement son volume normal, et la plaie fut cicatrisée au bout de cinquante-cinq jours. Le rétablissement ne tarda pas à être complet (1).

Je ferai remarquer au sujet de ces deux observations, que dans la première, le point de départ des accidens fut évidemment le foie, qui, pendant les accès nombreux de fièvre intermittente que le malade avait eus était devenu le siége d'une congestion sanguine. Cette dernière n'existait plus sans doute, mais le parenchyme hépatique en avait conservé plus de susceptibilité, plus d'aptitude à se congestionner de nouveau, et c'est ce qui eut lieu par suite de l'exercice fatiguant auquel mon client se livra immédiatement après son arrivée à la campagne.

(1) Levacher de Boisville (*Journal médical de la Gironde*, tom. II, page 371, année 1824.)

Quant à la seconde, je la considère comme un cas fort curieux d'irritation hépatique primitive, qui, occasionnée par des calculs biliaires, a persisté pendant longtemps à ce degré, où, bien que constituant une phlegmasie, elle ne présente pas encore les caractères distinctifs de l'hépatite des auteurs. La maladie débuta ici sans fièvre, sans trouble aucun de la circulation. Ce mode de développement est au moins aussi fréquent que celui où elle commence par des frissons, de la courbature, etc. J'en ai déjà rapporté un autre exemple. (Voyez page 57, obs. n° 5).

Irritation hépatique aiguë consécutive. — Les signes de l'irritation hépatique consécutive varient à l'état aigü suivant qu'elle est précédée par une gastro-entérite, ou une péritonite sus-hépatique.

Dans le premier cas, la maladie s'annonce par des anxiétés, des lassitudes spontanées, des frissons qui alternent avec des bouffées de chaleur. Le lendemain, par une bouche amère, une peau chaude, de l'insomnie. Le surlendemain, par l'augmentation de tous les symptômes, une langue rouge sur ses bords et jaune dans son milieu, une soif vive, une sensibilité considérable de l'épigastre, des nausées, des vomissemens bilieux. Ce n'est généralement qu'alors qu'on s'aperçoit que l'hypocondre droit est tendu, douloureux à la pression, et que l'urine prend une couleur jaune. La douleur du foie est pour l'ordinaire profonde, obscure. Assez souvent pourtant elle devient aiguë, superficielle, pleurétique. Dès le moment que les accidens en sont arrivés à ce point, les choses se passent comme dans l'irritation hépatique primitive très intense : mêmes symptômes, même durée, mêmes terminaisons.

Seulement, il paraît que les abcès du foie sont plus rares dans l'hépatite consécutive, tandis que le passage à l'état chronique y est infiniment plus fréquent.

Exemples. — Obs. N° 8. — M. D..., âgé de 36 ans, d'une constitution robuste et d'un tempérament bilio-sanguin, présentait depuis quelque temps tous les symptômes de l'embarras gastrique, lorsqu'un jour, et deux ou trois heures après un repas copieux, il fut pris de nausées, puis de vomissemens abondans, et d'une fièvre très forte. Le lendemain, 10 juillet 1835, les vomissemens avaient cessé, mais l'épigastre était très douloureux, la peau très chaude, le pouls dur et plein, la figure colorée, la bouche amère, la langue rouge, la soif très vive. Il y avait de plus un peu de tension dans la région hypocondriaque droite, et une douleur sourde, profonde s'y manifestait, lorsqu'on la comprimait; (20 sangsues à l'épigastre, cataplasmes sur cette partie et sur l'hypocondre droit, eau de chiendent édulcorée avec le sirop de limons, lavemens émolliens, diète sévère.) Le 11, les accidens au lieu de diminuer avaient augmenté, l'hypocondre droit surtout était devenu plus tendu et plus douloureux; (saignée du bras, puis 10 sangsues à l'épigastre et au-dessous des fausses côtes droites). Le 12, il n'y avait pas d'amélioration, loin de là, le pouls était dur, fréquent, serré, la langue sèche, fendillée, les conjonctives et le pourtour des lèvres et des ailes du nez colorés en jaune, l'urine offrait l'apparence de l'huile, le foie était beaucoup plus gros, plus douloureux. Il y avait en outre des coliques, des borborygmes, et une légère diarrhée. Comme le malade était sujet aux hémorrhoïdes, et que depuis quelque temps elles n'avaient pas flué, je crus devoir, tout en réappliquant des sangsues à l'épigastre et à l'hypocondre, en faire poser 15 à l'anus. Les piqûres donnèrent une très grande quantité de sang, et cette fois il y eut un mieux assez marqué. Le 13, tous les symptômes de la veille existaient, mais ils n'étaient pas, à beaucoup près, aussi prononcés, (cataplasmes émolliens, bain tiède, limonade, lavement, diète sévère). Le 14, l'état du malade étant à peu près de même, je fis mettre de nouveau 15 sangsues à l'anus, qui, de même que les premières, eurent d'excellens résultats. Le 15, en effet, **M. D..** souffrait infiniment moins, la langue avait commencé à s'humecter, la soif était modérée, l'épigastre et l'hypocondre presque plus douloureux; (bain tiède, cataplasme, lavement, limonade, diète). Le 16, même état et mêmes moyens que la veille. Le 17, potion émulsive de manne qui procura des selles jaunes et une si grande amélioration que, le 18, la tuméfaction et la douleur du foie avaient pour ainsi dire entièrement disparu; (deux bouillons, bain, boissons douces et rafraîchissantes). Le 20, le foie était encore légèrement sensible à la pression, mais les autres symptômes n'existaient plus. A dater de ce jour, **M. D...** fut de mieux en mieux et sa guérison ne tarda pas à être complète.

Obs. N° 9. — Un de mes anciens élèves, qui avait passé plusieurs mois à rester courbé sur son bureau et à faire peu d'exercices, éprouva un frisson suivi de chaleur dans l'hypocondre droit. Le lendemain, lassitude spontanée, bouche amère, peau brûlante, insomnie. Le troisième jour, efforts de vomissement, et le soir, augmentation de tous les symptômes, chaleur intense, bouche amère, douleurs aiguës et brûlantes rapportées aux lombes , tension donloureuse de l'hypocondre droit , urine foncée , rendue avec un sentiment d'ardeur , constipation. Le quatrième jour, vomissement d'un liquide jaunâtre et amer , déterminé par un demi-grain (3 centigrammes) de tartrate de potasse antimonié ; couleur jaune de la face et de la conjonctive, déjections difficiles et blanchâtres ; le soir , chaleur et sécheresse de la peau, impossibilité de rester couché , douleur des lombes et de l'hypocondre droit , qui s'étend jusqu'au côté opposé , sentiment de constriction dans l'épigastre. Le cinquième jour au matin , sueur, couleur jaune plus foncée, s'étendant sur le tronc ; le soir, augmentation de la chaleur, douleur profonde à l'hypocondre droit, aiguë à l'hypocondre gauche ; sentiment de pesanteur à l'épigastre, impossibilité de rester couché, couleur d'un jaune fauve sur tout le corps ; urine d'un brun noirâtre, peau sèche et brûlante, constipation. Le sixième jour au matin, légère sueur qui teint la chemise. Le septième, augmentation de la douleur à l'hypocondre droit. Le neuvième jour, sueurs copieuses, diminution des symptômes ; le soir , exacerbation , déjections blanchâtres , urine d'une couleur plus foncée. Le dixième jour au matin , couleur du visage moins jaune ; le soir, douleur de l'hypocondre et de l'épigastre plus intense, chaleur dans l'abdomen, urine plus abondante et plus colorée, rendue avec douleur et difficulté , insomnie. Le onzième jour , paroxysme intense, douleur des hypocondres augmentée par la respiration. Le treizième jour, urine abondante , diminution des symptômes ; le soir, exaspération, colique, borborygmes, tension de l'abdomen. Le quatorzième jour au matin , diarrhée abondante , diminution notable des symptômes, urine copieuse, d'une couleur moins foncée, ictère diminué ; le soir, léger paroxysme, diarrhée de matières jaunâtres. Le quinzième jour, apyrexie, disparition de presque tous les symptômes ; il ne restait qu'un enduit jaunâtre de la langue, avec un goût pâteux de la bouche; de temps en temps, et pendant quelques jours, douleur à l'hypocondre, urine sédimenteuse, peu à peu disparition de l'ictère, retour de l'appétit, guérison complète. (1).

Lorsque l'irritation hépatique aiguë consécutive est précédée par une péritonite sus-hépatique , les premiers symptômes qui se manifestent sont : un malaise général, de la courbature, un frisson suivi d'une forte chaleur. Puis il se déclare une douleur pongitive, lancinante, superficielle dans la partie inférieure droite du thorax. Cette douleur qui , pour l'ordinaire , va rapidement en augmentant, s'aggrave dans l'inspiration, la toux , la pression, et ne tarde pas à s'étendre aux parties environnantes. Le pouls est grand et plein , le décubitus sur le côté droit impossible, la respiration difficile, accompagnée de toux sèche, de hoquets ; la bouche devient amère, la langue jaune, la soif vive, l'épigastre douloureux. Plus tard les symptômes s'exaspèrent; l'hypocondre droit est tendu et tuméfié, la langue rouge , la soif inextinguible. Nausées, vomissemens, urine jaune, constipation ou diarrhée bilieuse, quelquefois selles blanchâtres, ictère partiel ou général, pouls dur, fréquent et serré, en un mot tous les signes de la gastro-entérite se joignent à ceux de l'hépa-

____

(1) Pinel (*Nosographie*, tome II, page 485).

tite superficielle des auteurs, et dès-lors la maladie ne diffère nullement des deux variétés précédentes.

Il est des cas où la douleur est fixe, d'autres où elle est vague. Annesley l'a vue tracer un demi-cercle et circonscrire exactement les rapports de position du foie. Continue dans certains cas, intermittente dans d'autres, elle offre souvent des alternatives de rémission et d'exacerbation. D'un autre côté, chez un grand nombre de sujets, elle ne se borne pas à l'hypocondre et au thorax. Portal l'a très souvent observée retentissant jusque dans l'épaule et dans le bras. M. Andral parle d'un homme atteint d'un cancer hépatique, qui éprouvait aux deux côtés de la poitrine une douleur qui s'étendait au bras et à la main.

Quand le lobe droit et le lobe postérieur du foie sont affectés, la douleur est fréquemment fixée au niveau de l'angle du scapulum (Annesley), et suivant Ferrein, elle existerait pour l'ordinaire exclusivement à gauche. Mais il est beaucoup plus commun de la voir alors se faire ressentir principalement près de la colonne vertébrale, et se prolonger tantôt à la partie postérieure de la poitrine, tantôt du côté des lombes, où elle paraît correspondre au rein droit. La situation de la douleur ne change rien du reste à la marche de la maladie qui ne s'en propage pas moins aux voies digestives, mais il est bon qu'on sache les variations qu'elle peut présenter, afin de ne pas commettre des méprises qu'il importe d'éviter. (Voyez page 65, Ier paragraphe). C'est principalement dans l'hépatite superficielle, c'est-à-dire, dans la variété d'irritation hépatique qui nous occupe, que se forment les abcès du foie qui s'ouvrent à l'extérieur.

7

Exemples. — Obs. N° 10. — Un jeune homme de vingt-un ans, d'un tempérament bilieux et d'une grande mobilité nerveuse, se baigna, par un temps assez froid, dans une rivière qui coule près de la campagne qu'il habitait non loin de Bordeaux. Au sortir de l'eau, il éprouva des frissons, des anxiétés, et une douleur à la région du foie, qui, d'abord légère, fut en augmentant, au point que le soir elle était très aiguë et gênait beaucoup la respiration. Le lendemain, le pouls était dur et plein, la langue jaune, la bouche amère ; la douleur de l'hypocondre droit surtout avait pris un caractère plus intense, et le décubitus sur ce côté était impossible. Cette affection morbide fut traitée par les antiphlogistiques, mais d'une manière trop timide, selon moi, et c'est ce qui fit qu'elle passa à l'état chronique. Le malade ne tarda pas à se trouver en proie à une fièvre lente qui redoublait régulièrement tous les soirs ; le teint devint jaune, l'épigastre douloureux, la respiration difficile, et accompagnée d'une toux sèche. Plus tard, l'hypocondre droit se tuméfia ; lorsqu'on pressait cette partie, on sentait que le foie était dur, inégal à sa surface, et dépassait de beaucoup les fausses côtes. La mort eut lieu, en 1827, vers la fin du printemps, après neuf ou dix mois de souffrance. On ne fit pas l'autopsie.

Obs. N° 11. — François B.., jardinier du jardin de Botanique, âgé de plus de trente ans, et d'un tempérament bilieux sanguin, but une grande quantité d'eau froide, le 20 septembre 1814, après avoir beaucoup fatigué en charriant du bois, et encore tout couvert de sueur. Une heure et demie après, il sentit une douleur dans l'hypocondre

droit, sous le bord des fausses côtes. Cette douleur ne fit
que s'accroître. Le 22, il alla à une ville voisine se présenter au rhabilleur, qui lui dit que ses côtes étaient en-
foncées, et lui mit des emplâtres. Le 23, il vint me demander du soulagement à sa douleur, qui le tourmentait
beaucoup: à cela près, il se disait bien portant; les forces
et son appétit n'avaient pas diminué. Je lui conseillai de
ne plus négliger son mal, de se retirer dans sa maison,
de se mettre à la diète, à la tisane, aux lavemens, et de
se faire pratiquer une forte saignée, ce qui fut exécuté.
Le soir de ce jour, nous commençâmes à le visiter avec
mon honorable confrère. Nous lui trouvâmes une fièvre
assez forte, qui ne fit qu'augmenter les jours suivans. Sa
douleur était tellement vive qu'elle s'exaspérait à la
moindre pression : il ne pouvait se tourner d'aucun côté ;
il ne pouvait non plus se mettre sur son séant, et même
il nous fit remarquer dans les premiers jours, qu'il éprouvait une augmentation passagère de cette douleur immédiatement après avoir avalé les liquides. Il sentit aussi que
le mal se propageait à l'épaule; mais ce symptôme n'é-
tait rien moins que constant : il n'eut guère lieu que pendant un jour et ne se montra de nouveau que quelques
temps après. Nous employâmes les fomentations, les cataplasmes et plusieurs saignées qui donnèrent toujours
un sang couenneux. Nous appliquâmes aussi des sangsues, d'abord sur le côté affecté, ensuite à l'anus. Enfin
nous employâmes les bains. Par tous ces moyens, nous
diminuâmes la dureté du pouls et la douleur : le malade
put se tourner sur les côtés et se mouvoir un peu plus
librement. Le 29 et le 30, il fut sujet à des trémousse-

mens convulsifs dans tout le corps , notamment lorsqu'il s'assoupissait un peu : ils répondaient toujours à l'endroit de la douleur. Il y avait encore cette particularité, que sitôt qu'il s'assoupissait, une foule d'images se présentaient à lui et le mettaient dans un état très pénible.

Dans les premiers jours d'octobre, l'hypocondre droit offrait une tumeur circonscrite qui débordait les côtes, qu'on pouvait même distinguer à la vue. Nous excitâmes quelques évacuations alvines par une eau de veau stibiée. Cependant le pouls étant devenu plus tendu, plus plein, nous fîmes encore une saignée, dont le sang offrit une couenne épaisse, sur un caillot nageant dans beaucoup de sérosité. Les bains furent continués; le petit-lait fut ordonné pour unique boisson ; et soit par l'effet de ce remède, soit par un mouvement spontané de la nature, il survint une très légère diarrhée; la tumeur s'étant affaissée, le rebord des côtes se dessina très bien à la vue, tandis qu'au tact on distinguait le bord du foie, qui, dans ce moment, était le point le plus douloureux.

Dès le 6 octobre, le malade éprouva, dans l'extrémité inférieure gauche, une douleur qui occupait principalement le jarret et le mollet : la jambe, de ce côté, devint sensiblement plus grosse que l'autre. La douleur se concentra au mollet : nous nous bornâmes à appliquer des cataplasmes. Cette douleur n'empêcha point que celle de l'hypocondre ne se réveillât avec plus de force, elle venait par élancement et s'irritait à la moindre pression. La tumeur tantôt s'affaissait, tantôt se prononçait davantage, en s'étendant ou vers l'hypocondre gauche, ou vers la région lombaire droite. Pendant tout ce temps, le malade faisait usage des bains, et nous eûmes recours de nouveau à l'application des sangsues à l'anus.

Le 5 octobre, nous étant aperçus que la douleur de l'hypocondre augmentait encore, tandis que celle de la jambe gauche diminuait, nous appliquâmes sur le mollet de cette jambe un emplâtre vésicatoire. Nous ordonnâmes l'eau de veau simple pour boisson. Une petite diarrhée survint : les matières en étaient toujours jaunes ; la langue était chargée. Nous administrâmes une once d'huile de ricin avec l'eau de fleur d'orangers. Mais ni le vésicatoire, qui agit assez abondamment, ni le purgatif huileux, qui fut réitéré quelques jours après, n'eurent aucune influence sur la douleur latérale, qui revenait par élancemens vifs, réitérés, mais non continuels : dans les intervalles, cette douleur était sourde. Quant au sirop de diacode, tantôt il calmait, tantôt il était inutile. Le pouls était fébrile, et cependant il n'y avait point de frissons prononcés.

Le 24, la douleur de l'hypocondre s'irradiait, tantôt vers l'aisselle, tantôt vers le téton, tantôt vers l'épine du dos.

Le 25, la tumeur déborda les côtes ; elle avait un empâtement remarquable jusques au-dessus des cartilages, lancinations fréquentes, évacuations alvines, fétides et très jaunes.

Le 26, outre les pulsations, les lancinations et les trémoussemens, le malade eut une toux qui augmenta sa souffrance.

Le 27 au soir, il fut saigné. Cette évacuation ne soulagea aucun des symptômes. La tumeur resta au même point et devint sensiblement chaude au toucher. La saignée fut réitérée le 28 au soir, et le sang fut toujours le même, c'est-à-dire qu'il offrit un caillot couvert de couenne et nageant dans beaucoup de sérosité.

La toux ne dura que peu de jours : l'urine était souvent rouge. La tumeur était tantôt plus saillante, tantôt plus affaissée ; et la douleur, qui s'exaspérait ordinairement le soir et dans la nuit, se propageait ou au bord des dernières fausses côtes, ou vers les reins et l'épine du dos, ou suivait le trajet des attaches du diaphragme. Tout le bas ventre devint sensiblement tendu et balloné. Le malade ne prenait que des boissons tempérantes, quelques bains qui n'apportaient pas de soulagement, et le sirop de diacode ou de toute autre préparation d'opium qui ne suspendait pas toujours les douleurs de la nuit.

Ce ne fut que le 4 novembre que nous aperçumes sur la tumeur, à peu de distance du cartilage xiphoïde et entre la ligne blanche et les cartilages des côtes droites, un point plus saillant avec un commencement de fluctuation. A cette époque, la jambe droite devint douloureuse, surtout au mollet ; on ne pouvait la presser en aucune manière en cet endroit ; cependant cette douleur ne dura que quelques jours. Mais la tumeur de l'hypocondre devint de jour en jour plus saillante, plus mamelonnée. La fluctuation y fut plus manifeste et dans une plus grande étendue, toujours accompagnée d'un empâtement à la peau. L'urine déposa souvent une quantité prodigieuse de sédiment jaunâtre furfuracé. Les convulsions dans les membres furent plus réitérées, plus violentes, plus douloureuses, et, comme à l'ordinaire, elles répondaient, vers le centre, de la tumeur. Les pieds et les jambes furent empatés, œdématiés.

Le 11 au soir, une pierre à cautère fut appliquée par M. Millon sur le point le plus éminent de la tumeur.

Le 13, on voyait quelque inflammation autour de l'escarre. Bientôt nous aperçumes plus de mollesse dans les tégumens et une fluctuation plus évidente, surtout au dessus du lieu où la pierre avait été appliquée. Les tiraillemens douloureux furent les mèmes ; l'urine fut constamment trouble, chargée ; il y avait aussi des borborygmes continuels.

Le 16 au matin, M. Millon fit une incision de plus d'un pouce, qui comprenait la partie supérieure de l'escarre, et de plus il fit une autre incision en crochet. Cinq ou six livres de matière sortirent aussitôt à grands flots, matière en partie épaisse, liée comme du pus, en partie liquide et trouble comme de la lie de vin. Le malade supporta très bien cette évacuatiou ; il n'eut point de syncope. On mit des bourdonnets dans la plaie. Dans le courant de la journée, il sortit encore une assez grande quantité de la mème matière ; il y eut aussi des trémoussememens convulsifs : la nuit fut assez bonne.

Le 17 au matin, pouls faible ; frissons aux reins et dans diverses parties. Le soir, pouls meilleur, trémoussemens convulsifs et frissons plus rares, quelques selles spontanées de couleur très jaune ; point d'urines depuis deux jours.

Les jours suivans, l'on vit encore sortir de la plaie beaucoup de matières ou blanches, ou colorées comme de la lie, ou semblables à des lambeaux de membranes. Le ventre fournit spontanément des déjections jaunes. Le cours des urines se rétablit ; elles étaient claires, avec énéorème. Les trémoussemens convulsifs furent plus rares : le malade put se passer de calmant la nuit.

Le 21, la plaie donnait toujours beaucoup. La diarrhée continuait ; la langue était nette ; le ventre tendu, et l'on y sentait une fluctuation sourde. On fit des injections dans la plaie avec une décoction de quinquina miellée, une fois seulement.

Vers la fin de ce mois, les matières fournies par la plaie devinrent plus blanches, plus homogènes. Le malade put prendre et supporter les alimens. La fluctuation dans le ventre était partout très manifeste ; les urines troubles, chargées, sans sédiment.

Même état et continuation de la diarrhée dans les premiers jours de décembre. La plaie fournissait moins de pus, elle était arrondie, et l'on voyait au fond un corps rougeâtre, lisse, convexe ; c'était le foie. Il n'existait pas d'adhérence marquée entre le corps et les bords internes de la plaie ; au contraire, une tente put être poussée entre les tégumens et ce corps, surtout à la partie supérieure, et en tirant vers la partie épigastrique.

Le 13 décembre, le malade, malgré sa diarrhée, avait repris des forces. Il souffrait d'une ardeur considérable au fondement, ainsi que d'une douleur d'entrailles, qui, en partant de l'épigastre, allait au fond de l'abdomen, surtout quand il y avait des borborygmes. La fluctuation du bas-ventre était toujours manifeste. Un purgatif en deux verrées l'évacua sans incommodité. La diarrhée et les douleurs du ventre continuèrent néanmoins, augmentèrent même, et il y eut de plus un ténesme avec chute du fondement. La décoction blanche, la décoction de gomme arabique, les lavemens adoucissans et le *diascordium*, le soir, furent employés avec fruit, puisque, après quelques jours, il y eut une diminution notable de tous les symptômes, excepté la tuméfaction de l'abdomen qui resta la même. La plaie fut de nouveau examinée avec attention : elle était de la grandeur d'une pièce d'un franc, et laissait voir le foie à nu. Une bougie fut introduite et pénétra en tous sens à un pouce et demi. Toute la partie de la région épigastrique, qui avait fait dépendance de la tumeur purulente, offrait des tégumens mollasses, et comme s'il y avait un vide en dessous.

Le 28 au matin, après avoir mangé de la bouillie de maïs dans du vin, il eut une forte douleur dans le rein gauche ; et quoiqu'il vînt, pour ainsi dire, de rendre son urine, il fut pris d'un besoin pressant d'uriner sans le pouvoir ; il lui semblait que sa vessie était toujours pleine. Cet état dura environ une heure et se calma ensuite par des lavemens et l'application du persil sur le bas-ventre. La douleur dans le rein gauche reparut encore quelques jours après, mais avec moins d'intensité.

Dans les premiers jours de janvier, le malade se tenait levé, marchait même dans la chambre ; la plaie se cicatrisait. Mais il avait toujours quelques garde-robes. Dans la journée, son ventre était plein, volumineux, avec une fluctuation très prononcée ; ses urines étaient rares, et ses jambes fort engorgées. Nous employâmes d'abord quelques boissons légèrement apéritives qui augmentèrent la quantité des urines, mais qui ne changèrent pas son état.

Enfin, le 12, nous le mimes à l'usage d'une décoction de racine d'oseille sauvage et de chiendent, avec addition de demi-once à une once d'oxymel scillitique, pour trois doses dans le courant de la journée. Ce remède, qu'il continua assez longtemps, qu'il interrompit, et auquel il revint à diverses reprises, lui fut d'un grand secours. Les urines coulèrent, les jambes et le ventre se désenflèrent ; il put sortir et faire un peu d'exercice. Dans le mois de février, il se rétablit entièrement, et, jusqu'à ce jour, il n'a cessé de jouir d'une très bonne santé (1).

§ II. — *Irritation hépatique chronique.*

Il me resterait maintenant, pour compléter cet article, à parler des symptômes, de la marche, de la durée et des terminaisons de l'irritation chronique du foie. Mais les détails dans lesquels je suis entré, pages 65 et suiv., me paraissent renfermer tout ce qu'il y a d'utile à connaître sur ce point. Néanmoins, comme on n'apprend jamais mieux l'histoire des maladies que par des observations authentiques et bien faites, je vais rapporter ici quelques exemples d'hépatite chronique qui offrent tous le plus grand intérêt.

Obs. N° 12. — Le 15 janvier 1827, au sortir d'un dîner sterling, comme on dit dans le pays, je ressentis une douleur sourde, profonde et gravative dans l'hypocondre droit, et en y portant la main je m'aperçus d'une légère tuméfaction du foie. Je n'y fis pas grande attention, et le

(1) Fascicule d'observations médicales, par J. A. Clos, médecin à Sorèze (*Nouvelle bibliothèque Médicale*, 1828, septembre, p. 375).

lendemain, tout ayant disparu, je vaquai à mes occupations comme à l'ordinaire : dans la soirée, j'assistai à une
fête donnée par un habitant à l'occasion du baptème d'un
nouveau moulin de sucrerie. Je ne m'observai pas beaucoup au milieu du festin, et cette imprudence réveilla la
douleur et reproduisit le gonflement du foie. Une application que je fis de 15 sangsues, *loco dolenti*, des cataplasmes de farine de lin et deux jours de diète, rétablirent les choses à peu près dans l'état normal. Toutefois,
il me resta un foyer d'irritation dans la muqueuse duo-
dénale, qui, de temps en temps, me faisait éprouver un
sentiment de gêne dans le côté, trois ou quatre heures
après le repas.

Dix mois se passèrent dans des alternatives de bien-être
et de légères souffrances ; mais, à la fin, le mal ayant
fait des progrès, je me décidai à suivre un traitement an-
ti-phlogistique et révulsif qui eut un bon résultat. Malheureusement, je ne persistai pas assez longtemps dans ce
régime : je ne me ménageai guère non plus dans les courses que j'étais obligé de faire tous les jours, en exerçant
dans un district grand et populeux. Enfin, la chaleur at-
mosphérique, des chagrins et quelques imprudences ravi-
vèrent la phlegmasie dans la muqueuse gastro-intestinale,
l'y entretinrent indéfiniment à l'état chronique ; et comme
je l'apaisais par des demi-moyens lorsqu'elle me faisait
trop souffrir, et que, toujours fomentée par les mêmes
causes, elle se réveillait à des temps plus ou moins rapprochés, le foie, continuellement surexcité, éprouva une
altération profonde, qui donna lieu à un abcès considérable au lobe moyen, lequel s'ouvrit spontanément dans

l'intestin, le 7 août 1831. Je présume qu'une adhérence
de la face inférieure du foie a eu lieu avec le duodénum,
là où l'abcès s'est formé, et que le pus s'est vidé entièrement dans cet intestin, soit à travers une substance produite par usure, soit, en cas de non perforation, en se
faisant jour par les conduits biliaires et les canaux hépatique et cholédoque, dilatés par l'inflammation ; car je
rendis une grande quantité de matières lie de vin, par les
selles et le vomissement. Cette évacuation eut lieu subitement, sans aucun signe précurseur, pendant que je pre-
nais un bain tiède, en rentrant chez moi, vers les neuf
heures du matin, après avoir passé la nuit auprès d'une
femme en mal d'enfant, que je fus obligé d'accoucher
avec le forceps, ce qui m'avait un peu fatigué. Le vide
instantané qui en résulta me fit tomber en syncope, fait
déjà observé par Hippocrate, qui dit : *à tumoris intùs,
ruptione, exsolutio, vomitus, et animi deliquium fit*
(sect. VII, aph. VIII), et lorsque je repris mes sens, mon
côté n'était point douloureux , mais je me sentais accablé,
éprouvant des douleurs contusives aux membres, et ma
gorge était sèche, fort irritée par les efforts que je venais
de faire pendant le vomissement qui avait eu lieu en même
temps que les selles. Le passage de la matière provenant
de l'abcès hépatique, matière qui avait une odeur forte
sui generis, laissa dans l'arrière bouche et au palais,
pendant plus de deux heures, un goût de sang corrompu
et d'hydrogène sulfuré, qu'on aurait dit provenir des matières fécales. Ce goût m'était d'autant plus désagréable,
qu'il m'occasionnait des nausées fréquentes et une grande
répugnance pour les boissons, que je ne pouvais avaler,

quoique je fusse très altéré. Pendant le reste de la journée, je continuai à rendre par les selles une petite quantité de sérosité rougeâtre, mais nullement de la première
matière lie de vin, assez épaisse, qui vraisemblablement
était sortie tout à la fois, et dont la quantité pouvait être
évaluée à plus de deux pintes. Le lendemain, je n'évacuai
plus rien ; je restai dix jours dans ma chambre, gardant
la diète, et ne prenant d'abord que par gorgées des boissons gommées très fraîches, dans lesquelles je faisais ajouter un peu de sirop d'orgeat, de limon, de framboise, etc.
Le second jour de l'ouverture de l'abcès, je me fis appliquer des sangsues à la région du foie, pour remédier à
une douleur vive avec mouvement fébrile, que j'attribuais
à l'inflammation d'un point de la membrane péritonéale
sus-hépatique : l'écoulement du sang et les fomentations
émollientes rendues narcotiques firent tout disparaître ;
je pus me lever huit jours après, et le lendemain me promener dans mon jardin.

Le sujet de cette observation intéressante est M. le docteur Dalmas, dont j'ai eu occasion déjà de citer la thèse,
et qui a longtemps habité l'Ile Maurice. Ce médecin resta
plusieurs années souffrant, valétudinaire, et ce ne fut qu'en
1832, après qu'il eut quitté Port-Louis pour aller au Cap
de Bonne-Espérance, qu'une température délicieuse, le
régime végétal et lacté, et l'usage des fruits mucoso-su-
crés achevèrent de le rétablir.

Obs. N° 13. — L'invalide Podvin (André Joseph),
âgé de 55 ans, entre à l'infirmerie au mois de novembre
dernier, offrant un gonflement remarquable de la région
hypocondriaque droite, accompagné de rougeur et de

pesanteur, mais sans douleur ni augmentation de chaleur. Ce gonflement datait de quelques jours, et était survenu, au dire du malade, sans cause appréciable. L'état général était bon ; Podvin était sans fièvre et n'accusait que de la gène et de la pesanteur à le région du foie. Cet organe dépassait le rebord des fausses côtes de quatre travers de doigt environ. Du reste, l'appétit était conservé, le teint naturel, les digestions n'étaient nullement dérangées et les selles étaient normales.

Cet état se maintint malgré l'application énergique d'un traitement antiphlogistique et d'un régime sévère, et au bout de trois semaines de la fluctuation se manifesta à la région malade, qui alla rapidement en augmentant, et la tumeur hypocondriaque devint acuminée et ostensiblement fluctueuse.

Par suite de l'impossibilité de déterminer par la seule inspection des parties si l'abcès appartenait aux parois abdominales ou au foie, car on n'avait pu constater d'abord qu'une augmentation de volume de cet organe, et que d'autre part le malade n'avait pas le teint ictérique et pas de douleur à l'hypocondre droit, que les selles n'offraient rien d'anormal, et que l'état général était très satisfaisant et restait entièrement étranger au désordre local, M. Pasquier ne voulut rien hasarder avant d'avoir consulté les lumières de ses collègues, les officiers de santé en chef de l'hôpital. Quoique la dureté qui circonscrivait la surface fluctuante semblât lui indiquer qu'une adhérence existait entre les parois abdominales et le foie, dans l'hypothèse où l'abcès aurait appartenu à cette glande, adhérence qui eût opposé un puissant obstacle au passage du

pus dans la cavité péritonéale, dans le cas où l'abcès aurait été ouvert par l'instrument tranchant, ce qui lui
semblait surtout indiqué, vu la tendance tous les jours
plus marquée de l'abcès à s'ouvrir spontanément, et afin
d'éviter des ravages plus considérables et l'amincissement
de la peau.

MM. Ribes, Gimelle et Cornac partagèrent l'opinion
de M. Pasquier, et l'abcès, ouvert avec un bistouri, il s'en
écoula plus d'un demi-litre d'un pus épais, d'une couleur
rouge lie de vin, fétide, contenant des petits grumeaux
très durs. Le foyer de l'abcès avait plus de quatre pouces
de profondeur, et était tapissé par une fausse membrane,
lache, se déchirant facilement, et permettant d'apprécier
un ramollissement de parenchyme du foie. La surface
était cotylédonée, et donnait au toucher la sensation fournie par un placenta encore contenu dans la cavité utérine.
L'abcès paraissait occuper le lobe moyen ; les muscles
avaient été disséqués assez loin par le pus, mais l'adhérence que l'on avait supposé exister entre le foie et les
parois abdominales existait réellement, et rendait impossible l'épanchement du pus dans la cavité abdominale.

Podvin se trouva immédiatement soulagé du sentiment
de gêne et de pesanteur qu'il éprouvait avant l'ouverture de l'abcès ; de la douleur, il n'en avait jamais
éprouvé.

L'appétit qui s'était toujours conservé, devint plus impérieux le jour même, et pendant neuf jours on eut beaucoup de peine à résister aux exigences du malade.

Le pus continua à s'écouler abondamment toute la

journée, et sa sortie fut favorisée par l'introduction d'une mèche.

Dès le lendemain, la suppuration commença à décliner, et au bout de huit à dix jours, le recollement des parois abdominales était achevé, et celui du foyer de l'abcès très avancé.

A cette époque Podvin était dans un état qui semblait promettre une issue prompte et heureuse, lorsqu'il éprouva une émotion vive par suite d'une contrariété qu'il essuya de la part d'une personne du dehors.

Presque aussitôt il fut pris de délire sourd, qui se prolongea pendant la nuit et se reproduisit les nuits suivantes. Le jour on remarquait de l'incohérence dans les idées; une fièvre intense s'alluma, et à cet état s'ajoutèrent les caractères d'une infection purulente commençante. Perte de l'intelligence et des sens, délire continu, somnolence, face grippée, yeux ternes et convulsifs; peau sèche et brûlante, offrant une coloration terreuse; dents fuligineuses; langue rétractée, noirâtre, fendillée et tremblotante, ainsi que les lèvres; selles noires, liquides, très fétides, agitation convulsive des membres, soubresauts des tendons.

C'est en dix jours de temps que Podvin fut réduit à cet état, et il ne fallut rien moins que sept saignées générales, des applications de sangsues aux apophyses mastoïdes et à l'épigastre, et les révulsifs externes, pour combattre cet état, qui persista dans toute son intensité pendant dix jours. Aussitôt que cet orage fut calmé, on se hâta de relever les forces du malade à l'aide des toniques. Sulfate de quinine à petites doses, vins généreux. L'amé-

lioration continua avec rapidité, l'appétit revint vîte, et
le foyer de l'abcès était comblé le 10 mars. A cette époque
Podvin quitta l'infirmerie, ayant plus d'embonpoint qu'il
n'en avait avant son entrée, et ne conservant qu'une petite fistule qui laissait suinter quelques gouttes d'un liquide citrin dans les vingt-quatre heures (1).

OBS. N° 14. — M. W....., âgé de 29 ans, avait depuis deux mois une forte diarrhée, qui avait été précédée
de violentes douleurs dans l'hypocondre droit, et qu'on
avait vainement combattue par les saignées et les vésicatoires. Il n'avait jamais eu ni fièvre bilieuse, ni fièvre intermittente, mais avait été très exposé avant de tomber
malade à la chaleur du soleil.

Le 15 octobre 1837, je le trouvai amaigri, la face pâle,
l'intelligence nette, le pouls à 90 et faible ; il y avait de
dix à quinze évacuations féculentes et sans douleurs pendant les vingt-quatre heures ; l'appétit était bon, le sommeil tranquille, la partie inférieure de la poitrine était plus
large de trois pouces à droite qu'à gauche ; la percussion
dans la même région était matte et la respiration nulle.
On sentait le bord du foie à un pouce trois quarts de l'i-

(1) *Lancette française*, tome XI, 11 septembre 1838, n° 106,
page 424. Quoique Podvin ne fît dater que de huit jours le gonflement de la région hypocondriaque droite pour lequel il entra
à l'infirmerie, je ne doute nullement que cette tumeur ne fût le
produit d'une hépatite chronique qui avait été méconnue jusque-
là. Si elle eût dépendu, en effet, d'une hépatite aiguë, il y aurait
eu de la fièvre et une foule d'autres symptômes qui n'existaient
pas, les observations, numéros 14, 15 et 16, me paraissent être
également des cas d'hépatite chronique, terminée par suppuration ; c'est pour cela que j'ai cru pouvoir consigner les unes et les
autres dans cet article.

8

léum. Il n'y avait ni toux ni coloration jaune de la face ; l'urine offrait la couleur naturelle.

Le 1ᵉʳ novembre, sensibilité à la pression sur le côté droit, qui a encore augmenté de volume. On croit distinguer de la fluctuation entre les neuvième et dixième côtes ; il n'y a ni frissons ni sueurs nocturnes ; les selles sont devenues trop fréquentes pour être comptées.

Le 4. Ce matin, le malade a senti quelque chose lui monter dans la gorge, et aussitôt il a rendu environ six onces d'un pus brunâtre, inodore et mêlé de sang ; il y a une toux légère, respiration bronchique, voix raisonnante, râle crépitant, distinct à la partie inférieure du poumon droit avec pectoriloquie.

Le 7, l'air expiré commence à devenir fétide. La fluctuation étant évidente entre la neuvième et la onzième côte, une lancette est plongée et donne issue à une pinte de pus rouge, inodore. Le foie se retire immédiatement derrière les côtes, et le malade éprouve un soulagement manifeste ; mais il continue à cracher une grande quantité de pus légèrement fétide, en même temps qu'il en rendait aussi par la plaie. L'amaigrissement fit de rapides progrès, il survint des sueurs abondantes, et le malade succomba le 18 novembre.

Autopsie huit heures après la mort. — On met à découvert un vaste abcès entre les côtes droites et le foie, dont le lobe droit est en partie détruit. Le reste du foie est séparé de l'abcès par une membrane cartilagineuse, qui, sur quelques points a plus d'un pouce d'épaisseur. Un autre vaste abcès existait au-dessus de cette espèce de cloison et allait jusqu'à un quart de pouce de la veine

cave.Le reste du foie était à l'état graisseux ; la vésicule était
pleine de bile normale. Une ouverture circulaire du foie,
d'un pouce de diamètre, perforait le diaphragme près de
son attache à la sixième côte, et communiquait avec un
vaste abcès dans le lobe inférieur du poumon droit. L'abcès du poumon était irrégulier, n'était pas tapissé par
une fausse membrane, et paraissait évidemment de date
récente. Plusieurs gros troncs bronchiques venaient s'y
terminer. Tout le lobe inférieur du poumon droit était
hépatisé et adhérent aux côtes et au diaphragme ; les lobes
moyen et supérieur du poumon droit, et le poumon gauche tout entier, étaient à l'état normal ; la partie inférieure de l'intestin grêle était ramollie et injectée ; le colon contenait un certain nombre d'ulcères, et les glandes
mésentériques était engorgées. Tous les autres organes
étaient à l'état normal (1).

OBS. N° 15. — M. J. E. S... fut pris le 10 août dernier, à Canton, d'accidens inflammatoires qui nécessitè-
rent l'emploi des sangsues dans la journée du 10 et du 12,
ainsi que de la saignée du bras, qui fut pratiquée deux
fois, le 14 et le 15. Ce traitement fut continué, et on eut
recours à une nouvelle application de sangsues, aux vésicatoires, à l'administration du calomel. On vit ainsi disparaître la gravité des symptômes ; la maladie fit de tels
progrès vers le mieux, que le patient, étant encore à Canton, fut considéré, par les médecins qui le virent, comme
hors de tout danger. On lui conseilla de se rendre à Macao pour y respirer un air plus pur. Il y arriva le 1er sep-

______

(1) Docteur Pepper, the american (*Journal of Médical sciences*,
févri er 1838).

tembre; là, il eut une rechute qui se signala par la réapparition des symptômes inflammatoires, mais ils furent
plus prononcés. Il se plaignait d'une douleur fort aiguë
de toute la région du foie ; elle l'était au point que la plus
légère pression de la main était à peine tolérable. Toute
inspiration un peu profonde causait une douleur intense
du côté droit. La respiration était courte, vive et accompagnée de toux ; la langue était chargée et la bouche
sèche ; le pouls vif et petit. Le malade éprouvait de
l'anxiété et une prostration générale des forces. Ces symptômes indiquaient clairement que la marche inflammatoire avait dépassé les limites prescrites à toute maladie
aiguë qui doit se terminer par résolution.

On revint aux sangsues, qui furent appliquées sur le
point douloureux ; mais ce moyen qui avait été d'un si
utile secours précédemment, ne donna cette fois qu'une
amélioration passagère. Les intestins furent l'objet d'une
attention particulière ; on administra des lavemens
émolliens, et de temps en temps de petites doses de calomel, de rhubarbe et d'huile de ricin. Dans un but révulsif, on eut recours aux vésicatoires et à la pommade
stibiée ; on essaya les bains d'eau salée, qu'on continua
quelque temps. Nonobstant cette médication, on n'obtint aucun résultat favorable.

Ce traitement se poursuivait, lorsque le 13 du même
mois il survint un changement subit, qui tourna au pro-
fit du malade. Il se sentit mieux tout d'un coup, et eut
conscience de quelque chose se détachant de son corps.
En examinant ses garde-robes le jour suivant, on y découvrit une quantité considérable de matière purulente,

et cela se remarqua plusieurs jours de suite. On acquit ainsi la certitude qu'un abcès qui s'était formé dans le foie venait de s'ouvrir. Le malade se trouva infiniment mieux pendant dix à douze jours, mais il eut une seconde recrudescence des symptômes. La même médication fut employée, mais sans plus de succès, bien qu'on y eut joint des fomentations anodines. Il allait de mal en pire et l'on doutait plus que jamais de sa guérison, lorsque le 4 octobre, il ressentit subitement une nouvelle amélioration ; mais cette fois l'abcès se trouvant situé vers la partie supérieure du foie, s'ouvrit dans le thorax au lieu d'aboutir dans le colon, et la matière purulente fut rendue par l'expectoration. Depuis lors l'amélioration s'est soutenue et accrue, et rien n'a démontré que les intestins fussent pour quelque chose dans ce nouveau résultat. La guérison fut secondée par de légers apéritifs et des lavemens émolliens. Les forces furent ramenées par des toniques émulsifs et un régime diététique bien entendu ; et l'usage que l'on fit de l'acétate de morphine en potion calma les nerfs irrités et procura du sommeil.

Peu de jours après une légère douleur se fit sentir dans le côté droit. On eut recours aux ventouses ; mais comme le malade ne put les supporter, on appliqua quelques sangsues qui firent merveille. Dès ce moment, on n'a plus douté de la guérison : aujourd'hui, elle est complète. — Macao, le 22 mars 1836 (1).

Obs. N° 16. — S. Madame W. C..., âgée de 48 ans,

(1) Docteur Colledge, de Macao (*Journal de la Société médicale et physique de Calcuta,* n° 11, avril 1837).

était au lit depuis quinze jours pour une affection du foie. Elle avait eu la fièvre accompagnée de frissons ; langue chargée, céphalalgie, mal à l'estomac, peau chaude et douleur au flanc droit. Elle avait été purgée abondamment et émétisée deux fois ; du sulfate de quinine lui avait été administré dans le but de combattre les frissons.

Le 24 août 1837, M. Peau ayant été appelé, a trouvé l'état suivant : pouls plein, tendu, 100 ; conjonctive, face et poitrine d'un teint jaune ; constipation ; bouche amère. La pression sur le côté droit augmente la douleur que la malade accusait déjà. Douleur fort incommode, surtout pendant la nuit, dans l'épaule droite ; pas de toux, pas de gonflement appréciable à la région du foie. Il a prescrit un purgatif mercuriel, de la poudre de nitre, diète, eau d'orge.

Ensuite, la malade a été traitée comme étant atteinte d'une fièvre intermittente avec lésion des fonctions du foie. Elle a eu souvent des frissons, des sueurs abondantes et des irritations à l'estomac qui abattaient beaucoup ses forces. Une foule de remèdes lui ont été administrés, sangsues et vésicatoires sur le côté droit et sur l'épigastre, sulfate de quinine par la méthode endermique, calomel par petites doses, ipécacuanha et opium. Ce mélange, ayant produit un petit ptyalisme, les symptômes fébriles ont été apaisés ; la langue s'est nettoyée et est devenue humide ; pouls moins fréquent ; peau moins jaune ; évacuations alvines plus naturelles. Tisane de pédoncules de cerises, un bouillon de poule. L'amélioration n'a été que de courte durée ; exacerbations de la fièvre le soir, langue sèche et brunâtre, frissons répétés ; solution de gomme arabique, calomel et ipica. Le pouls se soutient de 120 à 130 ; la fièvre prend le caractère éthique ; flatulence, mal à l'estomac, douleur très intense dans la région iliaque droite. Cataplasme ; pas de soulagement, peau sèche et écailleuse, pas de sueurs nocturnes ; agitations de même nature.

Le **23** septembre, mal à la gorge, toux suffocante, expectoration abondante, pendant une heure, de matière puriforme, liquide, jaune et très fétide. Le lendemain l'expectoration a reparu et a duré pendant une heure.

Le **25**, nouvelle expectoration, mais moins fétide et moins purulente (muco-pus). Le **26**, pas d'expectoration, respiration moins oppressée ; pas de toux ni de douleur. Le **27**, expectoration de matière filante, comme lymphatique. Le **29**, pouls petit et fréquent.

Le **30**, agitation extrème, douleur intense au côté droit, augmentant par la pression des doigts et par le toucher. Impossibilité de rester couchée sur le côté gauche ; toux. Potion anodyne le soir.

Le **1er** octobre, affaissement, anxiété, respiration accélérée, pouls petit et fréquent. L'auscultation constate l'existence des cavernes à la base du poumon droit ; pectoriloquie. Mort dans la journée.

Nécropsie, quatorze heures après : — Le sternum et les cartilages des côtés ayant été enlevés, on voit le diaphragme très convexe comprimant le poumon droit. On pratique une petite ponction sur le point le plus culminant de la convexité du diaphragme, issue de dix onces de pus verdâtre, presque inodore. On élargit l'ouverture, on voit que le pus provient d'un abcès formé dans la substance du foie ; cet organe adhère fortement au diaphragme. On ne découvre aucune ouverture de communication entre cet abcès et le poumon. Un autre abcès existe immédiatement au-dessus du diaphragme, il contient fort peu de pus, et communique avec le lobe inférieur du poumon droit par plusieurs ouvertures ulcéreuses à travers le diaphragme. La plus grande de ces ouvertures a un demi-pouce de diamètre. Les deux cavités communicantes sont de forme irrégulière et couvertes d'une fausse membrane ; elles sont traversées par des vaisseaux nombreux, presque oblitérés, mais non détruits par le travail ulcératif. La portion du foie qui répond à l'ouverture diaphragmatique est rouge et ramollie ; mais le reste de l'organe hépatique est normal. La vésicule biliaire contient de la bile normale. Le lobe inférieur du poumon droit est hépatisé et adhère au diaphragme. Dans sa partie la plus déclive, cet organe présente une cavité d'un pouce de diamètre, dédoublée d'une membrane dure, cartilagineuse, communiquant avec l'abcès du foie. Plusieurs petites bronches se terminent dans son intérieur ; à l'aide d'une légère pression, on fait passer de l'air du poumon dans le foie. Les tubes bronchiques et les branches de l'artère pulmonaire dans la partie inférieure du poumon sont enflammés. Plusieurs petits abcès métastatiques existent sur différens points du poumon droit, sous la plèvre pulmonaire. La cavité pleurale droite contient huit onces environ de sérosité trouble. L'estomac adhère au foie, la membrane muqueuse est légèrement épaissie. Péritoine généralement épaissi et couvert de fausses membranes jaunes, sa cavité contient dix onces de sérosité verdâtre. Existence d'un abcès du diamètre de deux pouces dans la fosse iliaque droite, au milieu du tissu cellulaire extérieur au colon ; dans le centre de cet abcès, on trouve une épingle rouillée et noire. On ne découvre aucune communication entre cet abcès et la cavité intestinale. Les autres viscères sont sains (1).

Obs. N° 17. — Madame de C..., âgée d'environ vingt ans, d'une constitution délicate, grêle, fluette, et d'une excessive sensibilité, était sujette à des retards dans ses époques. Son estomac devenait douloureux à l'approche des règles, et souvent pendant tout leur cours, les digestions se dérangeaient ; elle éprouvait de légères diarrhées qui paraissaient la soulager : son teint prenait une légère teinte jaune qui durait quelque temps, quoique les autres accidens disparussent après la cessation des règles, surtout lorsqu'elles avaient été un peu abondantes. Elle éprouva dans l'automne de 1784, une fièvre continue avec quelques légers redoublemens, qui fut heureusement guérie par une saignée du pied et quelques boissons légèrement apéritives et relâchantes. Les règles se rétablirent ; elles parurent un peu plus considérables pendant l'hiver, et la malade paraissait reprendre des forces. Cependant, dans le commencement de l'été de 1785, les règles se dérangèrent encore, d'abord par la diminution du sang menstruel et ensuite par des retards. On aimait à croire que cette jeune dame était

____

(1) The American (*Journal of the Medical sciences*, année 1837, dernier trimestre).

grosse : des douleurs légères dans la région de l'estomac, du dégoût, des nausées, paraissaient des indices de cette grossesse desirée. Il survint une petite toux sèche , de la gène dans la respiration, des douleurs dans la région épigastrique, de la jaunisse avec une petite fièvre. La jeune malade n'était pas à Paris ; on m'écrivit pour me consulter. Instruit des accidens qu'elle avait éprouvés l'année précédente , à la suite du dérangement des règles , je répondis que tous les symptômes que la malade avait dans ce moment , pouvaient provenir de la même cause. Mon avis fut de lui faire une légère saignée du pied , qui avait déjà si bien réussi l'année précédente, et qu'on lui fit prendre ensuite quelques boissons adoucissantes et relâchantes, quelques bouillons , quelques bains de pieds , et des lavemens émolliens ; que , si la malade ne se trouvait pas dans un meilleur état, il faudrait réitérer la saignée par les sangsues à l'anus ou à la vulve , pour suppléer aux règles ou pour en déterminer l'apparition , et pour diminuer aussi la congestion sanguine des vaisseaux du bas-ventre , et particulièrement de ceux du foie, de la rate et de l'estomac ; pléthore à laquelle il fallait attribuer la douleur de l'estomac et autres accidens qu'éprouvait la jeune malade. On s'opposa à la saignée par diverses raisons futiles ; tout traitement même fut négligé ; la maladie augmenta. Il survint tous les soirs une légère fièvre , accompagnée de douleurs dans la région du foie, et encore à l'épaule droite , avec des agitations convulsives dans le bras, douleur qui , à la fin de la maladie, fut remplacée par une espèce de stupeur et de difficulté dans le mésentère. On conduisit la malade à Paris ; la fièvre ne diminua pas, mais augmenta encore et devint continue. Les douleurs dans la région du foie redoublèrent ; les urines furent d'un rouge sanguinolent et en très petite quantité. Cependant, malgré cela, la malade fut livrée au magnétisme qui avait alors dans Paris tant de partisans ; mais le mal prit de l'accroissement ; aux momeries de Mesmer, on veut joindre les remèdes secrets de l'empirique Cagliostro ; il s'y rend lui-même ; il prescrit et fait prendre ses drogues, en même temps qu'il permet de renforcer son traitement par le magnétisme. Jamais on ne donna plus de soins à une malheureuse malade, mais jamais ils ne furent plus mal entendus ; il n'y avait que ceux d'une médecine bien dirigée qui manquaient. La malade mourut, lors même qu'on promettait encore de la guérir.

Je fus appelé à assister à l'ouverture du corps avec deux de mes confrères, MM. Morisot Deslandes et Cosnier. Cette ouverture fut faite par M. Claude Martin, le 15 juillet 1785. Voici le résultat du procès-verbal :

Péricarde d'un rouge obscur, ses vaisseaux si pleins de sang qu'ils paraissent injectés. Ceux de la dure-mère et de ses sinus remplis d'un sang noir. Toutes les ramifications extérieures des vaisseaux sanguins du cerveau prodigieusement remplies de sang. Les ventricules latéraux contenaient beaucoup d'eau rougeàtre. Les vaisseaux sanguins qui accompagnent les nerfs optiques étaient engorgés de sang. Toutes les veines de la base du cràne étaient également remplies d'une énorme quantité de ce liquide.

Le grand lobe du foie adhérait au diaphragme, et le volume de tout l'organe était très considérable ; sa texture était noire et ramollie, non seulement dans ce lobe, mais généralement ; la rate et le mésentère étaient engorgés de sang ; l'estomac et les intestins étaient gonflés par beaucoup d'air ; le rein gauche avait le double de son volume ordinaire ; il était d'ailleurs sain dans sa structure, gorgé de sang ; le rein droit était un peu moins gros, quoique ses vaisseaux fussent pleins de sang. La matrice ne contenait aucune congestion sanguine dans sa cavité ; cependant, sa substance était fort gorgée de sang ; la vessie nous parut dans un état sain (1).

Obs. N° 18. — Monseigneur Bernard, Marie Carenzoni, évêque de Feltre, de l'ancienne république de Venise, aujourd'hui du royaume d'Italie, d'une bonne constitution et d'une grande activité, avait joui jusqu'à l'âge de 60 ans d'une bonne santé. Il eut à cette époque une légère fièvre avec des redoublemens et des douleurs dans la région du foie, ce qui l'obligea de garder le lit pendant quelques semaines. La jaunisse survint, mais elle ne fut pas de longue durée ; une forte et longue constipation y succéda ; à peine avait-il une garde-robe pénible et douloureuse tous les huit jours, même à l'aide de lavemens. Le prélat avait un dégoût pour tous les alimens, et il était tellement privé de la sensation du goût, qu'il ne distinguait pas le plus mauvais des meilleurs ; d'où il résultait qu'il ne prenait que très peu de

____

(1) Portal, maladies du foie, page 239.

nourriture. Les lavemens ne facilitant plus les évacuations alvines , on crut devoir prescrire des purgatifs ;
mais bientôt il n'y eut que les drastiques qui purent
procurer quelques selles. Les forces du malade diminuèrent , et les douleurs du bas-ventre devinrent presque
continues; elles augmentèrent tellement dans l'automne et
l'hiver de 1809 , que le prélat fut souvent obligé de passer des journées entières dans son lit ; il restait quelquefois quinze jours sans aller à la garde-robe , sans que le
bas-ventre ne fut ni tendu ni gonflé. Cependant, les douleurs s'étant éloignées et étant moins vives , les forces
du malade se rétablirent un peu ; il eut le courage d'en-
treprendre le voyage de Paris pour se rendre au concile :
mais la fatigue du voyage et les affections morales augmentèrent son triste état ; les douleurs abdominales revinrent avec plus de force que jamais; à peine pouvait-
il prendre quelque peu d'aliment , qu'il rendait par le
vomissement. Tous les remèdes qu'on administra en
pareil cas, les potions antispasmodiques, les vésicatoires
aux cuisses, les synapismes aux pieds furent inutiles,
les faiblesses se rapprochèrent, elles furent extrèmes, et
le malade mourut, âgé de 64 ans, le 21 août 1812.

L'ouverture du corps fut faite, vingt-trois heures
après la mort, en présence de MM. *Palleta*, chirurgien
célèbre de Milan , du docteur en médecine du *Bouloi*,
par M. *Ange Maccary*, aussi docteur en médecine. C'est
ce dernier qui, plein de desirs pour l'avancement de la
science qu'il cultive avec zèle , nous a communiqué cette
observation. On reconnut que le cadavre était dans un
commencement de putréfaction ; que les intestins étaient

très dilatés, gonflés d'air et de matières fécales ; que
la partie convexe du foie était gangrénée , et que le reste
de la substance était rouge et épaissie, sans doute par
l'effet d'une inflammation chronique. On reconnut aussi
que l'estomac était extérieurement atteint de gangrène
dans une grande étendue, mais très peu dans l'intérieur;
l'intestin colon, l'épiploon étaient aussi atteints de gangrène. Les autres viscères furent trouvés sains (1).

Obs. N° 19.— Un cocher de cabriolet des environs de
Paris, âgé de 49 ans, fortement constitué , ayant fait
abus des liqueurs alcooliques, jouit d'une bonne santé
jusqu'au mois de juin 1822. A cette époque, il eut avec
ses camarades une dispute violente, à la suite de laquelle
il devint jaune. Entré à l'hôpital de Saint–Germain–en–
Laye , il n'avait plus qu'une très légère teinte jaune lorsqu'il en sortit au bout de trente-six jours. Mais bientôt
l'ictère reparut. Du 20 au 30 août, l'abdomen commença
à se tuméfier. Dans le courant de septembre, l'ascite
devint de plus en plus considérable ; les membres inférieurs s'infiltrèrent à leur tour, et enfin, vers le 20 septembre, l'hydropisie s'étendit au scrotum.

Ce malade entra à la Charité le 5 octobre. Alors toute
la surface cutanée était d'une teinte jaune-verdâtre ;
l'abdomen était prodigieusement tuméfié , et on y reconnaissait une fluctuation évidente ; jamais il n'avait
été le siége d'aucune douleur. Les membres pelviens ,
les bourses et le pénis étaient infiltrés; la respiration
était gênée , résultat mécanique du refoulement du dia-

____

(1) Portal, *Maladies du foie*, page 248.

phragme par le liquide péritonéal. L'auscultation et la
percussion annonçaient un état sain des organes thoraciques ; le pouls était petit, un peu fréquent, la peau
sans chaleur ; les urines rares, d'un jaune safrané ; la
langue était humide et blanchâtre, l'appétit nul, la soif
très peu considérable ; une seule selle avait lieu en
vingt-quatre heures, bien consistante, et ayant la couleur
de la cendre. La faiblesse était considérable.

Le début et la marche de la maladie, l'absence complète de toute espèce de signe d'affection organique du
cœur ; enfin, la coïncidence d'un ictère paraissaient annoncer que l'hydropisie dépendait d'une maladie du foie.

M. Lerminier chercha surtout à combattre cette hydropisie, en établissant une double fluxion révulsive sur
les reins et sur la membrane muqueuse intestinale (tisane
de chiendent et de pariétaire nitrée, quatre pilules composées chacune de deux grains de calomélas, d'un grain
de rhubarbe, et d'un grain de poudre de scille, avec
addition de quantité suffisante de sirop des cinq racines;
trois bouillons).

Les deux jours suivans, même état et même prescription. Le 8 octobre, l'infiltration du scrotum avait
diminué ; mais la collection péritonéale était encore plus
considérable ; elle produisait une grande gêne de la respiration et une vive anxiété. La ponction fut pratiquée.
Un liquide transparent, de couleur citrine, s'écoula ;
l'affaissement des parois abdominales permit de reconnaître, immédiatement après la ponction, l'existence
d'une tumeur à gauche de l'appendice xéphoïde, qui ne
put être exactement circonscrite, et qui parut apparte-

nir au lobe gauche du foie. Les pilules furent continuées, on ajouta à la prescription trois onces de vin diurétique amer de la Charité, à prendre par cueillerées.

Le lendemain, 9, les membres inférieurs étaient notablement désinfiltrés ; l'urine coulait plus abondamment.

Le 10, on remarqua une tendance continuelle à l'assoupissement ; la nuit une diarrhée abondante s'établit. Dans la matinée du 11, grande prostration ; couleur brune de la langue à son centre ; pouls très fréquent. (Tisane d'orge gommée ; deux vésicatoires aux membres inférieurs ; frictions avec l'alcool camphré.) Toute la journée, état comateux, fréquentes évacuations alvines.

Le 12 octobre, respiration très accélérée ; langue sèche, noire à son centre, pouls filiforme, battant plus de 130 fois par minute, face pâle, profondément altérée. Mort peu de temps après la visite.

Ouverture du cadavre.—Infiltration peu considérable des membres inférieurs ; couleur jaune très intense de toute la surface cutanée. Quantité médiocre de sérosité limpide et jaune dans la cavité du péritoine.

Le lobe droit du foie ne dépassait pas le rebord des côtes. Le lobe gauche, au contraire, occupait au dessous et à gauche de l'appendice xiphoïde un espace large comme deux travers de doigt ; il ne s'étendait pas dans l'hypocondre gauche. Le tissu du foie était brunâtre ; extérieurement, il était parsemé d'une foule de granulations que l'on retrouvait également à l'intérieur de l'organe. Les conduits biliaires avaient leur aspect ordinaire ; une bile noire, très épaisse, remplissait la vésicule du fiel.

La surface interne de l'estomac avait une teinte ardoisée dans une grande partie de son étendue : la muqueuse n'était ni ramollie, ni indurée, ni épaissie. Le duodénum et le reste du tube digestif, examinés avec soin, ne présentèrent rien de notable (1).

Obs. N° 20. — Un écrivain public, âgé de 37 ans, jouissait d'une bonne santé, lorsqu'un jour, après s'être exposé à un courant d'air froid pendant qu'il était en sueur, il fut pris de divers symptômes d'un choléra-morbus : évacuation excessivement abondante par haut et par bas ; prostration subite, etc. Ces symptômes se dissipèrent au bout de peu de jours ; mais, dès ce moment, il éprouva à digérer ses alimens une difficulté qui lui était auparavant inconnue : il s'apercevait de leur séjour dans l'estomac par une sorte de sentiment de plénitude et de tension abdominale qu'il éprouvait alors ; il avait assez fréquemment de la diarrhée. Trois années se passèrent ainsi, au bout desquelles il devint jaune. C'est alors qu'il entra à la Charité.

L'émaciation était déjà considérable ; toute la peau présentait une forte teinte ictérique, qui existait depuis sept à huit mois. On sentait distinctement dans l'hypocondre droit un corps à surface égale, qui se terminait par un bord assez mince un peu au dessus du niveau de l'ombilic, et qui, à gauche, s'étendait dans l'épigastre un peu au-delà de l'appendice xiphoïde. Le malade ne s'était pas aperçu de l'existence de cette tumeur : il n'y avait jamais

______

(1) Andral (*Clinique Médicale*, tome IV, page 171, obs. n° 16.

ressenti la moindre douleur, et par la pression, par le palper exercé en divers sens, on n'en déterminait aucune. On ne pouvait guère hésiter à admettre que cette tumeur ne fût le foie augmenté de volume ; mais quel était le genre d'affection dont il était atteint ! Était-il simplement hypertrophié, induré, ramolli ? des productions accidentelles s'y étaient-elles développées ? c'est ce qu'il était impossible de décider. Il n'y avait actuellement, et il n'y avait jamais eu aucune trace d'hydropisie. Depuis longtemps le malade avait complétement perdu l'appétit : lorsqu'il introduisait la moindre substance nutritive, solide ou liquide, dans son estomac, il éprouvait un accablement, un malaise général très prononcé, et en même temps une sensation de gonflement à l'épigastre, mais jamais une véritable douleur. Une grande quantité de gaz étaien rendus par la bouche : à peine le malade avait-il vom deux ou trois fois depuis que ses digestions avaient commencé à se déranger. Il se plaignait d'éprouver assez fréquemment des battemens de cœur précédés quelquefois d'une assez vive douleur à la région précordiale. Il éprouvait aussi de temps en temps de très pénibles céphalalgies, des éblouissemens, des troubles de la vue, des fourmillemens dans les mains et dans les pieds, des contractions chroniques passagères de différens muscles. Il disait n'avoir plus d'énergie physique et morale, et être continuellement brisé, comme un homme qui vient de se livrer à un exercice au dessus de ses forces. Il y avait plusieurs mois que les fréquentes diarrhées auxquelles le malade était sujet avaient été remplacées par une constipation constante ; celle-ci datait à peu près de l'époque de l'apparition de l'ictère. La couleur des selles n'a point été constatée, non plus que celle des urines. Le pouls était fréquent, la paume des mains brûlante ; la température du reste de la surface cutanée était naturelle ; la peau restait toujours sèche, et le malade se plaignait d'y ressentir une démangeaison habituelle très incommode.

On donna l'eau de Vichy, qui n'eut d'autre effet que d'allumer la fièvre, et de faire naître à l'épigastre des douleurs que le malade n'y avait pas encore ressenties. Ce mouvement fébrile et ces douleurs cessèrent dès que l'eau minérale ne fut plus administrée. Les mêmes accidens furent déterminés par l'emploi des pilules de calomélas et de savon médicinal.

Pendant les deux mois de séjour que fit le malade à la Charité, nous le vîmes peu à peu s'affaiblir, sans qu'il présentât d'ailleurs aucun nouveau symptôme. Cependant, il paraissait être encore assez éloigné du terme fatal, lorsque tout à coup, sans cause connue, apparurent les symptômes d'une pleuro-pneumonie droite, qui, vainement combattue par des révulsifs appliqués sur le thorax et aux extrémités inférieures, entraîna rapidement le malade au tombeau.

Ouverture du cadavre. — Teinte jaunâtre très prononcée de toute l'enveloppe cutanée ; quelques taches rouges, semblables à des ecchymoses aux deux jambes. Marasme squelettique ; aucune trace d'hydropisie.

Le foie forme dans l'abdomen une volumineuse tumeur qui occupe l'hypocondre droit, l'épigastre, l'hypocondre gauche, et descend jusqu'au niveau de l'ombilic. Il présente une surface lisse et égale. Extérieurement, il est remarquable par sa couleur d'un vert brunâtre, et n'offre aucune autre altération. Mais à peine l'a-t-on incisé, qu'on le trouve rempli de nombreuses masses blanchâtres, dures ou molles, et réduites en bouillie, plusieurs parcourues par des lignes rougeâtres qui laissent entre elles des espèces d'aréoles de forme et de grandeur variées ; d'autres salies par du sang épanché au milieu d'elles. Ces masses semblent comme enchatonnées au milieu du tissu du foie, qui, autour d'elles, ne présente d'autre altération que celle de la couleur déjà indiquée. De la bile existe dans la vésicule, les canaux hépatique, cystique et cholédoque, paraissent être dans leur état normal.

La surface interne de l'estomac offre dans toute son étendue une couleur ardoisée qui réside dans la membrane muqueuse ; celle-ci est considérablement épaissie, indurée, inégale à sa surface, mamelonnée, suivant l'expression consacrée par M. Louis. La même couleur se continue dans le duodénum ; on remarque, de plus, dans celui-ci un très remarquable développement de follicules.

Dans le reste du tube digestif, on ne trouve autre chose que de larges plaques ovalaires, pointillées de noir vers la fin de l'iléum (glandes de Peyer), et une coloration brunâtre du cœcum.

Les ganglions mésentériques, surtout ceux qui correspondent au cœcum, sont volumineux et d'un rouge pâle à leur intérieur.

Dans l'encéphale, on remarque une infiltration sé-

reuse assez considérable du tissu cellulaire sous-arach-
noïdien de la convexité des hémisphères (1).

Obs. N° 21. — Un fontainier, âgé de 23 ans, d'une
taille moyenne, d'une constitution forte, parfaitement
bien conformé, d'un embonpoint médiocre, laborieux,
sobre, éprouva, au mois de mars 1824, tous les symptômes d'une affection aiguë inflammatoire de la muqueuse gastro-intestinale. Sous l'influence d'un traitement
antiphlogistique assez énergique, les accidens, qui ne
furent jamais bien graves, disparurent assez promptement, et le malade sortit au bout d'un mois parfaitement
bien portant, à part un peu de diarrhée. Celle-ci persista, mais à un degré peu considérable pendant deux
ans, sans nuire à la régularité des digestions, mais s'accompagnant fréquemment de maux de tête et d'étourdissemens.

Les choses en étaient là, lorsque, le 22 février 1826,
il éprouva un frisson assez violent, du prurit dans les
membres inférieurs, de l'anorexie, de la soif. Les frissons ne se renouvelèrent pas, et furent remplacés par
une chaleur forte : dans les six jours suivans, il y eut
parfois des nausées, plus souvent de légères douleurs de
ventre et de la constipation ; les nuits furent plus ou
moins agitées, le malade avait des étourdissemens quand
il se tenait debout. Deux saignées furent pratiquées, l'une
le premier, l'autre le sixième jour de la maladie, sans
amélioration évidente.

Le 25 mars, jour de sa rentrée à l'hôpital, figure peu

(1) Andral (*Clinique Médicale*, tome IV, page 278, obs. n° 36.)

animée, air de malaise assez fortement exprimé, exercice de l'intelligence pénible , le moindre effort de mémoire est fatiguant, et néanmoins les mêmes questions, faites à quelque distance les unes des autres, amènent toujours les mêmes réponses. Céphalalgie très légère, étourdissement dès que le malade se lève; ulcération de la largeur d'une pièce de 2 francs au pli du bras gauche, irrégulièrement arrondie, à bords minces et inégalement décollés, à fond inégal, fournissant un pus de bonne qualité, suite de la première saignée : tumeur peu considérable au pli du bras droit, contenant un liquide de même nature, ayant succédé à la même opération, facile à vider par un orifice étroit placé à son sommet; mouvement des bras extrêmement douloureux et borné, anorexie, soif, bouche pâteuse, langue un peu sèche au centre, blanchâtre, tiquetée de rose à son pourtour, sans augmentation de la rougeur naturelle; douleur à l'épigastre, par la pression seulement, trois selles liquides et sans coliques, dans les dernières vingt-quatre heures (solution de sir. tartar., *ter*; saignée du pied, diète absolue).

Il y eut six selles dans les vingt-quatre heures qui suivirent, et de l'agitation pendant la nuit : le surlendemain, les pommettes étaient plus rouges que la veille, l'expression de la figure, comme il a été dit, les réponses justes, toute la surface du corps un peu jaunâtre, la soif plus vive encore que le jour précédent, la chaleur élevée; le pouls large, moins fréquent, à 116; la faiblesse encore augmentée, en sorte que le malade vacillait sur les jambes comme un homme ivre quand il descendait du

lit (tis. de riz avec le sir. tartar., *ter*. ; tis. d'orge id.,
ter, ; lav. de lin ; 12 sangsues à l'anus).

La perte de sang fut assez considérable ; il y eut cinq
selles dans la journée. Le 27, couleur jaune beaucoup
plus prononcée que la veille, pommettes d'un rouge cui-
vré, physionomie sombre, sans annoncer de profondes
douleurs, pouls à 108, chaleur élevée, langue sèche,
rousse et épaisse.

Dans la journée, assoupissement, selles involontaires ;
le 28, l'intensité de la couleur jaune a encore fait des
progrès, la somnolence est presque continue, le malade
se réveille aisément, mais se rendort aussitôt, les yeux
demi-ouverts (saignée de dix onces).

Le sang se couvrit d'une couenne jaune, médiocrement épaisse, demi-transparente ; la sérosité qui environnait le caillot était peu abondante, d'un jaune verdâtre ; les selles furent médiocrement nombreuses et involontaires. Le 29, la figure exprimait l'embarras et le
malaise, la parole était inintelligible, et c'était seulement
par des gestes qu'on pouvait comprendre que le mal de
tête était peu considérable et la soif toujours intense ; la
langue était sèche et lisse, ne se portait que fort peu en
avant de l'arcade dentaire inférieure ; la tension de l'hypocondre droit était augmentée, tout l'abdomen légèrement sensible à la pression, les mouvemens du thorax
plus accélérés que de coutume, la somnolence continuait.
Elle fut momentanément suspendue, dans l'après-midi,
par une vive douleur de gorge dont le malade se plaignit
beaucoup. Ses plaintes se renouvelèrent à plusieurs reprises jusqu'à trois heures du matin, moment où la res—

piration devint excessivement gènée et ralante : à l'heure de la visite, le cou était très volumineux, le râle entendu d'un bout à l'autre de la salle Saint-Jean, et exactement semblable aux derniers gémissemeus d'un animal qu'on égorge. Couché à droite, la tète basse, le sujet indiquait une profonde anxiété ; il avait encore toute sa connaissance, et ayant essayé de dire un mot, sa voix fut manifestement croupale. Il s'aida encore un peu, quand M. Chomel voulut le mettre à son séant pour voir le fond de sa gorge. La luette parut très volumineuse, infiltrée ; le voile du palais l'était aussi, et M. Chomel annonça un œdème de la glotte ; mais à raison de la maladie antérieure et des désordres présumés dans les viscères abdominaux , il ne voulut pas tenter la trachéotomie, ordonna seulement une forte application de sangsues au cou, et avant qu'elle fût faite, à huit heures du matin, le malade mourut.

Ouverture du cadavre, 28 heures après la mort. — Cette observation n'étant consignée que par rapport aux altérations de texture que le foie présentait, je crois devoir, pour abréger, ne parler que de ces dernières, et renvoyer à l'ouvrage de M. Louis pour la connaissance des nombreux désordres qu'on trouva dans ce cas ailleurs que dans l'appareil biliaire.

Le foie était volumineux, débordait les côtes de quatre travers de doigt, atteignait inférieurement la crête de l'os des iles, et supériéurement l'espace qui sépare les cinquième et sixième côtes : il avait une couleur rouge beaucoup plus foncée que de coutume, une consistance deux fois moins considérable que dans l'état ordinaire, et offrait à droite du ligament suspenseur une tache jaune qui correspondait, comme nous verrons, à de petits abcès. Entre le diaphragme et lui, se trouvait une certaine quantité de pus, dont la source était un vaste abcès creusé dans son bord obtus, et ouvert à son extrémité droite. Cet abcès était divisé en deux parties par une cloison incomplétement détruite, qui formait une espèce d'étranglement : la portion placée à gauche avait le volume d'un œuf de poule ; celle qui était à droite, celui d'un œuf d'oie. Cette vaste cavité, plus ou moins anfractueuse, contenait un liquide verdâtre, trouble, semblable à du petit lait, et une assez grande quantité de véritable pus, était tapissée par une fausse membrane blanchâtre, opaque, peu consistante, épaisse d'un millimètre, offrant, à sa face interne, des espèces de plis de deux à trois lignes de hauteur, qui naissaient de toute sa surface, étaient continus avec elle, avaient même structure, même couleur, même épaisseur, et flottaient au milieu de l'eau versée dans sa cavité. Cette fausse membrane adhérait peu au tissu du foie, pouvait en être séparée dans quelques points, par traction, bien que sa consistance ne fût guère supérieure à celle de l'albumine cuite, et enveloppait en partie des vaisseaux d'un volume assez considérable, qui faisaient saillie au dedans de l'excavation. A son pourtour, le tissu du foie avait, dans l'épaisseur de trois à quatre lignes, une couleur rouge-brun, et une consistance qui ne différait pas sensiblement de celle qu'il offrait dans le reste de son étendue. On trouvait encore deux excavations assez considérables, à droite et à gauche du ligament suspenseur du foie, et assez près de

ce repli ; toutes deux à huit ou dix lignes de la face convexe du foie, contenant le même liquide, ayant la même
structure que la première. Celle qui appartenait au moyen
lobe avait le volume d'une noix, était assez exactement
arrondie ; l'autre était deux fois plus étendue et un peu
inégale : une tache jaune, placée à droite de la déchirure
de la grande excavation, correspondait à six petits abcès,
lesquels étaient arrondis, contigus ou séparés par une
lame de tissu hépatique d'une ligne d'épaisseur, avaient un
tiers de pouce de diamètre, offraient un peu de pus à
leur centre, et dans tout leur pourtour une membrane
d'un blanc opaque, ayant la consistance et l'aspect de
celle qui a été décrite, sauf les replis qui n'existaient pas.
A la seconde tache jaune, placée à droite du ligament
suspenseur, correspondaient aussi cinq petits abcès, mais
encore plus petits, et moins bien prononcés que les derniers, de manière que trois d'entre eux n'offraient qu'un
cercle blanc opaque, au milieu duquel se trouvait seulement une tache jaune, demi-transparente. La bile de la
vésicule était plus visqueuse que dans l'état ordinaire et
d'une couleur acajou foncé. Les conduits biliaires
n'offraient rien de remarquable, étaient parfaitement
libres (1).

Obs. N° 22. — La femme qui fait le sujet de cette observation, âgée de 59 ans, fut réglée à dix-huit, et vit
ses règles se supprimer sans aucun accident vers l'âge de
quarante-huit ans. Jusqu'à cette époque, sa santé avait

____

(1) Louis *Mémoires ou Recherches anatomico-pathologiques*, **page
359, obs. n° 2**.

toujours été bonne. Cette femme, mère de six enfans, accoucha pour la dernière fois à quarante-quatre ans. Vers l'âge de trente-quatre ans, il se manisfesta quelques douleurs épigastriques, des nausées et des vomissemens, dont la durée ne fût que de deux mois, après lesquels la malade se rétablit complétement. Il y a trois mois seulement que des troubles survinrent de nouveau dans les organes de la digestion; douleurs assez vives à l'épigastre, dyspepsie, régurgitation, malaise et anxiété après les repas, tels furent les symptômes qu'éprouva la malade; deux mois avant son entrée à l'hôpital, une tumeur se développa dans le milieu du ventre.

A son entrée dans le service de M. Andral (5 décembre 1838), la face est pâle, grisâtre, un peu bouffie; les jambes, sur lesquelles on voit des traces d'anciennes varices, sont un peu œdématiées; le reste du corps est amaigri, la circulation accélérée; le pouls, qui a 120 pulsations par minute, offre encore une certaine force; au bras gauche, la veine basilique qui longe le bord interne du biceps, forme un corps dur et résistant qui se dessine sous la peau et dépasse le pli du coude. En pressant sur ce vaisseau, on sent des grumeaux séparés les uns des autres, et qui peuvent se déplacer, la langue est naturelle, la soif nulle, l'appétit conservé, les selles comme dans l'état normal, l'épigastre presqu'insensible. On trouve dans cette région et dans l'hypocondre droit une tumeur constituée par un grand nombre de granulations assez grosses et agglomérées. M. Andral prescrit une saignée exploratrice afin de savoir au juste quelle peut être la cause de la distension.

Diagnostic. — Cancer du pylore et du foie.

Une saignée faite le lendemain (6 décembre), a permis d'extraire par l'ouverture pratiquée à la veine, un caillot allongé, d'un pouce et demi, solide, blanc, grisâtre et parfaitement organisé ; l'autre partie de la veine, contient encore un caillot dont on peut constater la présence.

Comme il était important de savoir à quelle époque remontait la formation du caillot, et quels accidens s'étaient développés alors, la malade fut interrogée sur tous les points, et déclara qu'elle avait ressenti, un mois avant son entrée à l'hôpital quelques douleurs dans le bras gauche, et qu'elle avait cru trouver un gonflement dans la veine. Jamais le membre n'a présenté la moindre trace d'œdème, et jusqu'à la mort on a pu constater cette absence de toute infiltration séreuse ; les veines collatérales ne présentaient aucun développement.

Les jours suivans, l'état de la malade est à peu près le même ; la veine contient toujours un caillot de la grosseur d'un petit doigt ; il ne cause d'ailleurs aucune gène et la pression n'y développe pas de douleur, bientôt le ventre se remplit de sérosité ; celle-ci s'infiltre en quantité assez considérable dans les membres inférieurs, et le 13 décembre l'œdématie de toutes les parties est assez considérable et s'étend aux membres supérieurs ; cependant, la main gauche est encore exempte de gonflement. à partir de cette époque, la langue se sèche, mais reste pâle ; la peau est brûlante, dépourvue de toute humidité ; le pouls est toujours au-dessus de 112, et la malade succombe le 20 décembre après une courte agonie.

Les urines furent examinées avec soin pendant tout le cours de la maladie; toujours très acides , quoique l'on administràt de l'eau de Vichy et le bi-carbonate de soude, elles étaient tantôt transparentes, tantôt troubles et sédimenteuses ; le dépôt formé naturellement par la réaction des principes contenus dans l'urine , ou déterminé par quelques gouttes d'acide nitrique, se redissolvait dans un excès d'acide, et disparaissait aussi par la chaleur.

Autopsie. — La veine basilique gauche est ouverte avec soin dans toute sa longueur, et on n'y découvre aucune adhérence entre le caillot qui la remplit et la membrane interne du vaisseau. Celui-ci conserve sa texture normale ; sa séreuse est lisse et polie; seulement , à la partie supérieure du bras, près de l'aisselle, le calibre de la veine se rétrécit un peu. Le caillot, dans ce point, offre une assez grande densité ; il se continue avec celui renfermé dans l'intérieur de la veine. Ce dernier est constitué par une fibrine fortement colorée par la partie rouge du sang, sa consistance est celle de la fibrine. On peut l'extraire en un seul cordon de la veine. En l'incisant, on y trouve une texture homogène, une densité égale partout; toutes les veines du bras gauche, des deux membres inférieurs, et celles des pieds, qui étaient variqueuses , offrent exactement la même concrétion. Ces vaisseaux, soit profonds, soit superficiels, sont distendus par des caillots que l'on peut enlever sans peine , et qui forment des cylindres fibreux, denses, fortement colorés en rouge, représentant les vaisseaux et leurs divisions.

Les concrétions des veines des membres abdominaux sont composées , ainsi que les précédentes , de couches concentriques de fibrine, superposées , intimement unies entre elles , et plus colorées au centre qu'à la circonfé-rence. Du reste , toutes ces lames réunies forment un tout homogène et d'égale consistance; cependant, on retrouve çà et là, dans la veine fémorale gauche, une matière as-sez molle, d'un rouge lie de vin , comme sanieuse , que l'on ne peut mieux comparer qu'à de la fibrine colorée et ramollie, ou à de la matière encéphaloïde ramollie. Les parois de la veine , en contact avec cette matière , ne sont le siège d'aucune altération.

La veine cave et l'aorte renferment du sang coagulé ; celui de l'aorte constitue un caillot assez dense et résis-tant, d'un volume plus considérable que ceux que l'on y trouve habituellement. Les valvules aortiques épaissies sont sur le point de subir la transformation cartilagineuse.

Le foie, hypertrophié, présente à sa surface convexe des masses cancéreuses , arrondies, creusées en godet, larges d'un demi-pouce environ , et séparées les unes des autres par des portions indurées du parenchyme hé-patique. Toute son épaisseur est envahie par les masses cancéreuses qui ne sont point indurées. Un caillot existe dans une des veines hépatiques. La bile offre une couleur d'un vert foncé.

Tout le pylore est occupé par un cancer passé, en plu-sieurs points, à la période de ramollissement ; les diverses tuniques de l'estomac sont converties en tissu squirrheux; les ganglions prévertébraux ont subi la même altération.

Les reins, de grandeur naturelle, sont décolorés ; leurs substances corticale et tubuleuse, quoique très pâles, sont faciles à distinguer l'une de l'autre.

Les poumons, examinés avec soin, n'offrent aucune espèce de lésion, si ce n'est un peu d'engoûment vers les parties intérieures (1).

Obs. N° 23. — Ch. Yung, âgé de 24 ans, fut admis à l'hôpital du Guy, le 4 janvier 1829, atteint d'un ictère d'un jaune vif clair. La langue était chargée et brune, avec une disposition à la sécheresse ; les selles étaient liquides et d'un gris clair ; l'urine d'une teinte jaune foncée ; le pouls plus fréquent qu'à l'état normal. Il rapporte que trois mois auparavant une pièce de bois qu'il soulevait lui ayant échappé, il se frappa violemment du coude contre l'hypocondre droit, et fut obligé de rester pendant quelque temps dans cette position, jusqu'à ce qu'on fut venu à son secours. Il ressentit sur le moment une vive douleur qui alla en augmentant et le força d'avoir recours à un homme de l'art. Un vésicatoire et quelques autres moyens simples parurent l'avoir presque rétabli ; mais, au bout de six semaines, il commença à se sentir faible et éprouva quelques autres symptômes d'indisposition avec douleur au côté ; au bout de trois semaines, l'ictère survint subitement, et acquit en trois jours l'intensité qu'il offre actuellement.

Le malade fut tenu au lit, ventousé, prit des mercuriaux, des purgatifs et des diaphorétiques ; au bout de dix jours, la couleur de la peau avait perdu de son intensité, et les selles avoient repris leur état normal. Il

(1) *Lancette française*, 12ᵉ année, tome 1ᵉʳ, 2ᵉ série n° 12, page 45.

n'y avait pas de tuméfaction appréciable dans la région du foie, et la pression sur cette partie n'y déterminait immédiatement aucune douleur. Mais quand l'examen était achevé, le malade commençait à y ressentir une douleur sourde qui continuait pendant une heure ou deux, et qui diminuait ensuite graduellement.

Le 1ᵉʳ février, la couleur de la peau est encore moins foncée ; mais le malade a beaucoup maigri. Son urine est encore teinte par la bile.

Le 19, la peau offre maintenant la nuance d'un jaune sale, qu'on observe dans le cas de désorganisation profonde des tissus du foie. L'urine est peu abondante, l'abdomen est dur, tendu et évidemment fluctuant. Le malade meurt le 17 mars.

Autopsie. — L'abdomen contient près de seize galons de sérosité ; tous les organes, à l'exception de la rate et du foie, sont à l'état normal. La rate est volumineuse et ramollie ; le lobe droit du foie tient aux parois abdominales par trois ou quatre adhérences anciennes : cet organe est petit et atrophié ; sa surface est inégale. A l'intérieur, son tissu offre une altération générale, et est converti en une masse de petits corps globulaires plus gros que les granulations simples, et d'une couleur plus claire qu'à l'état normal. Il se laisse écraser facilement, et lorsqu'on le déchire, il présente une apparence granuleuse, manifeste. Le tissu qui entoure les plus gros vaisseaux de la veine porte, est évidemment le plus altéré ; en sorte que quand on avait pratiqué une incision transversale sur le trajet de ces vaisseaux, ils semblaient entourés d'un anneau blanchâtre, et leur membrane interne était tachetée de blanc, ce qui était produit par les granulations. Les gros vaisseaux contenaient une grande quantité de sang, et les espaces qui séparaient les granulations étaient d'un rouge pourpré; la vésicule contenait une demi-once de bile d'un jaune très clair. Les canaux biliaires étaient libres (1).

Obs. N° 24. — Trumo, tailleur, âgé de 47 ans, fut admis à l'hôpital du Puy, le 6 janvier 1836, jouissant habituellement d'une bonne santé. Depuis quelque temps, cependant, il ressentait une douleur dans le flanc droit, qui gagna bientôt les épaules. Sortant un jour d'un endroit chaud, et restant quelque temps dans une pièce froide et humide, il se refroidit et fut pris subitement d'un frisson, qui fut remplacé par une chaleur assez vive. Le paroxisme revint, mais fut assez léger pour ne point empêcher le malade de continuer ses travaux ; au bout d'un mois cependant, il devint plus intense, et la douleur du côté augmenta aussi. Le paroxisme n'était jamais revenu régulièrement; quelquefois, il y en avait deux par jour. L'ictère n'avait jamais été très prononcé, mais la teinte jaune de la peau était évidente, et la conjonctive était fortement colorée. Il y avait de l'anxiété, un grand affaiblissement et des douleurs dans la partie supérieure de l'abdomen, ainsi que dans les reins. La plus légère pression sur la région du foie était très douloureuse ; le pouls était irrégulièrement intermittent ; il y avait de la

____

(1) *Gazette médicale de Paris*, tom. VI, n° 13, 1838. — *Mémoire sur l'Ictère*, etc., par le docteur Bright, médecin de l'hôpital du Guy.

céphalalgie (ventouses mouchetées sur le côté droit ; pilules de mercure et d'extrait de jusquiame trois fois par jour ; mixture magnésienne toutes les six heures).

L'état du malade varie peu les jours suivans.

Le 9, les selles contiennent une assez grande quantité de sang ; la douleur du côté droit semble diminuer, mais le pouls augmente de fréquence, ainsi que la respiration. La parotide offre un gonflement considérable ; le malade rejette du sang même par les vomissemens, et il meurt le 13.

Autopsie. — Couleur jaune foncé de la peau; peu d'amaigrissement ; le foie, volumineux et adhérent par toutes ses faces aux organes voisins, s'élève jusqu'à la quatrième côte. Quelques portions de son tissu sont à l'état sain ; mais tout le lobe droit est criblé de si nombreux abcès, qu'une incision faite sur le point où il offre le plus d'épaisseur, en ouvre au moins trente qui sont tout pleins de pus de bonne nature, beaucoup sont enkistés. L'un d'eux, situé tout à fait extérieurement, était recouvert par une lame très mince du tissu du foie qui était gangrénée. Mais ce qu'il y avait de plus remarquable, c'est que les gros troncs de la veine porte étaient remplis de pus, et communiquaient par de larges ouvertures avec les abcès, petits comme grands, en sorte qu'il paraissait très difficile de décider, par l'inspection des parties seulement, si le mal avait commencé par les veines, ou si elles n'avaient été affectées que secondairement. Les veines elles-mêmes, cependant, étaient enflammées, et leurs surfaces fournissaient du pus aussi bien que les parois des abcès. Les veines qui se rendent à la veine cave étaient parfaitement saines, et contenaient du sang qui était tout à fait à l'état normal. Les canaux biliaires n'offrent rien d'anormal, et la vésicule contient une once de bile claire. Le diaphragme, dans les points où il était en contact avec le foie, était assez altéré, et commençait à offrir des traces de suppuration (1).

Nota. — On se sera aperçu sans doute que parmi les observations d'hépatite primitive ou consécutive, aiguë ou chronique que renferme l'article 1, c'est-à-dire celui dont je viens de m'occuper, il n'en est pas une où l'on ait rencontré la totalité des symptômes que j'ai assignés à cette phlegmasie; mais j'ai déjà dit qu'ils ne se développaient jamais tous, même chez les sujets les plus gravement atteints, et que chacun en particulier est susceptible de manquer. Bien plus, il y a des cas où aucune espèce de symptômes apppartenant à l'hépatite ne révèle son existence pendant la vie. Les faits de ce genre sont heureusement fort rares, et n'infirment nullement ce que j'ai avancé sur la séméiologie de l'irritation du foie ; en voici deux exemples :

Obs. N° 25. — Un maçon, âgé de trente ans, assez faiblement constitué, entra à la Charité avec une fièvre continue accompagnée de toux, de coryza, de rougeur des conjonctives. Ces derniers symptômes existaient depuis une huitaine de jours, et la fièvre depuis deux ; c'était au moins depuis deux jours seulement qu'il avait ressenti de la courbature, un malaise général, et qu'il s'était alité. La face était rouge, la langue couverte d'un enduit blanchâtre, épais, pointillé de rouge ; la soif assez vive, l'épigastre, ainsi que le reste de l'abdomen, souple et indolent, les selles étaient rares et consistantes ; le

(1) **Même ouvrage et même numéro de la** *Gazette Médicale.*

pouls était développé, fréquent, la peau brûlante et sè-che (saignée de douze onces, tisanes émollientes, diète).

Le lendemain, la face était couverte d'une éruption rubéolique commençante, qui bientôt couvrit toute la surface cutanée. Nous croyons inutile d'en donner ici une description détaillée. Cette éruption était parvenue au troisième jour, et elle avait marché sans accident, lors-que tout à coup, et sans cause connue, elle se flétrit, la peau se décolora subitement, et en même temps d'autres symptômes apparurent. La langue, dépouillée de l'enduit blanchâtre qui la recouvrait, devint rouge et sèche dans toute son étendue ; une douleur assez vive se fit sentir à l'épigastre ; elle augmentait par une pression un peu for-tement exercée. Une diarrhée assez abondante, avec pré-sence de sang et de beaucoup de mucosités dans les éva-cuations alvines, remplaça la constipation qui avait existé jusqu'alors. Le pouls était dur et avait pris une très grande fréquence. La peau, brûlante, était remarquable par son aridité. L'existence d'une gastro-entérite des plus intenses ne semblait pas douteuse. **M.** Lerminier fit appliquer 24 sangsues à l'anus, des cataplasmes émolliens sur l'abdomen ; il ordonna la tisane d'orge gommée à l'intérieur. Pendant les deux jours suivans, la langue se fendilla et devint de plus en plus sèche. La face pâlit, et ses traits exprimaient l'abattement (29 nouvelles sang-sues à l'anus).

Le quatrième jour de la disparition prématurée de la rougeole et de l'invasion, ou plutôt de l'exaspération de la gastro-entérite, les facultés intellectuelles commencèrent à se troubler un peu ; mais ce trouble n'était que passager (vésicatoires aux jambes).

Les cinquième et sixième jours, langue rouge, fendillée, sèche ; lèvres saignantes. Toutes les fois qu'on présente des tisanes au malade, il les boit avec avidité. L'épigastre n'est plus douloureux à la pression ; les selles sanguinolentes persistent, elles sont peu fréquentes, accompagnées de ténesme (12 sangsues à l'anus, le sixième jour).

Septième, huitième et neuvième jours, stupeur de plus en plus prononcée, grande pâleur de la face ; amaigrissement rapide ; langue noire ; dents et lèvres couvertes de croûtes brunes qui semblent être spécialement formées par du sang caillé amassé sous l'épiderme soulevé par lui. Commencement de ballonnement de l'abdomen, qui jusqu'alors avait été plutôt rétracté ; ce ballonnement existe surtout dans le trajet présumé du colon transverse. Même état des selles ; embarras dans la prononciation des mots ; réponses lentes aux questions, mais le plus ordinairement justes ; pouls toujours très fréquent, mais se laissant plus facilement déprimer ; peau chaude et d'une remarquable aridité (deux nouveaux vésicatoires aux cuisses).

Dixième jour, tendance à l'assoupissement ; les yeux restent habituellement fermés. On n'obtient qu'avec peine quelques réponses, qui, toutefois ont assez de justesse et de précision. D'ailleurs, même état (frictions dans les membres avec le liniment volatil cantharidé. On continue à ne donner intérieurement que de l'eau d'orge).

Onzième, douzième et treizième jours, l'intelligence

devient de plus en plus obtuse, et enfin elle semble tout-à-fait anéantie. Vainement, du moins, interroge-t-on le malade, il ne répond plus. Plongé dans un état habituel d'assoupissement, il n'en sort de temps en temps que pour prononcer, en balbutiant, quelques mots dont on ne peut saisir le sens. Les évacuations alvines et urinaires sont involontaires. Le ballonnement du ventre devient de plus en plus considérable. La face prend un aspect cadavérique, l'état comateux devient permanent, très profond, et la mort a lieu du quatorzième au quinzième jour.

Ouverture du cadavre. — On trouva chez ce malade toutes les traces d'une gastro-entérite violente, comme on devait s'y attendre. Mais le foie, dont aucun symptôme n'avait fait même soupçonner l'affection, était d'une couleur rouge intense, et tellement ramolli, qu'en appuyant assez légèrement le doigt sur son tissu, on le réduisait en une pulpe rougeâtre, et que, par une traction très peu considérable, on le déchirait. Les canaux biliaires, non plus que la vésicule, n'offrirent rien de remarquable (1).

Obs. N° 26. — Une femme de moyen âge, jouissait d'une bonne santé, lorsqu'elle fut prise d'un point de côté au dessous de la mamelle gauche : bientôt apparurent tous les signes caractéristiques d'une pleuro-pneumonie aiguë ; nous la vîmes cinq jours après l'invasion du point de côté : la respiration était alors très gênée ; la figure exprimait l'anxiété la plus vive ; les joues étaient

(1) Andral (*Clinique médicale,* tom. iv, obs. 9ᵉ, page 147).

fortement colorées, sans qu'il y eut, autour de la rougeur plaquée des pommettes, la moindre apparence d'ictère. Les crachats étaient rouillés, visqueux, réunis en une masse transparente qui tenait fortement au vase, et ne s'en détachait pas lorsqu'on le renversait. Cette femme se prêtait si difficilement à l'examen, qu'elle ne fut que très imparfaitement percutée et auscultée (ce qui est peu important pour ce qui nous occupe actuellement, puisque ce n'est pas sous le rapport de la pneumonie que nous rapportons cette observation). Il y avait une fièvre intense, et de plus, quelques signes de complication gastrique, tels que la langue rouge, lisse, un peu sèche, soif vive, quelques vomissemens depuis le début de la maladie, douleur à l'épigastre par une pression assez légère. Le reste de l'abdomen, et en particulier l'hypocondre droit, était souple et indolent. Aucune douleur n'avait jamais existé du côté droit du thorax.

Pendant les six jours suivans, larges saignées, vésicatoires aux extrémités inférieures; simples boissons émollientes. La maladie ne s'en aggrava pas moins chaque jour, la dyspnée devint de plus en plus considérable, les crachats perdirent leur viscosité et prirent l'aspect du jus de pruneau; la langue se sécha et se fendit; la malade succomba vers le treizième jour, à dater de l'invasion du point de côté.

Ouverture du cadavre. — On trouva des traces d'inflammation dans les poumons, les plèvres, le tube digestif et le foie. Ce dernier organe avait son volume ordinaire; vu extérieurement, il paraissait sain. Plusieurs coupes pratiquées dans son intérieur le firent aussi d'abord considérer comme tel ; mais une autre découvrit un foyer purulent occupant seulement un espace capable de contenir un haricot, entouré, dans l'étendue de quelques lignes, par un tissu ramolli et rouge. En poursuivant nos recherches, nous découvrîmes disséminés dans l'intérieur du foie neuf autres abcès, dont un seul aurait pu contenir une grosse noix ; les autres auraient admis ou un haricot, ou une noisette, ou une poire. Le pus qu'ils contenaient était d'un blanc verdâtre, semblable au pus phlegmoneux. Une fausse membrane molle, non organisée, semblable à du pus solidifié, tapissait les parois de ces abcès. Autour de chacun d'eux, dans l'étendue de deux à trois pouces, le parenchyme hépatique était ramolli et d'une couleur rouge beaucoup plus intense que dans les autres points situés plus loin des abcès. Rien de notable ne fut trouvé dans les canaux biliaires, non plus que dans la vésicule du fiel (1).

(1) Andral (*Clinique médicale*, tom. IV, obs. 26e, page 336).

CHAPITRE II.

CARACTÈRES ANATOMIQUES DE L'IRRITATION DU FOIE.

§ 1. — Les pathologistes, n'ayant connu l'irritation hépatique que lorsqu'elle a revêtu la forme inflammatoire, n'ont parlé que des désordres organiques qu'on trouve à la suite de l'hépatite ; mais comme je l'ai démontré, l'irritation du foie peut exister à un degré où elle ne constitue pas encore une phlegmasie. Or, dans ce cas, elle est susceptible aussi de déterminer des lésions de texture qu'il importe de connaître, et que je décrirai même les premières, pour me conformer au plan que je me suis tracé.

Il arrive fréquemment que l'organe qui élabore la bile grossit d'une manière lente, insensible, sans cause appréciable, comme on le dit communément, et acquiert ainsi des dimensions infiniment au-dessus de celles de l'état normal. Si l'augmentation de volume ne consiste alors que dans un développement surabondant du parenchyme, sans altération de structure, il y aura ce qu'on appelle une *hypertrophie.* Si, au contraire, elle présente tous les caractères de *l'obstruction* (1), le foie sera devenu le

(1) Les anciens médecins donnaient le nom d'obstruction du foie à l'état de ce viscère devenu très volumineux, altéré dans sa

siége de productions morbides qu'on ne pourra bien déterminer qu'après la mort. Mais quelle que soit la nature
des changemens survenus dans ce viscère, on ne saurait
en attribuer l'origine qu'à l'irritation, je ne balance pas
même à établir qu'ils ne sont dans ce cas que le résultat
de l'irritation hépatique, qui, bien que n'étant encore
qu'à son premier degré, dure depuis longtemps ou s'est
renouvelée souvent ; que si l'on me demande la preuve
de ces deux assertions, je répondrai qu'elles ont à peine
besoin d'être démontrées pour l'hypertrophie hépatique.
Quelle que soit, en effet, l'idée qu'on se forme de cet état
du foie, il est impossible qu'on ne le regarde pas comme
de nature sthénique, et par conséquent comme un produit de l'irritation. D'un autre côté, il est évident que,
puisque la plupart des auteurs n'entendent par le mot
*hypertrophie, que le développement surabondant,
mais lent, d'un tissu, sans altération de structure* (1) ;
il est évident, dis-je, que l'augmentation du volume
d'une partie n'est, dans cette circonstance, ni l'effet d'une
inflammation aiguë, qui marche toujours avec rapidité,
ni celui d'une phlegmasie chronique, qui n'est jamais
d'une longue durée, sans occasionner dans les organes
parenchymateux surtout des lésions de texture plus ou
moins variées. Si donc l'hypertrophie du foie ne dépend

texture et remplissant mal ses fonctions. Ces trois conditions
morbides étaient attribuées par eux à l'*obstruction* des vaisseaux
et des pores hépatiques. Aujourd'hui , que l'anatomie pathologique est plus avancée, nous savons qu'elles sont dues à des lésions
organiques qu'on appelle *tubercules, cyrrhoses, milanoses, squirrhe,
encéphaloïde, etc.*

(1) *Dictionnaire abrégé des Sciences médicales*, tome , IX, p. 365.

pas d'un état de surexcitation porté au degré de la phlogose, et que, néanmoins, elle soit due à l'irritation, il faudra nécessairement qu'on m'accorde qu'elle n'est qu'une forme ou plutôt qu'une terminaison du premier degré de cette dernière.

Quant aux productions diverses qui ont reçu le nom d'obstruction, il n'est guère de médecins aujourd'hui qui ne les regardent comme provenant le plus ordinairement d'une phlegmasie chronique. Dans le cas qui nous occupe, les signes de l'inflammation n'ont pas existé, sans doute; mais, si l'on réfléchit que toutes les fois que l'organe qui secrète la bile reçoit une somme d'excitation plus considérable que de coutume, et que cette excitation n'est pas cependant assez forte pour l'enflammer, il en résulte constamment un accroissement de l'action des tissus lymphatiques, absorbans, cellulaires et autres qui composent ce viscère, il ne répugnera nullement d'admettre que c'est ce surcroît de vie, qui n'est que le premier degré de l'irritation hépatique, qui produit alors une nutrition vicieuse, exagérée, et donne lieu à ces engorgemens blancs, à ces dégénérescences organiques, que Laënnec qualifie d'accidentelles et de sans-analogues.

Il demeure donc démontré que le premier degré de l'irritation hépatique est susceptible de se terminer par l'hypertrophie ou l'obstruction du foie. On m'objectera peut-être qu'il est difficile de concevoir qu'une même cause puisse avoir des résultats aussi diamétralement opposés, mais ce fait tient uniquement à la différence des constitutions individuelles. L'expérience atteste, en effet, que les sujets sanguins, bilieux, ou bilioso-sanguins contractent plutôt une hypertrophie que des teburcules. Les obstructions surviennent de préférence, au contraire, chez les personnes qui ont beaucoup d'humeurs, en qui la disposition aux scrofules est manifeste, qui, en un mot, sont douées d'un tempérament lymphatique bien prononcé.

L'hypertrophie hépatique peut être générale ou partielle. Lorsqu'elle est générale, la masse totale du foie se trouve augmentée, mais la configuration primitive de ce viscère reste la même. Lorsqu'elle est partielle, au contraire, l'augmentation de volume n'ayant lieu que dans une portion plus ou moins étendue de l'organe, la forme normale de celui-ci est plus ou moins changée. Dans l'un et l'autre cas, le parenchyme hépatique n'est nullement altéré dans sa structure ; sous un volume donné, il contient plus de parties solides, il a plus de densité : voilà tout.

Le nom d'obstruction du foie ayant été donné, comme on l'a vu dans l'avant-dernière note, à des tumeurs différentes, c'est en parlant de ces tumeurs qu'il convient de traiter de leurs caractères. Je me bornerai pour le moment à dire qu'il y a une très grande différence entre l'hypertrophie et l'obstruction du foie. Dans la première, l'organe n'a fait qu'acquérir un surcroit de vie, un développement plus considérable ; dans l'autre, son parenchyme n'offre pas seulement une augmentation de volume, il est désorganisé.

§ II. — L'hépatite aiguë est susceptible de se terminer comme toutes les autres inflammations par résolution, par suppuration , etc. J'ai déjà parlé du premier de ces modes de terminaisons, je vais maintenant m'occuper des autres.

Si l'on en jugeait par les longs articles que les pathologistes ont consacrés aux abcès du foie, on pourrait croire que ce viscère devient souvent le siége d'une collection purulente; mais l'observation prouve que cela n'arrive que fort rarement. Quoiqu'il en soit, voici à quoi se réduisent les principales notions que nous possédons à cet égard : la suppuration s'établit en général à la face convexe, du moins ce n'est guère que dans cette circonstance qu'on peut, pendant la vie, parvenir à reconnaître qu'elle existe. Les jeunes sujets et les hommes sont plus exposés à ce mode de terminaison que les femmes et les vieillards. Les signes qui annoncent que le travail suppuratoire a commencé sont les suivans : chaleur incommode et sentiment de pesanteur dans l'hypocondre, soif très vive, gêne de la respiration , alternatives de sueurs et de frissons, exacerbations vers le soir, chaleur de la paume des mains, sommeil agité. Lorsque le pus se fait jour au travers des parois abdominales, la peau présente, dans la région hypocondriaque droite, un empâtement plus ou moins étendu, et si l'abcès est très considérable, il peut y avoir soulèvement des côtes inférieures, ou même fluctuation appréciable au toucher. Le malade ressent des pulsations dans l'organe affecté ; il se couche difficilement sur l'un ou l'autre côté, et préfère le décubitus sur le dos. Enfin, lorsque la suppuration est profonde et très avancée, des sueurs abondantes succèdent pour l'ordinaire aux paroxysmes noc-

turnes ; il se forme un épanchement d'eau dans le bas-
ventre , et le membre inférieur droit se gonfle et
s'œdématie. La plupart de ces symptômes offrent, comme
on voit, tant d'incertitude, qu'il n'y a, à proprement parler,
que l'empâtement, le soulèvement des côtes, et surtout la
fluctuation , qui permettent d'annoncer positivement le
mode de terminaison qui nous occupe. On serait cependant fondé, selon moi, à diagnostiquer un abcès hépatique, si, malgré l'absence de ces trois phénomènes , tous
les autres, ou du moins les principaux, se trouvaient réunis chez un individu évidemment atteint d'une hépatite
aiguë.

Le pus ne se fraie pas toujours une issue au-dessous des
fausses côtes, comme tout porterait à le penser d'abord :
il existe des faits qui prouvent qu'il peut pénétrer au travers du diaphragme et des muscles intercostaux , et se
faire jour sur les fausses côtes. D'autres fois, il se pratique
une route entre les muscles et la peau qui les recouvre ,
ou entre les muscles seulement, pour aller former un abcès par congestion à l'aisselle ou dans la région dorsale :
on l'a vu alors percer le diaphragme, fuser entre ce dernier et la plèvre sus-diaphragmatique , et gagner ainsi
l'une des parties que je viens de nommer , sans pénétrer
dans la poitrine. Mais ces sortes de cas sont infiniment
rares , et il est plus ordinaire que la matière purulente,
après avoir traversé le diaphragme, s'introduise dans la
cavité de la plèvre et s'y accumule. C'est pour un épanchement de ce genre que Morand fit l'opération de l'em-
pyème , et parvint à sauver son malade. On cite encore
des exemples du passage du pus dans le parenchyme du

poumon et de son expulsion par l'expectoration ; ce fait a été observé chez un médecin très distingué de la capitale : « On tient de lui-même qu'à l'instant où l'expectoration va s'établir, le sujet éprouve absolument la même sensation que s'il avait la bouche remplie d'excrémens ; les matières qui sont ensuite expectorées produisent le même effet à leur passage dans la bouche , pendant un temps assez prolongé (1). » C'est ce qu'éprouva aussi M. le docteur Dalmas dont j'ai rapporté l'intéressante histoire, page 106.

Ce n'est pas toujours, au reste, vers la poitrine que la suppuration se dirige en pareille occurrence : on la voit aussi se procurer une entrée dans l'intérieur de l'abdomen, ou pénétrer tantôt dans l'estomac , qui s'en débarrasse par les vomissemens, tantôt dans le colon transverse , ou dans la seconde courbure du duodénum. Lorsque la collection de pus se vide dans les voies digestives , la guérison est possible ; les auteurs en citent des exemples. Mais si l'épanchement s'effectue dans la cavité péritonéale , la mort en est, en quelque sorte, la suite inévitable. J'ajouterai que les abcès hépatiques ne s'ouvrent jamais, soit dans la poitrine , soit dans le tube alimentaire , soit au dessous des fausses côtes, qu'après avoir contracté des adhérences avec les tissus qui leur correspondent dans ces divers points. Cette règle n'offre qu'une seule exception : elle est relative au cas où le pus corrode le canal hépatique , et gagne par cette voie le duodénum (2).

(1) *Dictionnaire abrégé des Sciences médicales*, tome ix, page 9.
(2) Je rapporte dans cet ouvrage une foule de cas d'abcès du

Le pus des abcès du foie peut-il être résorbé, puis expulsé par l'urine, ou transporté dans l'épaisseur de lacuisse, de la jambe ou de toute autre partie du corps ? C'est ce que sembleraient prouver les observations nᵒˢ 3 et 11. Houlier, à l'ouverture de deux ou trois sujets morts d'un abcès au foie, trouva un dépôt à la cuisse et à la jambe (1). Stole, à la suite d'un ictère mortel, rencontra un dépôt de bile dans le bras droit (2). Néanmoins, il n'est guère possible de croire que des collections purulentes, dont le siége était évidemment dans le foie, aient disparu subitement, et surtout que le liquide qu'elles contenaient ait été résorbé et déposé, sans plus ni moins, sur un autre organe. Le pus d'un abcès, d'une plaie, n'est pas absorbé en nature. L'absorption pathologique, de même que l'absorption physiologique, ne s'exerce pas sur les corps en masse, mais successivement sur leurs divers élémens ; et il n'est pas vraisemblable que ces élémens, soumis à l'action des vaisseaux absorbans, ne subissent pas un degré d'élaboration qui en change les propriétés. M. Cruveilher, d'ailleurs, a très bien prouvé qu'on a pris, dans tous les cas de ce genre, la cause pour l'effet ; et ce qu'il dit au sujet de la théorie de la résorption purulente, me paraît si net et si péremptoire, qu'il est difficile de ne

foie, où le pus s'est frayé une issue au dehors par l'une des voies dont je viens de parler. (Voyez surtout l'article *hépatite chronique*).

(1) Haler, in coac. hipp. text. 2, page 348.

(2) *Ratio medendi*, t. **III**, *de morbis quibusdam syst. hip.*, observation 3.

pas la regarder comme inadmissible dans l'état actuel de la science.

Une chose qui paraît mieux prouvée, c'est que l'hépatite, qui n'est pas venue encore à suppuration, peut se dissiper ou diminuer considérablement sous l'influence de l'irritation d'un autre organe. Ce cas est plus fréquent qu'on ne pense : souvent, lorsqu'on se félicite du soulagement qu'on a procuré au malade, on voit tout à coup se manifester du délire, une phlegmasie violente de l'arachnoïde et de la pulpe cérébrale se déclare, la mort a lieu. Qu'est-il arrivé alors? Rien autre chose qu'un déplacement d'irritation. J'examinerai, plus tard, si ce déplacement dépend des sympathies que le foie enflammé a pu exciter dans le cerveau, ou s'il ne tient pas à la coexistence de la gastro-entérite, qui complique toujours l'hépatite dans cette circonstance, et qui, comme on sait, ne parvient jamais à un très haut degré d'intensité, sans déterminer une irritation plus ou moins forte de la substance encéphalique et des méninges.

§ III. — L'un des effets constans de l'irritation du foie est d'appeler dans ce viscère une plus grande quantité de sang que de coutume, et la congestion qui se forme dans ce cas est d'autant plus considérable que la cause qui la produit est plus intense. C'est ainsi qu'il n'est pas rare que chez des individus morts d'une gastro-hépato–péritonite aiguë on trouve le foie très gros et extrêmement gorgé de sang. Comme on ne peut s'empêcher alors de rapporter ces désordres à la phlegmasie aiguë du parenchyme hépatique, j'ai cru devoir les mettre au nombre des caractères anatomiques de cette dernière.

Obs. N° 27. — Un ouvrier de la Monnaie, d'un âge moyen, fortement constitué, peau brune, cheveux noirs, était atteint d'un ictère avec fièvre, lorsqu'il entra à la Charité. Huit jours auparavant, sa santé, bonne jusqu'alors, avait commencé à se déranger. Il avait ressenti d'abord une gène insolite, une sorte de pesanteur vers l'hypocondre droit. Le docteur Rouzet, consulté alors, reconnut l'existence d'une tumeur dans cet hypocondre, et bientôt de la fièvre survint. Le malade fut saigné. Lorsque nous le vîmes, il avait un ictère très prononcé, qui n'existait que depuis trois jours : le pouls était fréquent et la peau chaude. Le malade n'accusait aucune douleur; mais, en palpant l'abdomen, on reconnaissait facilement dans l'hypocondre droit le foie développé. La tumeur qu'il constituait s'étendait depuis le rebord cartilagineux des côtes, derrière lesquelles elle semblait se prolonger, jusqu'un peu au-dessous du niveau de l'ombilic : on circonscrivait avec assez de facilité le bord tranchant de l'organe ; la tumeur ne dépassait pas la ligne blanche ; elle ne causait point de douleur, soit spontanément, soit par la pression. La langue était blanchâtre, pointillée, rouge; la bouche sans amertume; l'appétit était perdu, la soif assez vive, l'épigastre indolent, les selles ordinaires (elles étaient jaunes et médiocrement consistantes : il y en avait eu régulièrement une ou deux en quarante-huit heures depuis le commencement de la maladie). Ces urines étaient peu abondantes et d'un jaune orangé très remarquable.

Cet individu fut regardé comme atteint d'une hépatite aiguë (vingt-cinq sangsues à l'anus, tisanes émollientes).

Pendant les cinq jours suivans, l'état du malade resta à peu près le même. Le mouvement fébrile était aussi intense, et chaque nuit un peu de délire survenait. Dans la matinée du septième jour, à dater de l'époque de l'entrée du malade à la Charité, le délire de la nuit persistait : il regardait fixément les personnes qui l'entouraient sans répondre à leurs questions : puis il parlait seul, et tenait les propos les plus incohérens. La face était rouge, les yeux injectés ; la langue conservait le même aspect que les jours précédens ; le pouls battait de 115 à 120 fois par minute ; la peau était brûlante et sèche ; la teinte ictérique plus prononcée que jamais (20 sangsues sur le trajet de chaque jugulaire : sinapismes aux jambes ; lavement avec une once de sulfate de soude).

Dans la journée, alternatives de coma profond et d'agitation violente, pendant laquelle il pousse de temps en temps un cri aigu, qui semble indiquer une vive souffrance, réelle ou imaginaire. Dans la soirée, l'élève de garde pratique avec peine une saignée de trois palettes. Le sang tiré de la veine se rassemble en un caillot petit et dense, que recouvre une couenne assez épaisse. Cependant, les deux jours suivans, les accidens cérébraux persistent aussi intenses et sous la même forme ; puis ils changent brusquement de caractère : l'état comateux devient continuel ; le malade tombe dans un assoupissement dont rien ne peut le tirer. Lorsqu'on lui adresse la parole à voix haute à plusieurs reprises, il ouvre les yeux comme un homme qu'on réveille, ne répond rien, les referme, et semble s'endormir de nouveau. Les membres soulevés retombent de leur propre poids, comme des masses inertes ; cependant la peau qui les recouvre a conservé la sensibilité, et la force de contraction musculaire n'y est pas abolie, car le malade les retire avec assez de vivacité lorsqu'on les pince. La langue, aperçue au fond de la bouche, ne paraît pas être déviée de son état normal. D'ailleurs, même tumeur dans l'hypocondre droit ; même état du pouls ; persistance de l'ictère. Cependant, les poumons ne tardent pas à s'engouer ; la respiration devient râlante, et le malade succombe dans une sorte d'état apoplectique, le douzième jour de son entrée à la Charité, et le vingtième de l'époque de l'apparition des premiers phénomènes morbides.

Ouverture du cadavre.—Le premier objet qui frappa en ouvrant la cavité abdominale fut le volume du foie. Il dépassait de plusieurs travers de doigt le rebord des côtes. Vu extérieurement, il était d'un rouge intense. Chaque incision qu'on y pratiquait en faisait écouler une très grande quantité de sang. D'ailleurs, son tissu, à peu près uniformément rouge, ne présentait pas d'autre altération appréciable. Les canaux biliaires et la vésicule n'offrirent non plus aucune lésion. Le tube digestif, ouvert depuis l'orifice cardiaque de l'estomac jusqu'à l'anus, ne présenta autre chose que des veines injectées qui rampaient en assez grand nombre dans le tissu cellulaire sous-muqueux de l'estomac et de diverses parties de l'intestin grêle. Il y avait aussi de grosses veines gorgées de sang dans le mésentère. Les autres organes abdominaux furent trouvés dans l'état normal.

Les cartilages des côtes, les membranes fibreuses enveloppantes de l'encéphale, du cœur et de la rate, le liquide contenu dans le canal thoracique, offraient une teinte jaune très prononcée. Cette teinte était moins intense, mais réelle cependant à la surface externe des intestins. On trouva aussi dans l'encéphale les traces d'une forte congestion sanguine (1).

On ne saurait nier la possibilité de la terminaison par gangrène de l'hépatite, mais outre que nous devons nous méfier des assertions des anciens médecins anatomistes, qui s'empressaient de déclarer gangrené tout viscère dont une partie avait pris une couleur noire ou était devenue friable, je serais porté à penser que ce fait a été admis par beaucoup d'auteurs plutôt par analogie que parce qu'ils l'avaient réellement observé. Pour mon compte, je n'en connais que les exemples suivans :

Obs. N° 28. — Un homme, âgé de 60 ans, travaillant sur le port, jouit d'une bonne santé jusqu'à l'âge de 59 ans. Alors il commença à perdre l'appétit ; bientôt il vomit le peu d'alimens qu'il prenait ; il avait des rapports aigres ; il sentait à l'épigastre un poids incommode, mais point de douleur. Les forces et l'embonpoint diminuèrent peu à peu.

Lorsque le malade entra à la Charité, sa face présentait une teinte jaune paille très prononcée ; il était déjà dans un degré avancé de marasme. Le pouls était fréquent, la peau habituellement chaude ; jamais il n'y avait de sueur. Langue blanchâtre, sans rougeur, constipation ; toux fréquente avec expectoration puriforme ; râle muqueux en divers points de la poitrine.

(1) Andral, ouvrage cité, tome IV, page 103. obs. n° 2.

Soumis à un traitement purement adoucissant et à une diète lactée, cet individu cessa de vomir peu de jours après son entrée ; les rapports devinrent très rares ; l'épigastre était indolent ; on n'y sentait aucune tumeur ; la fièvre avait cessé.

Vingt jours se passèrent ainsi ; le malade se sentait mieux sous le rapport de l'affection gastrique, lorsque tout à coup le pouls reprit de la fréquence, une prostration de plus en plus grande se manifesta, la langue brunit, et la mort survint en quelques jours au milieu d'un état adynamique.

Ouverture du cadavre. — Les parois de l'estomac, dans l'étendue de cinq à six travers de doigt en deçà du pylore, étaient considérablement augmentées d'épaisseur. Dans cet espace, la membrane muqueuse était ulcérée, et, à la place des tuniques subjacentes, on ne trouvait plus qu'un tissu homogène d'un blanc mat, criant sous le scalpel. Dans le reste de l'estomac, la membrane muqueuse était blanche, mais très molle.

Des adhérences celluleuses unissaient le foie et l'estomac.

Le foie avait son volume ordinaire ; le lobe gauche présentait au toucher une fluctuation obscure ; il contenait dans son intérieur une cavité qui aurait pu admettre une pomme d'api, et qui était pleine de pus ; une membrane épaisse, résistante, en tapissait les parois. La portion du parenchyme qui entourait cette cavité était transformée, dans l'étendue de quelques pouces, en un putrilage noirâtre, d'où s'exhalait une odeur fétide, gangréneuse. Un peu plus loin, le tissu du foie était rouge et ramolli ; ailleurs il était sain (1).

Obs. N° 29. — Une femme, blanchisseuse, âgée de 34 ans, robuste, tempérament sanguin, bien réglée, mère de plusieurs enfans, souffrait depuis quatre mois de douleurs fort aiguës à l'hypocondre droit, qui l'empêchaient de goûter un instant de repos : des saignées répétées, des applications de sangsues, des purgatifs, des vésicatoires, des fomentations émollientes, des opiacés avaient été employés sans avantage, lorsque M. Malvani a été appelé. A l'examen, il trouve au dessous des dernières côtes à droite une petite tumeur ; il y applique un caustique : la chute de l'escarrhe ne change pas l'état des choses ; les tumeurs et les souffrances sont dans le même état. La femme est extrêmement maigre, fièvre continue, abdomen proéminent à droite ; douleur insupportable vers ce côté, augmentant par la pression, surtout si l'on agit en arrière dans l'intervalle des onzième et douzième côtes.

Antérieurement, dans le même espace intercostal, vers la partie cartilagineuse, on voit une tumeur fluctuante, du volume d'une petite orange, couverte d'une plaie excessivement douloureuse. M. Malvani plonge un bistouri dans le centre de cette plaie et donne issue à quatre livres de pus. Ce pus est jaunâtre, inodore, mêlé à des lambeaux celluleux de couleur jaune. On glisse une bandelette de linge dans le foyer.

Le lendemain, l'appareil est sec, la tuméfaction s'est

____

(1) Andral, ouvrage cité, tome IV, page 253, obs. n° 30.

reproduite. La malade cependant avait été soulagée et avait passé une nuit assez bonne. On ôte la bandelette du fond de la plaie, pas de pus ; en comprimant, on en fait seulement sortir quelques gouttes.

Le chirurgien dilate la plaie avec un bistouri boutonné, coupe transversalement le cartilage de la onzième côte, tombe dans un second foyer et fait sortir une nouvelle quantité de pus. Pansement *ut suprà*. Le soir, l'appareil est sec, mais la malade est mieux. On panse à plat. A chaque pansement, on ne peut faire couler du pus qu'à l'aide d'un stylet qu'on introduit dans le foyer, et au moyen duquel on écarte une sorte de valvule ; la matière paraît venir de très loin. On y fait des injections à l'aide d'une sonde. Frisson, fièvre très violente revenant par accès ; on la coupe par le sulfate de quinine. Puis la diarrhée se déclare. Opiacés, mieux. Quelques jours après, nouvelle recrudescence, froid général, syncope, mort subite.

Nécropsie 48 heures après. — Maigreur extrême, peau légèrement jaunâtre. On introduit une sonde dans le foyer par l'ouverture existante ; pas d'écoulement de matière. On ouvre l'abdomen ; le foie a un volume double au naturel, sans avoir changé de forme ni de couleur, seulement sa teinte est un peu plus claire qu'à l'état normal. Son lobe gauche occupe presque tout l'hypocondre du même côté. L'estomac est très ample et contient une demi-livre environ de liquide ; il est poussé en bas à deux ou trois pouces au dessous de l'ombilic.

Le lobe droit du foie se prolonge en bas vers la crête iliaque ; il adhère à la paroi abdominale, moyennant une fausse membrane de la largeur de la paume de la main qui s'étend depuis la face convexe et supérieure du lobe et les dernières fausses côtes, précisément à l'endroit où l'ouverture extérieure avait été pratiquée. La pointe de ce lobe est convexe et de couleur bleue. Une fluctuation manifeste indique qu'un abcès existe sur ce point : on y plonge un bistouri et l'on donne issue à de la matière grise, noirâtre, de consistance pareille à celle du lait, très fétide. En élargissant l'ouverture, on trouve un foyer étendu, irrégulier, non circonscrit, rempli de matière putréfiée ; les parois sont évidemment formées d'escarrhes gangréneuses, et ne communiquent point avec le foyer purulent qu'on avait ouvert durant la vie. Le foyer purulent est circonscrit et tapissé d'une membrane fibreuse, tandis que le gangréneux n'a point de tissu particulier qui le tapisse. Les filamens nerveux du plexus hépatique sont plus volumineux qu'à l'état naturel. La vésicule hépatique contient très peu de bile, plus de fluide que de coutume. La rate est d'un tiers plus volumineuse. La veine cave est gorgée de sang caillé. Pas d'altération à la veine porte. Cerveau légèrement injecté. Le reste de l'organisation n'offre rien de particulier (1).

§ IV. — L'hépatite aiguë est susceptible encore de passer à l'état chronique, et ce mode de terminaison doit même être le plus commun ; car, outre que cela arrive souvent lorsqu'on est appelé trop tard, qu'on est trop timide dans l'emploi des moyens appropriés, on l'observe

______

(1) *Bulletin des Sciences médicales de Bologne*, 1838.

surtout quand l'inflammation du foie dépend d'une lésion gastro intestinale ou d'une irritation du péritoine,
ce qui, comme je le prouverai plus bas, a presque toujours lieu. Que cette phlegmasie, au reste, soit devenue
chronique de cette manière, ou qu'elle ait pris cette
marche en commençant, elle peut avoir pour résultat,
dans l'une et l'autre de ces circonstances, une foule d'altérations organiques sur lesquelles je vais jeter un coup
d'œil rapide.

On a vu quelquefois des abcès à l'hypocondre droit
survenir à la suite de l'hépatite chronique; ce fait même
a été observé lorsque la glande biliaire avait déjà subi
une dégénérescence cancéreuse. La suppuration n'est
donc pas exclusivement une terminaison de l'hépatite aiguë : seulement, dans ce dernier cas, la collection purulente se forme avec beaucoup de rapidité; le liquide
qu'elle contient est blanc, épais, comme celui du phleg-
mon ; tandis que, dans l'autre, la tumeur ne se ramollit
que fort lentement, et donne lieu à la formation d'une
sanie rougeâtre, semblable à de la lie de vin.

Lorsque l'hépatite chronique dure longtemps, le foie
acquiert presque toujours un volume considérable, et
cette augmentation peut aller jusqu'au double, et même
au triple de sa grosseur et de son poids. Il arrive souvent
alors que cette organe passe à l'*état graisseux*, c'est-à-
dire, qu'il devient soit d'une couleur rouge-jaunâtre,
soit d'un blanc-fauve ; que la section graisse l'instrument
qui l'opère, et qu'un papier frotté avec un morceau de
parenchyme prend l'aspect d'un papier huilé. Un foie
gras a en outre une pesanteur spécifique moindre que

dans l'état sain ; il conserve l'empreinte du doigt qui le comprime ; il a peu de consistance et se déchire au plus léger effort.

M. Louis a rencontré la transformation graisseuse du foie sur la troisième partie des phthisiques dont il parle dans son ouvrage. Ses observations l'ont même conduit à établir que l'affection qui nous occupe existe presque uniquement chez les individus atteints de phthisie, en sorte qu'on peut, jusqu'à un certain point, la considérer comme une dépendance de cette dernière maladie.

Suivant lui, le sexe influe beaucoup sur le développement de la dégénérescence graisseuse du foie ; sur quarante-neuf cas de foie gras, dix seulement étaient relatifs aux hommes.

Cet auteur se croit également autorisé à admettre que le passage du foie à l'état gras peut, dans certaines circonstances, prendre la marche aiguë. Cette proposition est fondée sur un seul fait, qui encore n'est pas concluant, car rien ne prouve que, dans le cas dont il s'agit, le foie n'était pas malade avant que l'état morbide qui occasionna la mort se manifestât.

Je n'ai pas hésité à mettre la transformation graisseuse du foie au nombre des terminaisons de l'irritation hépatique, parce que les maladies dans le cours desquelles on l'a observée jusqu'à cette époque sont des affections irritatives, et qu'il est raisonnable de penser que, dépendant d'une cause sthénique, elle doit être elle-même de nature sthénique.

Les masses adipocireuses qui se forment dans l'appareil biliaire offrent la plus grande analogie avec ce qu'on appelle *gras de cadavre*, ou, en d'autres termes, avec la nouvelle combinaison des principes qui constituaient nos tissus, mais elles ne sont probablement que le degré le plus élevé de l'état graisseux du foie, et c'est pour cela que je les mets au nombre des caractères anatomiques de l'hépatite.

Il est un état du foie que les auteurs ont généralement confondu avec les dégénérescences diverses dont ce viscère est susceptible, et qui consiste dans l'augmentation de la densité de son parenchyme, bien qu'il n'ait subi aucune espèce de désorganisation par l'évolution d'une production anormale, je veux parler de l'*induration*. Portal dit avoir vu le foie aussi dur que du cuir qui aurait été longtemps exposé à la fumée ; M. Andral a rencontré plusieurs fois cette lésion organique, et c'est à lui que j'ai emprunté les deux cas de ce genre que je vais rapporter tout à l'heure.

L'induration coexiste tantôt avec l'atrophie du foie, tantôt avec son accroissement de volume. On l'a observée aussi chez des sujets dont le foie avait conservé sa grosseur normale. Elle peut être également partielle ou générale ; ce dernier fait a lieu presque toujours quand elle est très marquée.

Lorsque le parenchyme hépatique est endurci, il se laisse difficilement déchirer et semble parfois crier sous le scalpel. J'ajouterai que cette espèce d'altération de texture complique la plupart des autres lésions organiques dont l'appareil biliaire peut devenir le siége, notamment l'état graisseux.

Obs. N° 30. — Un homme, âgé de 26 ans, resta enfermé pendant deux ans dans la prison de Montaigu. C'est tandis qu'il y était détenu que sa santé, bonne jusqu'alors, commença à s'altérer. Il eut d'abord un dévoiement qui dura pendant plusieurs mois, cessa ensuite et se remontra à plusieurs reprises ; puis ce malade devint jaune; plus tard l'abdomen prit un développement insolite.

État du malade à l'époque de son entrée : teinte jaune intense de toute la surface cutanée et des conjonctives; maigreur de la surface et des membres; fluctuation dans l'abdomen ; tumeur obscurément sentie dans l'hypocondre droit, qui n'est pas douloureux et ne l'a jamais été. Langue blanchâtre, diarrhée, soif, urines peu abondantes, d'un rouge brun; pouls fréquent, peau chaude.

Pendant le séjour du malade à l'hôpital, nous ne vîmes d'autre changement qu'un affaiblissement de plus en plus considérable, un amaigrissement de plus en plus grand. Il succomba un mois environ après son entrée. Dans les derniers jours de la vie, l'abdomen se météorisa considérablement. Le malade eut plusieurs fois des sueurs très abondantes, qui tachaient le linge en jaune.

Ouverture du cadavre. — Foie volumineux, pesant, très dur, se déchirant difficilement, offrant une teinte générale d'un brun verdâtre. En l'examinant avec plus d'attention, on trouve que cette teinte n'est pas uniforme, et que le parenchyme du foie est formé : 1° Par un tissu d'un blanc verdâtre disposé sous forme de lignes ou plaques irrégulières (c'est le tissu blanc ordinaire hypertrophié); 2° Par un tissu d'un vert brun foncé, duquel dépend la couleur générale que présente le foie, et qui est l'analogue du tissu rouge ordinaire. Le canal hépatique est sain ainsi que le cholédoque. Un calcul oblitère le col de la vésicule du fiel. Celle-ci ne contenait que quelques mucosités filantes.

Taches noirâtres éparses dans l'intestin. Elles semblent être d'anciennes ulcérations en cicatrisation. Examinées sous une couche d'eau, elles présentent un aspect mamelonné. On n'y voit pas de villosités, celles-ci sont au contraire très manifestes dans l'intervalle des taches. Rate remarquable par son volume, assez molle (1).

Obs. N° 31. —Un fondeur en cuivre, âgé de 60 ans, a eu, il y a plusieurs années, le ver solitaire. Depuis sept à huit ans, il éprouve des douleurs vagues en différens points de l'abdomen, et il vomit de temps en temps des eaux âcres. Depuis ce temps, il a perdu l'embonpoint assez considérable dont il jouissait auparavant, et il est tombé peu à peu dans le marasme. Depuis plusieurs années aussi il a dans les membres des douleurs rhumatismales, et il a eu plusieurs fois, dans quelques articulations de la main, un gonflement douloureux qui a été qualifié de goutte.

État du malade à l'époque de son entrée et pendant son séjour. Teinte jaune verdâtre de la face, teinte jaune plus claire du reste de la peau ; marasme ; tumeur occupant l'hypocondre droit et l'épigastre, descendant jusqu'à l'ombilic ; tension dans l'hypocondre gauche, sans qu'on puisse y circonscrire de tumeur. Il n'y a de douleur qu'à l'épigastre ; encore n'y est-elle pas habituelle, mais la pression la fait naître, et elle revient de temps

(1) Andral (*Clinique médicale*, tome IV, page 168, obs. n° 14).

en temps par élancement , plus souvent la nuit que le jour. La langue rouge, sans enduit, soif, anorexie , fréquens vomissemens depuis quelques temps. Selles jaunes, de consistance ordinaire ; léger œdème des membres abdominaux (vésicatoires aux jambes ; fumigations de bains de genièvre ; tisane de chiendent et de petit houx. — Eau de Vichy , frictions stimulantes sur la peau.) Augmentation des vomissemens ; sécheresse de la langue ; prostration de plus en plus grande, et mort.

Ouverture du cadavre. — Foie volumineux, remarquable par sa densité et sa dureté. Les circonvolutions de sa substance blanche sont plus larges, plus étendues, plus saillantes. La substance spongieuse que la précédente circonscrit , offre une teinte verdâtre sombre. État sain des voies d'excrétion de la bile.

Rougeur générale de la surface interne de l'estomac. Induration grise et noire du sommet du poumon droit, avec développement de quelques tubercules miliaires au milieu de l'induration ; teinte noire des villosités intestinales (1).

Il est question dans tous les traités de pathologie d'ulcérations hépatiques, mais lorsqu'on examine avec attention les faits de cette nature que nous possédons, on n'y retrouve aucun des caractères de l'affection ulcérative. Partout l'érosion de la substance provenait d'une altération de tissu qui l'avait précédée. Je ne la mettrai pas , en conséquence, au nombre des terminaisons de la maladie qui nous occupe.

(1) Andral (*Clinique médicale,* tome IV, page 170, obs. n° 15).

Bayle comprenait, sous le nom de tubercules du foie,
la plupart des lésions de texture de cet organe qu'on appelle aujourd'hui dégénérescences ou productions pathologiques. Laennec, au contraire, les a séparées, et en a
fait autant d'entités morbides particulières. C'est en cela
seulement que diffèrent les deux chefs de la doctrine du
fatalisme : car du reste ces médecins s'accordent à regarder les altérations de ce genre comme provenant
d'un germe, ou comme se développant on ne sait comment, ce qui n'est guère plus significatif. Mon intention
n'est point de faire sentir ici tout ce qu'une pareille théorie a de gratuit et d'hypothétique, mais j'examinerai l'une
après l'autre, les dégénérations de cette nature que le
foie est susceptible d'offrir.

Les tubercules du foie consistent tantôt en des masses
inégales, bosselées, d'un blanc jaunâtre ou verdâtre, d'un
volume variable, depuis celui d'un pois, d'une noisette,
jusqu'à celui du poing ; tantôt en des granulations miliaires qui peuvent exister pêle-mêle avec les précédentes,
mais qu'on rencontre ordinairement à la superficie du
parenchyme, immédiatement au-dessous des membranes
du foie.

Les tubercules hépatiques sont en général peu nombreux ; dans quelques cas pourtant leur multiplicité est
prodigieuse, ils sont rassemblés en grappe ou chapelet,
et parfois si serrés, qu'ils s'applatissent et se moulent les
uns sur les autres. Cette dégénérescence, du reste, est
beaucoup moins fréquente qu'on ne le pensait dans le
siècle dernier ; et quoique, après les poumons et le mésentère, le foie soit le viscère qui en est le plus souvent

atteint, il est sûr qu'on ne l'observe que fort rarement.

Les mélanoses du foie ne sont, comme celles qu'on trouve ailleurs, que des tubercules, qui, chez quelques individus, et surtout chez les vieillards, ont pris une couleur noire.

« Les mélanoses, dit Broussais, doivent leur couleur noire tantôt à du sang altéré, tantôt à la matière noire du poumon, d'autres fois à un principe colorant qui n'est pas bien connu, mais qui se montre souvent dans les anciens foyers d'irritation qui occupent les viscères de la poitrine et du bas-ventre. Les mélanoses peuvent être composées de lymphe, de fibrine avec son cruor, de gélatine, d'albumine, quelquefois même de graisse dégénérée ; enfin, l'on n'y retrouve que les formes connues de la matière animale qui compose le corps, et nous ne comprenons pas pourquoi l'on veut en faire des productions sans causes productrices appréciables (1). »

Le cas le plus remarquable de mélanose que nous possédions est celui-ci :

Obs. N° 32. — M. G..., docteur médecin, après des chagrins cuisans, éprouva progressivement des troubles dans ses fonctions digestives, et s'apperçut enfin d'une intumescence prononcée à la région de l'hypocondre droit. Cette intumescence fit des progrès rapides et devint telle que le foie atteignit l'épine iliaque, et s'étendit dans l'hypocondre et le flanc gauche, la fièvre s'alluma ; pendant deux mois, les accidens s'aggravèrent de plus en plus ; la tumeur formée par le foie devint le siége de

____

(1) *Annales de la médecine physiologique.*

12

douleurs assez aiguës et subit diverses modifications de
forme. La plus remarquable fut une saillie qui se détachait de la masse et qui donna l'idée d'une tumeur enkistée au milieu de laquelle on appliqua quelques grains
de potasse caustique, puis on y plongea un trois-quarts.
Quelques gouttes de sang s'écoulèrent seulement et le
dernier espoir fut complètement perdu. M. G... ne tarda
pas à succomber. Voici l'état du foie qu'on découvrit à
l'autopsie : « Cet organe offrait de deux à trois fois son
volume naturel : il pesait huit livres environ ; sa mollesse était considérable ; sa couleur était jaune serin dans
la plus grande partie de son étendue. Sa surface présentait des taches noires de diverses dimensions et à peine
proéminentes. Quelques unes de ces taches étaient grises.
La coupe du foie offrit une quantité considérable de tumeurs mélaniques, variant en volume depuis la dimension d'un grain de millet jusqu'à celle d'une grosse *truffe*.
Les tumeurs mélaniques s'énucléaient avec la plus grande
facilité au milieu du tissu du foie jaune et ramolli. — Les
vaisseaux seuls soutenaient ce tissu comme diffluent in-
terposé aux nombreuses tumeurs mélaniques qui constituaient les deux tiers environ de la masse que présentait
le foie. — La couleur des tumeurs était généralement
noire; mais la matière colorante qu'on en exprimait
était d'un brun marron foncé, à la manière du pigment
choroïdien. Quelques tumeurs étaient grises, d'autres
d'un gris mêlé de noir. Plusieurs étaient marbrées de
gris et de noir ; quelques-unes présentaient des plaques
grises, au milieu d'un tissu tout-à-fait noir. On ne peut
mieux comparer toutes ces nuances de coloration qu'à

celles que présente la truffe depuis le gris blanc jusqu'au beau noir. La consistance de ces tumeurs était d'ailleurs celle de la truffe avec ses variétés. Quelques-unes molles, semblables aux truffes de mauvaise qualité; les autres denses et comme fragiles. La coupe de ces dernières présentait des stries blanches formées par des lamelles de tissu fibreux qui en formaient la charpente. Comprimées, les tumeurs mélaniques donnaient un suc noir plus ou moins abondant, teignant le linge et les doigts à la manière du pigment choroïdien. Plusieurs étaient converties en des espèces de kistes remplis de matière noire; aucune ne donnait de suc cancéreux, proprement dit. Toutes les veines hépatiques étaient saines, même celles qui traversaient les tumeurs. » (1).

Laennec a donné le nom de *cyrrhoses* à des concrétions granuleuses d'un jaune roux qui sont susceptibles de se développer dans des organes autres que le foie, mais qu'on rencontre principalement dans ce dernier.

« Les cyrrhoses qui surviennent dans le parenchyme hépatique forment ordinairement, dit Laennec, des petites masses dont le volume ne surpasse jamais, celui d'un noyau de cerise et quelquefois égale à peine celui d'un gros grain de millet. Ces masses sont toujours extrêmement nombreuses, et tout le tissu du foie en est parsemé. Leur petitesse fait que, lorsqu'on incise un foie dans lequel il en existe un grand nombre, son tissu parait, au premier coup-d'œil, homogène et d'une couleur jaune fauve, assez semblable à celle qu'on nomme communé-

____

(1) Cruveilher, *Anatomie pathologique*, 22e livraison.

ment cuir de botte. Mais si l'on examine plus attentive-
ment le tissu hépatique, on s'aperçoit facilement qu'il est
rempli d'une innombrable quantité de corpuscules assez
semblables, pour l'aspect, à ces lobules de graisse durcie
et jaunâtre que l'on trouve communément dans le tissu
cellulaire sous cutané de la cuisse et de la jambe des
sujets attaqués d'anasarque. Ces petites masses sont quelquefois unies très intimement au tissu du foie; mais assez
souvent elles en sont séparées par une couche mince de
tissu cellulaire qui leur forme une enveloppe ténue, et
alors elles se détachent assez facilement.»

Une particularité assez extraordinaire, et sur laquelle
je dois insister, c'est que tout foie qui contient des cyrrhoses présente ordinairement une plus ou moins
grande diminution de volume. Sa surface extérieure paraît en outre plissée, rugueuse, et ratatinée à peu près
comme une pomme flétrie.

M. Boulland considère l'état granuleux ou autrement
dit les cyrrhoses, comme une dissolution des deux élémens naturels : les masses jaunes fauves, constituant le
prétendu tissu accidentel qui nous occupe, ne sont, selon
lui, que des granulations sécrétoires se désorganisant
graduellement par l'effet de l'oblitération du lacis vasculaire et de l'obstacle à la circulation hépatique qui en
résulte. (1).

D'après M. Andral, au contraire, la lésion organique
dont il s'agit ici consisterait dans une hypertrophie de la
substance jaune du foie. Mais cette manière de voir et

____

(1) *Mémoires de la Société Médicale d'émulation de Paris*, tom. IX.

celle de M. Boulland ne sont que deux hypothèses, qui reposent elles-mêmes sur une hypothèse (1), l'existence dans le foie de deux substances, l'une jaune et l'autre rouge. Quant à l'opinion de M. Cruveilhier, qui dit qu'une dissection attentive lui a démontré que dans les foies ratatinés et granuleux, il y a atrophie, disparition complète du plus grand nombre des granulations et développement considérable des granulations restantes, sans désorganisation aucune, elle ne me paraît pas non plus reposer sur des fondemens solides. Il suffit, d'ailleurs, de réfléchir que les cyrrhoses peuvent se développer dans des organes autres que le foie, pour s'apercevoir qu'elle n'est pas admissible.

Les cyrrhoses ne diffèrent, à mon avis, des tubercules que par la couleur; comme eux, elles forment des masses de grosseur variée; comme eux, elles existent à l'état de crudité et de ramollissement : tout porte à croire que ces deux productions morbides sont de même nature et proviennent des mêmes causes.

Obs. N° 33. — Un homme de 67 ans, ancien boulanger, ayant fait toute sa vie abus de liqueurs alcooliques, vit, en 1814, sa maison livrée au pillage, et sa fortune détruite. Réduit, les années suivantes, à un état voisin de la mendicité, il eut encore le chagrin de perdre plu-

---

(1) Tous les anatomistes, ainsi qu'on l'a vu page 11, ne pensent pas que le foie soit composé de deux substances. On peut même dire qu'il n'y en a que trois ou quatre qui professent cette opinion, et encore faut-il observer que les substances dont il s'agit ne sont distinctes dans l'état normal que pour celui qui les a remarquées lorsque la maladie les a rendues saillantes.

sieurs de ses enfans ; cependant, sa santé se conserva
bonne jusque vers le milieu du mois de mai 1821. Il s'a-
perçut alors que le pourtour des malléoles était œdématié.
Cet œdème augmenta jusqu'au mois de juin, époque à laquelle le malade se sentant très affaibli, ne quitta plus la
chambre. L'hydropisie s'étendit peu à peu aux cuisses et
à l'abdomen ; la respiration se conserva toujours libre ;
il n'y eut jamais aucune douleur abdominale. Vers la fin
d'octobre , la distension du ventre était énorme ; la ponc-·
tion fut alors pratiquée.

Entré à la Charité le 19 décembre 1821, cet individu
offrit l'état suivant : amaigrissement de la face et des
membres ; fluctuation évidente de l'abdomen, qui est fortement tuméfié , et d'ailleurs indolent ; enflure considérable des membres abdominaux ; la peau de la jambe
droite, d'un rouge livide , présente de nombreuses ger-
çures, à travers lesquelles une assez grande quantité de
sérosité s'écoule spontanément. La respiration, libre jusqu'alors, est devenue récemment gênée (résultat probable du refoulement du diaphragme par la sérosité péritonéale).

Toux légère ; la percussion et l'auscultation ne font
reconnaître, dans les organes thoraciques, d'autres lésions appréciables que du râle bronchique humide en
différens points, surtout à gauche en arrière.

Pouls très petit, fréquent, et présentant une grande
irrégularité sous le rapport de la force et du retour des
battemens ; langue humide et vermeille ; soif médiocre,
assez d'appétit; selles ordinaires ; urines rares, mais limpides (tisane de chiendent nitrée ; six pilules de calomé-

las et de savon, composée chacune d'un grain de calomélas et de trois grains de savon).

Le 22, la ponction fut pratiquée. Un sceau de sérosité
limpide s'écoula. Malgré l'affaissement des parois abdominales, on ne put reconnaître aucune tumeur, soit dans
l'hypocondre droit, soit ailleurs. Quatre onces de vin
scillitique composé et deux tasses de vin furent ajoutées à
la prescription des jours précédens.

Du 22 au 25, le malade dit se trouver bien ; mais
dans la matinée de ce dernier jour, un notable changement était survenu chez lui sous le rapport de l'état des
voies digestives. Un dégoût complet pour les alimens
avait succédé à l'appétit, jusqu'alors conservé ; la langue
était sèche et brune ; plusieurs selles liquides avaient eu
lieu ; la fréquence du pouls était singulièrement augmentée (133 battemens par minute). Les mêmes médicamens
furent continués.

Le 26 , altération des traits de la face ; prostration
considérable, augmentation de la sécheresse et de la
couleur brune de la langue ; épreintes très pénibles ; selles glaireuses et sanguinolentes ; pouls à peine sensible,
d'une remarquable irrégularité ; urine rouge et trouble.
réapparition de l'ascite. (lavemens de guimauve et de pa-
vots, dix sangsues à l'anus, tisane d'orge gommée pour
boisson).

Point de changement notable du 26 au 30. Ce jour là
le ventre présentait un volume aussi considérable qu'a-
vant la ponction. Une seconde fut pratiquée. Le malade
se sentit momentanément soulagé, mais, le lendemain,
la prostration parut plus grande que jamais. La face

était remarquablement amaigrie ; le malade présageait sa fin prochaine. De continuels vomissemens eurent lieu pendant la journée ; une douleur brulante était ressentie au fondement. Depuis trois jours, il n'y avait qu'une selle en vingt-quatre heures. Les jour suivans, le dévoiement reparut, le pouls devint de plus en plus faible, les vomissemens persistèrent, et le malade s'éteignit sans avoir présenté le moindre trouble dans ses facultés intellectuelles.

Ouverture du cadavre. — Foie d'une remarquable petitesse, n'occupant qu'une faible partie de l'hypocondre droit, d'une couleur brunâtre. Vu à l'extérieur, il paraissait comme contracté, ridé, resserré sur lui-même. A l'incision, il offrait un tissu très dense. Au lieu de présenter la substance rouge ordinaire, séparée en aréoles par de nombreuses lignes ou circonvolutions blanches, il semblait uniquement composé d'un nombre infini de granulations, d'un vert brunâtre, du volume d'un grain de millet, pressées les unes contre les autres. Peu de sang s'en écoulait par l'incision ; une très petite quantité de bile décolorée, ne semblant être composée que d'eau, d'albumine, et d'un peu de matière colorante jaune, était contenue dans la vésicule. Rien de remarquable dans les canaux hépatique, cystique et cholédoque.

On trouva dans le tube digestif et surtout dans l'estomac, des traces non équivoques d'inflammation ; il y avait en outre infiltration générale des cuisses et des jambes, et ascite (1).

____

(1) Andral. *Clinique médicale*, tome IV, page 206, obs, n° 21.

Le foie peut encore devenir cancéreux, et cet état est tantôt primitif, tantôt consécutif.

Le cancer consécutif se développe quelquefois par continuité de tissu ; d'autres fois, il est le résultat d'une infection générale. Ainsi il n'est pas rare de voir un cancer de la petite courbure de l'estomac envahir la face inférieure du foie. De même, on a vu ce viscère devenir cancéreux à la suite d'un cancer extérieur.

Le cancer du foie, suivant M. Cruveilhier, se manifeste sous deux formes : la forme dure ou squirrheuse, et la forme molle ou encéphaloïde. La première est souvent bornée à un seul point, l'autre, au contraire, en occupe fréquemment plusieurs à la fois, et dans ce cas, elle offre chez quelques sujets un développement considérable des vaisseaux d'apparence veineuse, qui se déchirent avec la plus grande facilité.

Au surplus, il n'est pas toujours facile de distinguer l'une de l'autre ces deux variétés du cancer du foie. Toutes deux, en effet, peuvent être le siége d'un travail désorganisateur qui les confond dans un même aspect. Souvent aussi le sang qui s'échappe au sein de ces tumeurs subit diverses transformations et en masque complètement les caractères.

Telles sont les productions diverses qui, dans ces derniers temps, ont reçu le nom de tissus accidentels et sans analogues. J'ai cru pouvoir me dispenser de les soumettre à un examen plus approfondi, parce qu'il est parfaitement inutile, à mon avis, de décrire minutieusement des lésions de texture dont l'existence ne saurait être constatée qu'après la mort, et qui, fussent-elles mieux connues pendant la vie, n'en seraient pas plus susceptibles de guérison. D'un autre côté, je n'ai pas balancé à leur attribuer une origine commune : l'*irritation*, parce que les médecins de nos jours sont à peu près d'accord sur ce point. Bayle et Laënnec faisaient provenir, comme on sait, les dégénérescences qui nous occupent, d'un germe, d'un être malfaisant, inévitable, qui se fixait sur le système lymphatique, et donnait ainsi lieu à leur développement. Maintenant, on les rapporte généralement à une sécrétion morbide. M. Andral, il est vrai, établit qu'elles ne sont autre chose qu'un mode spécial d'altération du liquide perspirable qui, dans l'état normal, est séparé du sang à la surface de toute membrane comme dans l'intérieur de tout parenchyme, tandis que Broussais prétend qu'elles sont le résultat immédiat de l'exhalaison des vaisseaux blancs sur-excités. Mais il importe peu que ces deux chefs d'écoles rivales soient divisés d'opinion sur le siége des tubercules, des mélanoses, des cyrrhoses, du cancer du foie, l'essentiel est qu'ils pensent tous les deux que ces sortes de tumeurs sont de nature sthénique et constamment l'effet d'une cause irritative, ou si l'on aime mieux d'une sécrétion morbide.

§ V. — Il est une autre espèce de lésion de texture qu'on ne saurait s'empêcher de regarder comme dépendant des mêmes causes que les tubercules ; je veux parler de l'*hydropisie enkystée du foie*. Tous les kystes, en effet, sont des membranes de nouvelle formation, qui surviennent à la suite d'une inflammation évidente, ou au moins d'un commencement d'irritation.

On a nié que des kystes séreux, autres que des poches

hydatiques, aient été rencontrés dans le foie ; mais ce fait est mis hors de doute par l'observation suivante :

Obs. N° 34. — Une couturière, àgée de 42 ans, non mariée, et qui avait toujours joui d'une bonne santé, fit, il y a quelques années, une chùte dans laquelle la région du foie porta sur un bois pointu. Immédiatement après cet accident la malade employa différens remèdes, entre autres des onguens avec lesquels elle se frottait le bas-ventre, qui augmentait de volume. A la fin, se croyant hydropique, elle prit pendant quelques mois des infusions diurétiques. Le ventre grossissait toujours et la poitrine commençant à s'affecter, la malade s'adressa à un méde-cin qui considéra la maladie comme une ascite consécu-tive à une hépatite négligée. Les remèdes qu'il prescrivit en conséquence ne produisirent aucun amendement ; il eut recours à la paracenthèse ; il enfonça d'abord le trois-quarts à l'endroit d'élection du côté gauche, puis un pouce plus haut, sans obtenir un écoulement de sé-rosité. Enfin, on appela en consultation le docteur Hesse. En examinant la malade, celui-ci trouva le bas-ventre énormément tuméfié et s'avançant en forme de cône jus-qu'à l'ombilic, qui était surmonté par une tumeur du volume d'une tète d'enfant. L'anneau ombilical était li-bre et dilaté, le contour de la tumeur était léger, mo-bile et paraissait être en communication avec la cavité de l'abdomen. L'orthopnée était extrème ; la malade de-mandait à chaque instant à aller à la selle sans jamais avoir d'évacuation. Il n'y avait d'œdème nulle part ; tou-tes les parties, à l'exception du bas-ventre, étaient comme momifiées. On sentait à peine le pouls. La malade était toujours de bonne humeur et disposée à la gaité. M. Hesse fit immédiatement la ponction de l'anneau ombilical, et donna issue par là à vingt-sept livres d'un liquide inodore, mucilagineux, légèrement trouble. Des parties fibrineuses fortement adhérentes dans l'intérieur de la cavité abdominale, s'engagèrent dans la canule et mirent fin à l'écoulement de sérosité. Une sonde introduite dans la canule fut portée à neuf pouces de profondeur sans toucher la paroi de la cavité. Pendant huit jours, près de cinq livres de sérosité s'écoulèrent journellement par l'ouverture, ce qui parut soulager la malade, qui, sous l'influence du traitement analeptique, se rétablit tellement dans l'espace de quelques semaines, qu'elle put de nouveau vaquer à ses occupations. L'abdomen cependant resta tuméfié, dur, et la digestion difficile. Au bout d'une année, la malade fut de nouveau obligée de garder le lit et mourut quelques mois après, sans que durant cette dernière période on ait pu sentir de fluctuation dans le bas-ventre.

Ouverture du cadavre. — A droite, le diaphragme est refoulé jusqu'à la seconde côte, à gauche, jusqu'à la quatrième. Les poumons et le cœur très petits. Aucune trace d'épiploon ni glandes mésentériques. Pancréas détruit. l'estomac, les intestins, la rate, les reins, l'utérus, la vessie, extrêmement petits. Le foie, libre sur toute sa face antérieure, remplissait à lui seul le reste de cette énorme cavité abdominale ; la sérosité évacuée paraissait avoir été contenue dans le foie seul ; celui-ci était plus foncé qu'à l'ordinaire ; son lobe gauche tellement tuméfié, qu'il s'étendait jusqu'à la quatrième côte gauche ;

son parenchyme raréfié et ses vaisseaux dilatés. Le lobe de Spigel ne présentait aucune altération ; la vésicule biliaire avait disparu, et à sa place se trouvaient des brides celluleuses, de petits ulcères, et quelques calculs biliaires gros comme des noix et entourés chacun d'une espèce de membrane. Le conduit biliaire était obstrué (la malade n'avait jamais été ictérique, sa peau avait plutôt une couleur cendrée). La face inférieure du foie était couverte d'excroissances celluleuses et d'ulcères superficiels : la face convexe supérieure adhérait intimement au diaphragme. Le lobe droit, extrèmement volumineux, présentait de la fluctuation. Une incision donna issue à douze livres de sérosité d'abord aqueuse, puis trouble et floconneuse, suivie à la fin d'une espèce de sanie sans odeur, et qui recouvrait tout l'intérieur de la cavité creusée dans le lobe droit ; les parois de cette cavité, et par conséquent la substance du lobe droit du foie, n'avaient qu'un demi pouce d'épaisseur. Il paraît que lors de l'évacuation de la sérosité par l'incision de l'anneau ombilical, la veine ombilicale était redevenue perméable, et que c'est par elle que la cavité du foie communiquait avec l'anneau ombilical, car il n'y avait dans ce cas aucune autre adhérence entre la partie antérieure du foie et le péritoine. Il est digne de remarque aussi que malgré cette grave lésion du foie, la malade avait toujours conservé sa bonne humeur (1).

M. le docteur Hawkins parle de tumeurs aqueuses qui se développent sur le bord ou à la surface d'un foie sain,

____

(1) Horns, archiv., etc., sept. et octob. 1829.

ne dépassant presque jamais la grosseur d'une noix, et s'enfonçant quelquefois légèrement dans son tissu. Le liquide renfermé dans ces sortes de kystes, est souvent à peine coagulable par la chaleur, et l'on n'y trouve par l'analyse chimique que cette matière animale que le docteur Marcet nomme *matière mucoso-extractive*, qui ne se coagule pas par la chaleur, et ne se prend pas en gelée par le froid ou l'évaporation.

M. Louis décrit aussi des kystes petits, assez analogues aux précédens, et qu'il n'a trouvés que chez les phthisiques. Bianchi, Glisson, Fanton, Morgagni font mention de kystes du foie renfermant de la matière mélicérique, athératomateuse.

Enfin, M. le docteur Brulatour fils, professeur d'anatomie à l'école secondaire de médecine de Bordeaux, qu'une mort prématurée a malheureusement enlevé à la science et à ses amis, avait enrichi la collection des pièces anatomiques de l'école, d'une dégénérescence osseuse d'un kyste d'une belle dimension, qu'il avait rencontré dans le foie d'un cadavre qui servait à ses savantes démonstrations.

M. Louis parle d'un sujet chez qui le foie était devenu emphysémateux, plus léger que les poumons, et avait à peine le volume qui lui est naturel. Cet état du foie s'était-il manifesté avant ou après la mort ? La dernière de ces hypothèses me paraît la plus vraisemblable. En admettant, au reste, que l'emphysème dont il s'agit se fut développé pendant la vie, ainsi que le croit M. Louis, il me semble qu'on ne saurait s'empêcher de le considérer comme le résultat d'une affection irritative, car, chez l'individu où il fut observé, tous les viscères abdominaux et thoraciques présentaient des traces de phlegmasie. Ce fait étant le seul de ce genre qu'on ait encore publié, je crois devoir le consigner ici.

Obs. N° 35. — Un garçon bonnetier, àgé de 27 ans, d'une constitution peu forte, arrivé à Paris depuis un mois, fut admis à l'hôpital de la Charité, le 7 avril 1824, accusant cinq semaines de maladie.

Le 8 avril, figure faiblement colorée, infiltration légère au bas des jambes, diminution considérable des forces. Crachats verdàtres, jaunàtres, incomplètement opaques, quelques autres grisàtres, demi transparens, comme vitrés. Toux fréquente, oppression forte, parole brève, ràle muqueux en arrière et principalement du côté gauche, dans toute la hauteur de la poitrine ; percussion sonore. Pouls médiocrement accéléré, chaleur peu considérable. Langue sèche, un peu rouge, bouche pâteuse, soif vive, anorexie ; ventre tendu, bombé, légèrement sonore dans tous les points, indolent ; parfois, néanmoins, le malade y éprouvait un léger malaise ; selles rares. (chiendent, oximel nitré, lavement de pariétaire bis ; potion gomm. ; deux crèmes de riz, trois bouillons).

Les mêmes symptômes persistèrent, et prirent plus ou moins de développement jusqu'à la mort, qui arriva le 27 août.

Ouverture du cadavre, 34 heures après la mort. — Etat extérieur : emphysème universel, plus considérable au cou, sur les parties latérales du tronc que partout ailleurs, accompagné de phlyctènes remplies d'un liquide violacé.

Tête et cou : altération de texture peu remarquable.

Poitrine : poumon gauche libre dans toute sa surface, d'une couleur cendrée, interrompue par des taches blanchâtres qui correspondaient à des masses plus ou moins considérables de matière grise et tuberculeuse, plus larges et plus multipliées dans le lobe supérieur que dans l'inférieur. Il n'y avait pas d'excavation, et le parenchyme pulmonaire placé autour des tubercules était sain. Le poumon droit offrait la même lésion, et ses deux tiers inférieurs étaient revêtus par une fausse membrane, unie à celle qui lui correspondait sur la plèvre costale, au moyen de filamens entre lesquels se trouvait un épanchement de sérosité claire, évalué à dix onces. Les bronches étaient minces et d'un rose pelure d'oignon. Le cœur avait un volume convenable ; contenait une petite quantité de sang pâle et spumeux. Ses chairs étaient extrèmement flasques ; les parois de l'un et l'autre ventricule minces, de manière que celles du côté gauche n'avaient que trois lignes d'épaisseur. Elles étaient si souples, qu'il semblait au premier abord que les fibres charnues furent séparées les unes des autres par une certaine quantité de gaz ; mais il n'en était pas ainsi.

Abdomen. — La paroi antérieure adhérait aux parties sous jacentes, au moyen de filamens celluleux plus ou moins longs. Le grand épiploon recouvrait l'intestin grêle dans la majeure partie de son étendue, formait une espèce de gâteau aplati, de douze à quinze lignes d'épaisseur, plus ou moins inégal, alternativement jaune et bleuâtre, composé de matière tuberculeuse et de matière grise violacée demi-transparente. La première faisait les quatre cinquièmes de la masse et n'était ramollie dans aucun point. Les méso-colon et méso-rectum avaient subi la même altération, mais leur épaisseur était moindre. La plus grande partie des glandes du mésentère étaient tuberculeuses.

Le foie adhérait au diaphragme au moyen d'une fausse membrane qu'on en séparait aisément. Il avait une couleur bistre foncée, un volume très médiocre, était fort mou, et sa pesanteur spécifique si peu considérable qu'il flottait au dessus de l'eau comme un poumon sain. A l'intérieur, il offrait un nombre infini de vacuoles du volume d'un grain de millet à celui d'un petit pois, et plus de vide que de plein. La bile de la vésicule était claire et plus abondante; la rate avait un volume un peu plus considérable que de coutume. Le péritoine qui la recouvre était séparé dans sa moitié inférieure, où il formait une poche contenant au moins deux onces d'un liquide noirâtre. Son tissu était extrêmement ramolli, et la couleur pareille à celle du liquide dont il vient d'être question. L'estomac était recouvert en partie par une fausse membrane. Quoique séparé avec les plus extrêmes ménagemens des parties environnantes, il offrait à gauche du cardia une ouverture arrondie, à bords pâles et minces, mais, à raison du défaut d'épanchement, on doit penser que la perforation était le résultat de quelque légère traction, qu'elle n'existait pas durant la vie. A l'intérieur, l'estomac offrait deux aspects bien différens. Près du pylore, et dans une étendue assez considérable, il était grisâtre, sa membrane muqueuse mamelonnée, d'une bonne consistance, incomplétement détruite dans vingt endroits, plus ou moins rapprochés, dans la largeur de deux lignes ; ailleurs, elle était d'un blanc bleuâtre ou bistre claire, extrêmement molle et mince, et les tissus correspondans faciles à déchirer. La membrane muqueuse de l'intestin grêle était pâle et molle comme du mucus dans toute son étendue ; celle du colon l'était un peu moins, il n'y avait d'autre ulcération ni dans l'un ni dans l'autre intestin (1).

Il me resterait maintenant à examiner si, lorsque l'inflammation du foie ne s'est pas terminée par résolution, et que néanmoins il n'est survenu aucune des altérations qu'on observe à la suite de l'hépatite aiguë ou chronique, il est possible de juger, par la consistance ou par la couleur du parenchyme, s'il y a eu ou non irritation. Mais la consistance normale de la glande biliaire est très peu connue, et tout ce qu'il est possible d'établir à ce sujet, c'est que, lorsque le parenchyme hépatique est d'une extrème friabilité, qu'il s'écrase et se réduit en pulpe sous le doigt qui le presse, l'analogie et les cas où l'on a vu cet état du foie coïncider avec tous les symptômes d'une hépatite doivent porter à admettre qu'il est le résultat d'un travail inflammatoire. On devra donc regarder comme de nature irritative cette variété de la diminution de cohésion du parenchyme hépatique que l'on pourrait appeler *sèche*, que M. Louis a seul bien décrite, qu'il désigne sous le nom de *friabilité*, et dans laquelle la substance du foie se laisse rompre sous la pression

(1) Louis (*Recherches anatomico-pathologiques sur la Phthisie*), page 143, obs. 7.

la plus légère et se réduit à un détritus comme pulvérulent.

Pour ce qui est de la couleur du foie, personne n'ignore qu'elle est susceptible de varier beaucoup dans l'état sain. Non seulement elle n'est pas toujours alors, comme on le prétend, d'un rouge brun à sa surface, mais la substance hépatique, loin d'offrir constamment une teinte fauve ou jaunâtre à l'intérieur, est souvent d'une couleur brune. Or il est clair que, dans ce cas, la rougeur, signe non équivoque de l'inflammation, ne peut nullement servir à constater l'existence de cette dernière. On s'accorde, en général, cependant, à regarder la couleur rouge foncé du tissu du foie comme provenant presque toujours d'un état d'irritation. Il paraît également que les teintes jaunâtre prononcé, blanc jaunâtre, jaune ambré et la pâleur du tissu du foie coïncident le plus communément avec des altérations qui dépendent d'un travail inflammatoire. On a aussi fait mention d'une couleur bronzée de l'intérieur qui s'accompagne d'une mollesse peu ordinaire du parenchyme hépatique, et qui, pour cette raison, me paraît être le produit d'une phlegmasie chronique. Quant à cette couleur ardoisée, noirâtre, disposée en plaques uniques ou multiples, et toujours nettement circonscrites, qu'on observe principalement à la face concave du foie, et qui se rencontre beaucoup plus fréquemment que celle dont il a été question jusqu'ici, on ignore en quoi elle consiste, et quelle est l'affection qui l'occasionne. « Si l'on en jugeait, dit Boisseau, par analogie avec des taches d'un noir plus foncé que l'on remarque, dans un plus petit nombre de cas, à la surface externe des intestins, on serait tenté de l'attribuer à l'inflammation ; mais comment expliquer la singulière régularité des plaques noirâtres ? Elles sont souvent triangulaires ou quadrangulaires ; presque toujours, elles finissent au bord tranchant, et, dans la direction opposée, une ligne droite les termine brusquement. Quel est alors l'état de la substance du foie ? On l'ignore. Il est probable, cependant, que c'est d'elle que dépend particulièrement cette singulière coloration, ou, si l'on veut, décoloration, qui toujours se prolonge à l'intérieur de ce viscère. » (1).

(1) *Dictionnaire abrégé des Sciences médicales*, tome IX, page 21.

Nota Bene.— Je crois devoir dire ici, avant de passer outre, que si je n'ai pas rapporté dans ce chapitre un cas de chacune des altérations de texture dont le foie est susceptible, c'est d'abord pour ne pas donner des dimensions trop considérables à cet ouvrage ; en second lieu, parce qu'on trouvera à l'article *hépatite chronique* des exemples des lésions organiques que je me suis borné à décrire en parlant des caractères anatomiques de l'irritation du foie. Ainsi l'observation n° 22, page 138, est un cas de cancer du foie, l'observation n° 24, page 145, d'abcès enkysté, etc.

CHAPITRE III.

ÉTIOLOGIE DE L'IRRITATION DU FOIE.

Le foie est situé de manière que dans l'état naturel les corps extérieurs ne peuvent être en rapport direct avec lui. Mais cette circonstance, qui semblerait au premier abord devoir rendre l'irritation hépatique infiniment rare, n'empêche pas qu'elle ne s'observe très fréquemment ; et, pour le démontrer, il suffit de faire remarquer que la gastro-entérite, qui est une maladie extrèmemént commune, s'accompagne presque toujours d'une supersécrétion bilieuse, et que celle-ci est une preuve non équivoque que le foie se trouve surexcité.

Lorsque l'irritation hépatique est primitive, les causes qui la déterminent sont : un coup, une chute sur la région hypocondriaque droite, une plaie pénétrante dans l'abdomen, une violente secousse dans la ligne verticale du corps, telle que celle qui résulte d'une chute sur les pieds, les fesses ou les genoux.

L'hépatite fut primitive dans les observations n° 1 (p. 31), n° 5 (p. 57), et n° 6 (p. 86) ; le second de ces trois faits surtout offre un intérêt d'autant plus grand que l'inflammation de l'appareil biliaire se montra seule exempte de complication, pendant six ou sept jours, et qu'on pût, en quelque sorte, suivre de l'œil la marche que la nature prend en pareille occurrence.

Il arrive quelquefois que, sous l'influence d'un obstacle à la circulation situé dans la poitrine ou dans la cavité abdominale, le sang se ramasse dans l'organe qui sécrète la bile et le distend outre mesure. La congestion alors est toute mécanique; mais on sent facilement que, si cette congestion persiste ou se réitère souvent, elle peut devenir une cause d'inflammation pour le tissu où elle a son siége. L'hépatite, dans ce cas, doit-elle être regardée comme idiopathique? Quelques personnes s'étonneront peut-être que je réponde par l'affirmative. Mais je ferai observer que le seul moyen de s'entendre en étiologie est de ne considérer une affection morbide comme consécutive à une autre que lorsque cette dernière l'a produite directement. Or, ce n'est pas l'obstacle à la circulation qui ici a occasionné, à proprement parler, l'hépatite, mais bien le sang, qui, accumulé dans le foie, est devenu par sa présence une cause de stimulation pour ce viscère: la cause immédiate du mal résidait dans le parenchyme lui-même. Pourquoi donc l'hépatite qui se développe de cette manière ne serait-elle pas regardée comme primitive ou idiopatique?

C'est absolument par le même mécanisme que cet état morbide survient lorsque les congestions sanguines, qui se forment dans le foie pendant les accès de fièvres intermittentes, finissent par l'enflammer.

C'est encore ainsi que se manifeste l'irritation hépatique à la suite des longues courses, des marches forcées sur un sol inégal. Les coureurs, dans l'Inde, qu'on appelle *cavaters*, et qui ont coutume de suivre les chevaux lancés au galop, ou d'aller en avant des voitures, sont, en effet, fort sujets à l'hépatite chronique, et il paraît qu'à Maurice plusieurs des nègres dont l'emploi était de courir devant la voiture du gouverneur, sont morts d'altérations de cet organe et du système circulatoire (1). L'observation N° 6 est d'ailleurs un exemple très remarquable de ce mode de production de l'hépatite, et suffirait, à la rigueur, pour en démontrer la réalité.

La suppression subite de la transpiration, la rétrocession d'un exanthème, de la goutte, du rhumatisme, déterminent, le plus souvent, la maladie qui nous occupe par l'intermédiaire d'une autre affection ; mais il est des cas où elles l'occasionnent directement. Les faits de ce genre ne sont pas très rares, et je ne doute nullement de leur possibilité.

L'irritation hépatique consécutive est toujours le résultat d'une gastro-entérite, d'une inflammation du péritoine ou d'une encéphalite.

L'affection de l'appareil biliaire, qui survint chez le jeune homme dont j'ai tracé l'histoire, pag. 51, obs. n° 4, eut évidemment pour cause immédiate la phlogose du tissu péritonéal. Pour ce qui est des cas où l'irritation du foie dépend d'une phlegmasie du tube digestif, en voici deux dans lesquels la gastro-entérite occasionna non seulement une supersécrétion bilieuse, mais encore une par-

(1) De l'hépatite chronique, thèse soutenue à la faculté de médecine de Montpellier, le 23 mai 1835, par Jean-Baptiste Dalmas, de Nice.

tie des signes qu'on a regardés jusqu'ici comme pathognomoniques de l'hépatite.

OBS. N° 36. — Je fus appelé en consultation, le
10 mars 1822, pour un riche propriétaire des environs
d'une ville où j'exerçais alors. Cet individu, âgé de trente-
cinq ans, d'un tempérament bilieux et fortement constitué, n'avait, à ce qu'il paraît, dans le principe, qu'un embarras gastrique; mais un vomitif qu'il avait pris trois
jours avant celui de la consultation avait considérablement exaspéré les accidens; il présentait, lorsque je le
vis pour la première fois, les symptômes suivans : céphalalgie, bouche amère, langue rouge sur ses bords et à sa
pointe, et couverte à son milieu d'un enduit jaune-verdâtre, soif très vive, peau sèche et brûlante, douleur à
l'épigastre, pouls dur, fréquent et serré, constipation,
urines foncées en couleur. Mon opinion fut que la maladie était une gastro-entérite aiguë, qu'il fallait se hâter
de combattre par les sangsues à l'épigastre, la diète, les
lavemens, les boissons acidulées et mucilagineuses. Le
chirurgien ordinaire et deux autres médecins qui avaient
été appelés en même temps que moi, opinèrent, au contraire, pour l'emploi d'un second vomitif; et, comme j'é-
tais seul de mon avis, il fut décidé qu'on administrerait
sur-le-champ deux grains de tartrate de potasse antimonié. Ce remède détermina d'abondantes évacuations bilieuses par haut et par bas; mais l'irritation, au lieu de
diminuer, augmenta. Le lendemain, l'hypocondre droit
était devenu tendu et très douloureux au toucher, et le
décubitus sur ce côté était impossible. Je fis remarquer
les mauvais effets de l'émétique, mais je ne fus pas plus

heureux que la veille, et mes confrères, qui ne voyaient que des humeurs à évacuer, crurent devoir prescrire un purgatif. Je ne revis plus le malade depuis cette époque, mais je sais qu'il mourut quatorze jours après. Je sais aussi que le cadavre fut ouvert, qu'on trouva des traces évidentes d'inflammation dans les voies digestives, que le foie était gorgé de sang et très volumineux, et que le péritoine sus-hépatique, non seulement était rouge, mais avait contracté des adhérences dans plusieurs points de son étendue avec les parties voisines.

Obs. N° 37. — M. de C... fut atteint de coliques violentes, le 20 avril 1826, pendant le traitement d'une utréthrite aiguë pour laquelle on avait fait plusieurs évacuations sanguines, employé le régime végétal et les boissons émollientes : il en était résulté un dérangement des organes digestifs, la langue était chargée, il était constipé, tout annonçait un commencement d'irritation dans ces organes. La température s'étant refroidie subitement, il en ressentit les effets : il mangea une soupe maigre et des poires cuites, il se coucha, eut beaucoup de peine à se réchauffer, et, vers dix heures du soir, il fut subitement atteint de coliques qui augmentèrent tellement qu'il m'envoya chercher au milieu de la nuit. Je le trouvai si souffrant qu'il se roulait sur les planches ; il avait vomi les derniers alimens qu'il avait mangés ; l'épigastre était douloureux quand on le comprimait ; la douleur qu'il y ressentait semblait se propager vers les lombes ; le pouls était lent et serré, la langue sèche ; il ne faisait point de vents par en bas, tandis qu'il avait de fréquentes éructations ; les selles étaient supprimées. Il s'appliqua d'a-

bord quelques linges chauds sur l'épigastre. A mon arrivée, je prescrivis une potion huileuse et un lavement.
Celui-ci, dit le malade, semblait faire remonter la douleur ; quant à la potion huileuse, il la rendit presque de
suite par le vomissement. J'espérais peu de ce médica-
ment, que je n'avais donné que sur la demande du malade, qui l'avait vu administrer en pareille occasion.
Jugeant bien qu'un tel état ne pouvait exister sans irritation, je fis mettre vingt sangsues sur le point douloureux. Aussitôt après leur chute, le malade se mit dans
un bain tiède. Mais ces moyens n'apportèrent aucun
soulagement : il souffrait extraordinairement, il ne put
rester qu'un instant dans le bain, il vomit à plusieurs reprises de la bile porracée, les coliques augmentaient de
plus en plus, il était dans une angoisse inexprimable ;
les potions antispasmodiques, au lieu de calmer, paraissaient, au contraire, accroître la douleur. M. Capiau-
more, chirurgien major de l'école d'artillerie de Metz,
vint le voir : il fut, ainsi que moi, d'avis de réitérer l'application des sangsues. Mais le malade s'y étant refusé,
nous témoignâmes le desir de consulter M. Rampou, médecin en chef de l'hôpital militaire d'instruction de cette
ville. Il porta le même jugement que nous sur cette maladie ; et, comme nous, il conseilla une nouvelle application de sangsues et l'emploi des bains. Tout cela fut exécuté ; mais il n'en résulta qu'un léger amendement des
symptômes précités. Les vomissemens et les coliques se
renouvelaient moins fréquemment, le malade avait quelques instans de calme ; mais quand ces accidens avaient
fini, il souffrait tout autant ; le pouls est toujours lent et

serré, les traits de la face décomposés; tout exprime une profonde douleur; bientôt l'hypocondre droit devient douloureux quand on le comprime; le foie semble dépasser les fausses côtes. Nous nous décidons à faire une forte saignée du bras : à peine le sang commence-t-il à couler de la veine que le malade se sent soulagé; les envies de vomir et les coliques cessent, la chaleur se rétablit dans toutes les parties, la peau se couvre de sueur. il repose dans la nuit.

Le 28, il s'est opéré une vive réaction : chaleur halitueuse; pouls plein, accéléré, très développé, légère céphalalgie; langue chargée, épaisse; soif; l'urine couleur de bière; point de douleur à l'hypocondre, tandis que la pression de l'épigastre en fait ressentir une assez sensible.

Le 29, tous les symptômes de la veille ont diminué; le malade ne souffre nulle part, quoiqu'il n'ait point reposé dans la nuit.

Le 30, rétablissement complet : il demande à manger. L'uréthrite, loin d'avoir été supprimée, s'est, au contraire, exaspérée. (1).

Les deux malades dont il s'agit ici furent réellement atteints d'une phlegmasie du foie, et cette dernière dut s'élever même à un assez haut degré d'intensité, puisqu'on observa une partie des symptômes que les auteurs ont regardés comme pathognomoniques de l'hépatite.

Je réduis, comme on voit, à un bien petit nombre de

(1) Cette observation est de M. Bobilier (*Journal universel des Sciences médicales*), cahier 26, page 355).

causes l'étiologie de l'irritation du foie; et l'on m'objectera peut-être que les pathologistes qui n'avaient connu cette irritation que lorsqu'elle constitue une inflammation plus ou moins forte en admettaient une foule d'autres ; mais pour peu qu'on se donne la peine de méditer ce qu'ils nous ont transmis à ce sujet, on ne tardera pas à acquérir la certitude que toutes les causes que je n'ai pas nommées et dont ils font mention n'agissent qu'en provoquant soit une gastro-entérite, soit une encéphalite, soit une phlegmasie de la portion du péritoine qui correspond à l'appareil biliaire, et que, par conséquent, on n'est nullement fondé à les comprendre parmi les causes de l'irritation hépatique.

La plupart des auteurs, par exemple, ont avancé que l'habitation sous un ciel brûlant est une des conditions qui contribuent le plus au développement des maladies du foie. La vérité est que ces affections sont très communes dans certaines contrées, telles que l'Égypte, les Indes-Orientales; mais si ce fait a lieu, ce n'est pas parce que la chaleur modifie directement l'organe qui sécrète la bile. L'effet le plus ordinaire d'une température élevée est de rendre les voies digestives très excitables et de disposer éminemment aux irritations gastro-intestinales. Ces irritations, une fois déclarées, se propagent aux tissus voisins : voilà la raison de la fréquence de l'hépatite dans les pays chauds.

Portal a remarqué que les grands mangeurs ont généralement le foie plus gros que les autres personnes. Ce médecin aurait dû ajouter que l'augmentation de volume, dans ce cas, tient ou à l'existence de la gastro-duodénite qui, comme on sait, s'observe souvent chez les individus qui mangent beaucoup, ou à ce que les organes digestifs, se trouvant alors continuellement en exercice et continuellement stimulés, transmettent au foie une somme d'excitation plus forte que de coutume, ce qui, à la longue, suffit pour déterminer l'hypertrophie ou l'obstruction de ce viscère.

Il n'y a pas très longtemps encore qu'on pensait que le foie était toujours affecté dans les maladies vénériennes. Quelques médecins même, et notamment *Jean Hartmann*, regardèrent cet organe comme le siége et le *præcipuum fundamentum* de la vérole. Cette opinion compte peu de partisans aujourd'hui. Néanmoins, il est vrai de dire que chez beaucoup d'individus vérolés le foie a été reconnu plus ou moins profondément atteint. On a mis également au nombre des causes de l'hépatite les écrouelles, le scorbut et l'arthrite. Dans ces derniers cas, comme dans le premier (la syphilis), il n'est pas impossible assurément que l'organe qui sécrète la bile devienne malade, sans qu'il y ait coïncidence d'une irritation de la membrane muqueuse digestive, mais le plus souvent il en est ainsi (1).

(1) Ce que j'avance ici, relativement aux personnes qui sont affectées des écrouelles ou de la syphilis mériterait, à raison de sa nouveauté et de son importance, d'être appuyé par des faits, et je n'en cite aucun ; mais j'invite le lecteur à consulter, dans le traité des maladies du foie de Portal, l'article intitulé *de l'Etat du Foie par Vice scrophuleux*, et celui qui a trait aux altérations hépatiques, qui paraissent survenir à la suite de la vérole. Dans le premier comme dans le second de ces articles, la plupart des observations que Portal a recueillies lui-même, et qui, sous ce

Nous avons déjà vu que les congestions sanguines qui se forment dans le foie pendant les accès des fièvres intermittentes agissent directement sur ce viscère et peuvent finir par l'enflammer. Mais les affections fébriles périodiques, n'étant souvent que de véritables gastro-entérites, on conçoit facilement qu'elles puissent alors surexciter sympathiquement le foie et en déterminer l'hypertrophie ou l'obstruction. C'est donc de deux manières différentes que l'irritation hépatique peut survenir à la suite de ces maladies.

Les viandes noires ou grasses, roties ou assaisonnées par l'art dangereux de nos cuisiniers ; les assaisonnemens chauds (poivre, piment, girofle, etc.), les vins généreux, les liqueurs spiritueuses, les vomitifs et les purgatifs employés d'une manière méthodique ; tous les agens connus, en un mot, sous la dénomination de stimulans, portent leur première action sur l'estomac et le duodénum. Ce n'est jamais que lorsqu'ils ont produit une gastro-duodénite, et que celle-ci s'est transmise au foie par les canaux biliaires ou par les veines qui naissent à la surface de la membrane muqueuse interne (1), que les signes de l'irritation hépatique se déclarent.

rapport, n'en ont que plus de droit à notre confiance, prouvent que ce n'est presque toujours qu'après que les signes d'une lésion gastrique ont paru, que l'organe qui élabore la bile s'enflamme et se désorganise.

(1) Ces veines se continuent en s'anastomosant avec les petites veines mésaraïques, qui, à leur tour, vont aboutir au tronc de la veine-porte. M. Ribes est le premier qui ait parlé de ce mode de transmission de l'irritation de la membrane muqueuse digestive au foie.

Les affections de l'appareil biliaire ne sont si communes chez les personnes qui mènent une vie sédentaire ou
qui se livrent aux travaux du cabinet que parce que la
digestion se fait ordinairement mal quand elle n'est pas
aidée par l'exercice, ou que l'esprit se trouve dans un
état habituel de contention.

Le refroidissement par l'exposition à un courant d'air
ou l'immersion d'une partie ou de la totalité du corps
dans l'eau froide, la répercussion d'un exanthème, de la
goutte ou du rhumatisme, sont susceptibles, ainsi que je
l'ai dit plus haut, d'agir directement sur l'organe qui
sécrète la bile ; mais le plus souvent, lorsque l'inflammation de ce viscère survient à la suite de la suppression
subite de la perspiration cutanée, de la disparition d'un
exanthème, etc., ces causes commencent par provoquer
soit une gastro-entérite, soit une péritonite, suivant que
le sujet est prédisposé à l'une ou à l'autre de ces maladies par l'état de l'atmosphère, son régime, ses habi-
tudes, sa constitution. Une chose qui déjà milite beaucoup en faveur de cette opinion, c'est que le péritoine et
la muqueuse gastro-intestinale sont dans un rapport
d'alternative avec la peau, et peuvent devenir supplé-
mentaires de celles-ci, tandis qu'il n'existe que très peu
de sympathies, bien connues du moins, entre le système
dermoïde et l'appareil biliaire.

L'organe qui fut le premier affecté chez le jeune
homme dont j'ai parlé, page 98, obs. n° 10, fut évidemment le péritoine : car j'ai prouvé (voyez page 54) que
les douleurs aiguës de l'hypocondre appartiennent à la
péritonite. Ce ne fut qu'après, et sous l'influence de cette

dernière, que le foie devint malade. La cause de l'hépatite dans ce cas ne fut donc pas , à proprement parler,
l'immersion dans l'eau, mais bien la péritonite qui résulta
immédiatement de l'impression subite du froid sur la
peau.

Obs. N° 38. — Une femme âgée de 25 ans, d'un tempérament lymphatico-sanguin, ayant été se baigner , le
12 juillet 1821, dans le Drot , petite rivière du département de Lot-et-Garonne , éprouva pendant la nuit des
envies de vomir continuelles, une chaleur insupportable
dans tout le corps , et des angoisses inexprimables. Le
lendemain et les deux ou trois jours suivans, ces symptômes devinrent plus prononcés , des vomissemens fréquens eurent lieu , une fièvre violente se déclara. Le
traitement que son médecin lui prescrivit la soulagea
promptement; mais sa guérison ne fut pas complète, elle
ne recouvra pas sa fraîcheur habituelle, et il lui resta un
sentiment de pesanteur et d'anxiété dans la région épigastrique, qui se manifestait principalement avant le repas
et pendant le travail de la digestion. Cet état de choses
dura à peu près quatre mois. Au bout de ce temps, et
sans cause appréciable, l'appétit disparut entièrement; les
nausées , les vomissemens et la fièvre se renouvelèrent.
On combattit ces accidens de la même manière que la
première fois, mais avec moins de succès. Les digestions
ne se firent plus qu'avec peine, une fièvre lente se déclara,
et l'embonpoint commença à diminuer à vue d'œil. Deux
ou trois mois après, une nouvelle recrudescence étant
survenue, je fus appelé en consultation. Je trouvai la malade dans un état de maigreur extraordinaire; l'estomac

ne pouvait supporter aucun aliment solide; la langue était rouge et sèche, la peau brûlante, le pouls petit et fréquent. Une circonstance qui me frappa surtout, et qui n'avait pas fixé l'attention de mon confrère, c'est que l'hypocondre droit était bombé et douloureux : lorsqu'on comprimait cette partie, on sentait que la tuméfaction était produite par le foie, qui avait acquis des dimensions considérables et qui était devenu extrêmement dur.

Cette femme mourut. Les parens ne voulurent pas permettre qu'on en fît l'ouverture ; mais je ne crois pas qu'on puisse douter, d'après ce que je viens de dire, qu'il n'y eut chez elle une lésion de l'appareil biliaire ; je ne crois pas non plus qu'il soit possible d'admettre que cette dernière fût le résultat immédiat de l'immersion dans l'eau, car les premiers symptômes qu'on remarqua furent ceux de la gastro-entérite. Cette observation prouve donc, comme l'observation n° 10, que l'action du froid ne produit pas toujours directement l'hépatite.

OBS. N° 39. — Une couturière, âgée de dix-huit ans, d'un tempérament lymphatique, fit disparaître très promptement une gale ancienne dont elle était atteinte. Peu de jours après, une diarrhée légère, accompagnée de coliques et de ténesmes, se déclara. A ces accidens, se joignirent bientôt une douleur à l'épigastre, des envies de vomir et la perte totale de l'appétit. Le chirurgien de la malade vit dans ces symptômes l'indication d'un vomitif et l'administra. L'effet de cet émétique n'ayant pas répondu à son attente, il en fit prendre un second, après quoi il ordonna plusieurs purgatifs pour achever, disait-il, de nétoyer les premières et les secondes voies. Ce traitement n'amena aucun changement favorable : la diarrhée et les coliques persistèrent, la sensibilité de la région épigastrique augmenta, et le dégoût pour les alimens fut porté au point que leur aspect seul suffisait pour occasionner des soulèvemens d'estomac. Les parens, voyant que leur fille ne guérissait pas, s'adressèrent à un médecin du voisinage, qui, se fondant sur ce que les règles n'avaient pas reparu depuis deux mois, crut devoir recourir aux emménagogues et en prescrire de toutes les espèces et sous toutes les formes. L'usage de cette médication nouvelle dura trois mois, et les résultats n'en furent nullement avantageux. Sous son influence, au contraire, les choses prirent une marche beaucoup plus fâcheuse : la maigreur devint extrème, la peau se colora en jaune, des vomissemens eurent lieu d'espace en espace ; chaque jour, en outre, une petite fièvre se manifestait vers le soir et durait une partie de la nuit. Tel était l'état de la malade lorsqu'elle témoigna le desir de me consulter. Mon premier soin, en arrivant auprès d'elle, fut de palper le bas-ventre, et comme toutes les apparences extérieures me l'avaient fait présumer déjà, j'acquis la certude qu'il y avait une lésion du foie : ce viscère était si volumineux qu'il débordait de trois ou quatre doigts les fausses côtes, et que l'hypocondre droit en était soulevé. Cette jeune personne périt dans le marasme le plus complet. Le cadavre ne fut point ouvert.

Il est évident que, dans ce cas, la répercussion de la gale détermina une irritation qui, d'abord fixée sur les intestins, s'étendit bientôt à l'estomac. Cette irritation, traitée d'une manière peu convenable, se propagea au parenchyme hépatique. Chez un individu qui eût été plus prédisposé aux affections du péritoine qu'à celles de la membrane muqueuse gastro-intestinale, la disparition de l'éruption psorique aurait produit de préférence une irritation du tissu péritonéal ; mais elle n'aurait, pas plus dans cette circonstance que dans l'autre, agi immédiatement sur le foie.

L'hépatite, qu'on dit être produite par la rétrocession de la goutte ou du rhumatisme, ne se développe presque jamais d'une manière différente ; le péritoine ou les voies digestives sont le plus souvent alors les premiers enflammés. Ce n'est qu'après, et par suite de l'irritation de l'un ou de l'autre de ces deux organes, que celui qui élabore la bile devient malade.

On a mis également au nombre des causes de l'hépatite l'inflammation du tissu cellulaire de l'abdomen et celle de la plèvre. Mais l'observation n° 4, p. 51, prouve que, lorsque les parois du bas-ventre sont enflammées, l'organe auquel l'irritation commence par se communiquer est la membrane péritonéale. Pour ce qui concerne la pleurésie, le fait suivant suffira pour mettre hors de doute que c'est encore par l'intermédiaire du péritoine que l'hépatite survient en pareille occurrence.

Obs. N° 40. — Je fus invité, en mars 1820, à soigner, conjointement avec un autre médecin, un jeune homme robuste et d'un tempérament bilioso-sanguin. Cet individu présentait tous les signes d'une phlegmasie très intense de la plèvre et du poumon droit. Le symptôme prédominant avait été dans le principe une douleur située au-dessous du sein, et tellement aiguë que, dès le second jour, la respiration ne se faisait plus du côté affecté que par le moyen du diaphragme. A l'époque où nous fûmes convoqués, l'inflammation avait envahi ce muscle , et la dilatation de la poitrine était en quelque sorte nulle à droite. Le malade mourut. A l'ouverture du cadavre , le poumon, la plèvre et le diaphragme offrirent des traces évidentes d'irritation. Mais ce à quoi nous ne nous attendions pas, mon confrère et moi, c'est que le foie en offrait aussi : il était d'un rouge foncé, beaucoup plus gros que de coutume , et la membrane séreuse avait contracté de nombreuses adhérences avec les tissus ambians.

L'affection qui, chez le sujet dont il s'agit ici, se développa la première, et occasiona la mort , fut évidemment une pleuro-péripneumonie, puisqu'on n'observa pendant la vie que les symptômes de cette phlegmasie : l'irritation débuta par la plèvre costale et le poumon ; de là , elle se propagea au diaphragme et au péritoine diaphragmatique: celui-ci la transmit en définitive à l'appareil biliaire. La cause immédiate de l'hépatite dans cette circonstance fut donc la péritonite.

On a déjà vu que M. Louis avait été conduit par une suite d'observations bien circonstanciées à établir « que la transformation graisseuse du foie existe presque uniquement chez les individus atteints de phthisie, en sorte qu'on peut jusqu'à un certain point la considérer comme une dépendance de cette dernière espèce de lésion. » Cette proposition est sans doute trop générale, et les faits qui prouvent que l'état gras du foie peut se développer sous l'influence d'une maladie autre que la phthisie sont beaucoup plus nombreux que ne le prétend M. Louis. Mais , ce qui me paraît certain, c'est que, lorsque la dégénérescence qui nous occupe se forme chez les phthisiques, ce fait a lieu parce que l'irritation des voies aëriennes s'est communiquée au péritoine diaphragmatique, et de là au foie. On m'objectera peut-être que la phthisie n'est point une affection de nature irritative; je répliquerai à cela que la plupart des médecins, aujourd'hui, regardent les mots *phthisie pulmonaire* et *pneumonie chronique* comme synonymes. En supposant, au surplus, qu'une pareille manière de voir ne fut pas admissible, on ne saurait me refuser qu'il se déclare constamment dans le cours de la phthisie des inflammations plus ou moins étendues de la plèvre. Eh ! bien, ce sont ces inflammations qui, quoique peu prononcées, se transmettent au péritoine et au parenchyme hépatique.

Les excès d'étude, les passions violentes, les chagrins profonds, les accès de colère, l'insolation, n'agissent pas non plus directement sur le foie. Toutes ces causes commencent par produire une irritation du cerveau et de ses membranes : celle-ci, lorsqu'elle est intense ou qu'elle dure longtemps réagit quelquefois sympathiquement sur le parenchyme hépatique lui-même, mais le plus souvent elle se transmet à la membrane muqueuse gastro intestinale et ce n'est qu'après que l'hépatite a lieu. On peut m'opposer, je le sais, qu'il est difficile de concilier avec cette théorie les cas où la jaunisse se développe instantanément sous l'influence d'une émotion morale vive. Mais ces sortes de cas, selon moi, ne font pas exception à la règle que j'établis, et il résulte évidemment de ce que je dirai plus loin que l'état du foie qui produit l'ictéricie spasmodique reconnaît presque toujours pour cause prochaine une lésion gastro-intestinale, qui, elle-même, est survenue immédiatement après une émotion morale vive, telle qu'une grande frayeur, un accès de colère, etc.

C'est encore par un mécanisme analogue que l'hépatite se développe à la suite des plaies de tête. Lorsque, en effet, il n'y a pas eu dès l'abord lésion concomitante de l'organe qui élabore la bile et de l'encéphale, l'irritation se communique bien quelquefois directement au parenchyme hépatique, mais le plus ordinairement ce fait n'a lieu que par l'intermédiaire du tube digestif. Il m'eut été facile de citer une foule de cas pratiques à l'appui de cette proposition, mais comme chez la plupart des sujets qui sont atteints d'une encéphalite traumatique compliquée d'une altération de l'appareil biliaire les choses se passent de la même manière que dans l'une ou dans l'autre des deux observations suivantes, j'ai cru que je pouvais me dispenser d'en rapporter un plus grand nombre.

Obs. N° 41. — M. B..., officier en retraite, âgé d'environ 45 ans, était, depuis longtemps, livré à la crapule la plus dégoûtante. Plusieurs fois j'avais eu occasion de le voir à l'hôpital de la marine, où souvent on l'apportait gorgé de vin et d'eau-de-vie, couvert de contusions et de meurtrissures.

Le 1ᵉʳ juillet 1823, à dix heures du soir, chassé d'un cabaret où il avait déposé les restes de sa raison, il se rendit dans sa chambre, au second étage, d'où il tomba ou se jeta par la fenêtre. La tête frappa fortement contre un balcon en fer du premier étage, et il retomba ensuite jusqu'à terre, ayant fait une chute de trente-cinq pieds de haut. Apporté à l'hôpital à onze heures du soir, dans un état complet d'ivresse, il fut soumis à l'examen le plus attentif. On trouva aux tégumens craniens, vis-à-vis la portion temporale droite du frontal, une plaie d'environ un pouce de longueur, et par laquelle sortait une assez grande quantité de sang artériel. Le voisinage de l'artère temporale moyenne fit penser que l'hémorragie pouvait être due à sa rupture : une incision de deux pouces, à partir de l'angle inférieur interne de la plaie, mit à découvert deux branches artérielles qui furent liées aussitôt. On fit un pansement simple, et on appliqua le bandage.

Le pouls était assez élevé au moment de l'entrée du malade; on lui pratiqua une saignée d'environ dix onces. Du reste, tous les symptômes de l'épanchement et de la fracture existaient. Large ecchymose autour de l'œil droit; écoulement de sang par les narines, les oreilles et la bouche ; deux bosses énormes sur le front ; coma profond; respiration précipitée et stertoreuse. Ces symptômes firent pronostiquer une mort prochaine, qui arriva, en effet, un quart d'heure après le pansement, pendant lequel on sentait une dépression graduelle du pouls.

Autopsie. — Habitude extérieure. — Sujet musclé : face violacée et recouverte encore en partie de sang coagulé ; ecchymose de l'œil droit ; plaies des tégumens du crâne de trois pouces d'étendue ; bosse avec épanchement de sang dans le tissu cellulaire sous cutané du côté gauche de la tête seulement; traces de contusions sur le côté droit de la poitrine.

Tête. — Fracture considérable du frontal, depuis la

ligne médiane jusqu'à sa suture avec le pariétal droit et l'aile du sphénoïde ; une seconde fracture, perpendiculaire à la précédente, part de la bosse pariétale droite, croise la première à angle aigu, traverse les voutes orbitaires droite et gauche ; longe l'ethmoïde du côté gauche, coupe le corps du sphénoïde et se termine aux apophyses clinoïdes entièrement séparées de l'os auquel elles appartiennent. De cette disposition résultent deux éclats du frontal, qui, enlevés, laissent la dure-mère à découvert dans une étendue de deux pouces carrés, et déchirée près de la voute orbitaire droite, et non loin de l'apophyse crista-galli. Enfin, une troisième fracture, moins considérable que les deux autres, se dirige obliquement en dehors et en bas, divise l'arcade sourcilière droite à sa partie externe, et se perd sur l'aile du sphénoïde et la face antérieure du rocher du même côté. L'encéphale, dont les vaisseaux sont fortement injectés, présente un affaissement considérable et un épanchement de sang dans les ventricules.

Poitrine.— Épanchement de sang dans la cavité droite de la plèvre, poumon droit déchiré dans plusieurs points, quoique sain du reste.

Abdomen. — Colon boursouflé, estomac distendu, foie de couleur pâle, épanchement de sang dans la cavité abdominale, provenant sans doute de déchirures assez étendues que le foie présente dans ses lobes principal et moyen. L'estomac est plein de liquide, qu'à sa couleur et son odeur on reconnaît pour du vin mêlé à de l'eau-de-vie. Une plaque rougeâtre d'un pouce et demi de diamètre s'observe au fond du grand cul-de-sac. Les

autres viscères abdominaux n'offrent rien de particulier. (1).

Obs. N° 42. — Un soldat, âgé de 30 ans, et d'une forte
constitution, reçut deux coups de sabre : l'un avait porté
sur le masseter et la glande parotide du côté gauche;
l'autre avait été tellement dirigé que la table externe du
coronal était divisée dans l'étendue de deux pouces. La
plaies et les symptômes n'offrirent rien de particulier les
premiers jours; mais, le huitième jour, vomissement bilieux, et les jours suivans augmentation de la fièvre avec
un enduit jaunâtre de la langue; la suppuration se supprima, et le malade mourut le vingt-cinquième jour de sa
blessure. A l'ouverture du corps , on trouva le foie parsemé de petites ulcérations et recouvert dans toute son
étendue d'une légère couche de matière purulente jaunâtre (2).

L'affection du parenchyme hépatique qu'on rencontra
chez M. B. fut évidemment indépendante de celle de la
tête : il est incontestable , en effet, que la cause qui produisit dans ce cas la fracture du crâne détermina également une violente commotion du foie; ce viscère était
déchiré. Jamais certes l'encéphalite n'a occasionné de
semblables désordres , la mort arriva trop promptement,
d'ailleurs, pour que la pulpe cérébrale eut eu le temps de
s'enflammer et de faire participer à son état de souffrance d'autres tissus.

Pour ce qui concerne le soldat dont parle Desault, il

(1) M. Bouyer, officier de santé de la marine, à Rochefort (*Journal médical de la Gironde*, tome IV, page 391).
(2) *Journal de Desault*, tome II, page 11.

y eut véritablement chez lui hépatite, et le développement de cette phlegmasie fut postérieur à celui de l'encéphalite. Mais on ne saurait me refuser que dans cette circonstance le premier organe auquel l'irritation du cerveau se transmit fut la membrane muqueuse digestive, car on ne remarqua dans le principe que les phénomènes qui résultent pour l'ordinaire des blessures du genre de celle dont il s'agit ici, et quand les accidens parurent s'aggraver, les symptômes qui se manifestèrent furent ceux de la gastro-entérite.

Ces deux observations confirment pleinement, comme on voit, l'opinion que je viens d'émettre : la seule conséquence qu'on puisse en tirer, c'est que, lorsqu'il n'y a pas eu dans les plaies de tête lésion concomitante de l'appareil biliaire et du cerveau, et que néanmoins l'hépatite se déclare, cette dernière dépend presque toujours de la gastro-entérite qui la précéde ordinairement en pareil occurrence.

On me demandera peut-être pourquoi la céphalite non-traumatique s'accompagne si rarement d'abcès au foie. Cette différence tient, selon moi, à celle des causes. Lorsque l'inflammation du cerveau survient à la suite d'un coup, d'une chute, etc., elle est plus intense, les sympathies qu'elle excite sont plus nombreuses et plus énergiques. Ajoutez à cela qu'elle coexiste le plus communément alors avec une fracture du crâne, ou une plaie plus ou moins contuse des parties molles qui recouvrent cette boîte osseuse, et vous n'aurez pas de peine à concevoir pourquoi les abcès hépatiques s'observent plus souvent dans l'encéphalite traumatique que dans celle qui ne l'est pas.

Quelques auteurs modernes expliquent le développement de l'hépatite à la suite des plaies de tête par le mélange du pus avec le sang, mais ce n'est là qu'une hypothèse que les faits infirment, que le raisonnement repousse et que j'ai d'ailleurs implicitement réfutée. (Voyez page 160).

Il demeure donc démontré que, parmi les causes que les auteurs ont assignées à l'hépatite, il n'y a que celles que j'admets qui la produisent réellement. Toutes les autres appartiennent à la gastro-entérite, à la péritonite, ou à l'inflammation du cerveau et de ses membranes, et ne doivent pas par conséquent être mises au nombre des causes de l'irritation hépatique. Que si l'on m'objecte que, dès le moment que j'ai établi que, lorsque la maladie qui nous occupe ne provient pas d'une cause agissant directement sur le foie, elle dépend toujours d'une phlegmasie gastro-intestinale, d'une péritonite ou d'une cérébrite, je ne saurais m'empêcher de regarder les circonstances qui peuvent donner lieu à ces deux dernières affections comme prédisposant au moins à la première, je répliquerai que cela n'offrirait pas d'inconvénient, si l'on se pénétrait bien que ces circonstances ne modifient pas directement le foie, ou, en d'autres termes, ne le modifient que par le moyen d'une irritation étrangère à cet organe. Mais l'opinion que je combats présente ce vice fondamental que les personnes qui l'ont professée jusqu'ici ne tenant aucun compte de l'inflammation préexistante des voies digestives, du péritoine ou du cerveau, n'ont vu que l'hépatite, c'est-à-dire, qu'un résultat, et n'ont dirigé leurs efforts que contre ce résultat. Voilà pourquoi j'ai pensé qu'il était préférable de poser simplement en principe que l'irritation hépatique qui n'est pas primitive reconnaît exclusivement pour cause ou une gastro-entérite, ou une péritonite, ou une méningo-encéphalite. En procédant ainsi, on va droit au but; on ne risque pas surtout d'errer sur la nature et l'origine du mal.

J'ajouterai que les causes qui agissent en excitant primitivement le tissu du foie, étant infiniment moins nombreuses que celles qui commencent par produire une inflammation de l'estomac, du péritoine, ou du cerveau, l'irritation hépatique doit être bien plus souvent consécutive qu'idiopathique. On ne peut me refuser encore que, la gastro-entérite étant beaucoup plus fréquente que la péritonite et la méningo-encéphalite, l'irritation du foie doit être beaucoup plus souvent le résultat du premier que du second et du troisième de ces états morbides. Ces deux propositions nous conduisent naturellement à celle-ci : *la cause la plus commune de l'irritation hépatique est la gastro-entérite.*

L'inflammation primitive du foie revêt pour l'ordinaire les caractères de l'acuité.

L'hépatite consécutive, au contraire, prend en général la marche chronique à son début, ou, si elle est aiguë en commençant, elle passe fréquemment à l'état chronique.

Doit-on considérer l'hépatite comme pouvant occasionner directement l'inflammation du cerveau ? Si le fait est possible, il est du moins fort rare, car parmi les observations de cette espèce que les auteurs nous ont transmises, il n'en est peut-être pas une où les symptômes cérébraux n'eussent été précédés de ceux d'une gastro-entérite intense. toutefois, il me semble que puisque le cerveau peut réagir directement sur le foie , on doit supposer la même prérogative à ce dernier, et dès-lors, il est clair que lorsqu'il y a ce qu'on pourrait appeler une métastase, ou en d'autres termes , que l'hépatite diminue ou disparaît et que le délire se déclare , l'encéphalite dépend tantôt des sympathies que le foie enflammé a excitées dans le cerveau , tantôt de la gastro-entérite qui se développe toujours en pareille occurrence.

Les auteurs ont mis également au nombre des causes prédisposantes ou occasionnelles de l'irritation hépatique l'hérédité, l'âge, le sexe, la suppression d'exutoires, d'hémorragies habituelles, etc. Le docteur Gridlestone paraît être le premier qui ait particulièrement signalé l'influence de l'âge sur le développement des maladies du foie. Il ne les a jamais observées dans l'Iude avant l'époque de la puberté. Anneslay a fait la même remarque. On présenta, il y a trois ans , au comité de consultation gratuite de la société de médecine de Bordeaux, une petite fille de 9 ou 10 ans, qui était atteinte d'une hépatite chronique bien caractérisée, mais c'est la seule fois que j'ai rencontré cette phlegmasie chez un enfant.

Les femmes semblent plus prédisposées à l'état morbide qui nous occupe que les hommes , surtout à l'époque critique. Pour ce qui est de la part que prend à sa production la suppression d'un exutoire, d'une hémorrhagie , etc., elle est mise hors de doute par une foule d'observations que Portal a consignées dans son ouvrage.

Telles sont les idées que je professe sur le mode de production de l'irritation hépatique. Elles se rapprochent beaucoup , j'en conviens , de celles de Broussais sur le même point, mais elles ne sont pas identiques, comme il le prétendit dans les Annales, lorsque la première édition de ce traité parut. Indépendamment, en effet, que ce médecin n'a connu, en réalité, que le degré de l'irritation du foie qui constitue l'hépatite des auteurs, il ne dit nulle part dans ses écrits que celle-ci peut être occasionnée par la péritonite. Cette lacune lui a valu une foule d'objections qu'il s'est vainement efforcé de lever.

CHAPITRE IV.

PRONOSTIC.

Lorsque l'irritation du foie est consécutive et qu'elle n'est qu'à son premier degré, elle n'offre rien de dangereux : on est toujours sûr de la voir céder à des moyens appropriés.

L'irritation hépatique primitive se manifeste constamment par des signes plus nombreux et plus prononcés que dans le cas précédent ; toutes les fois, néanmoins, qu'elle existe seule, c'est-à-dire qu'elle ne s'est pas propagée encore au péritoine et au tube digestif, il est facile d'en arrêter le cours. L'ouvrier dont j'ai rapporté l'histoire, p. 57 , obs. n° 5, présentait une lésion de ce genre quand il vint chez moi me consulter : je suis persuadé qu'il ne fallait à cette époque qu'une saignée du bras ou une forte application de sangsues à l'hypocondre, et un régime approprié , pour dissiper les accidens et amener une prompte guérison.

Les symptômes que les auteurs ont assignés à l'hépatite aiguë indiquent , comme je l'ai prouvé, que la membrane muqueuse alimentaire, le foie et le péritoine, sont enflammés en même temps. L'état morbide qui résulte de l'affection simultanée de ces trois organes est très grave, et l'issue en est très souvent malheureuse. J'ajouterai pourtant que la gastro-hépato-péritonite aiguë ne se terminerait pas à beaucoup près aussi fréquemment par la mort, si l'on employait pour la combattre une médication plus rationelle. Ne fut-il possible d'alléguer à l'appui de cette assertion que les succès que j'ai obtenus chez les sujets des observations n° 5 (p. 57) et n° 6 (p. 86) que ces faits seuls devraient suffire pour engager les praticiens à imiter la conduite que j'ai tenue dans ces deux cas.

En général, le danger augmente, et l'on doit craindre une terminaison funeste, si, après les saignées promptement faites, la maladie ne paraît pas marcher vers la résolution.

On aura lieu, au contraire, de porter un pronostic favorable, s'il survient de bonne heure des évacuations sanguines par l'anus. C'est là sans doute ce qui a fait dire à Baillou, d'après Hippocrate : *Quibus dolores hypocondriorum, oris ventriculi, hepatis, partium circa umbilicum, hi sanguine per inferiora excreto sanantur, non excreto moriuntur, quia metus est inflammationis* (1).

L'hépatite qui se trouve liée aux scrofules, au scorbut, à une phlegmasie cutanée ancienne, etc., est beaucoup plus grave que celle qui est l'effet de la goutte ou du rhumatisme, qu'il est presque toujours possible d'appeler, soit aux pieds, soit dans tout autre endroit éloigné du foie.

(1) Aphor. coac. Baillou, lib I, consil V, tome II, page 19.

On a cru que l'hépatite superficielle était plus dange-
reuse que l'hépatite profonde, mais chacune de ses variétés a ses dangers. Si dans la première, en effet, les suites
de la suppuration sont plus à redouter que dans la dernière, qui, contractant assez souvent des adhérences
avec l'estomac, ou avec le duodénum, ou le colon, permet au pus de se frayer une issue dans l'un de ces viscères, il est certain que la gastro-entérite, qui co-existe
toujours en pareil cas, est pour l'ordinaire infiniment plus
prononcée dans l'hépatite profonde que dans l'autre, ce
qui, à mon avis, suffit pour contrebalancer le mince
avantage que je viens de signaler.

Quand l'irritation du foie a revêtu les caractères d'une
phlegmasie chronique, la maladie, pour être moins intense et moins douloureuse, n'en est que plus difficile à
guérir. L'une des principales causes surtout de la presque
inutilité de l'art dans ce cas, c'est que, lorsque l'hépatite
prend la marche chronique en commençant, il arrive
souvent qu'on ne s'aperçoit que le foie est enflammé qu'a-
près que ce viscère est devenu le siége d'une dégénéra-
tion morbide, et que nous ne possédons aucun moyen de
rétablir dans leur état normal les tissus véritablement
désorganisés.

On aurait tort, néanmoins, de croire que toute hépatite
chronique est de sa nature incurable, il n'en est pas heureusement toujours ainsi, et j'en donnerai la preuve dans
le chapitre suivant.

Le plus ordinairement, les inflammations chroniques
du foie sont moins fâcheuses chez les femmes que chez
les hommes, parce que des menstrues abondantes ou un

accouchement heureux peuvent avoir des résultats favorables à l'égard du foie.

Lorsque l'hépatite persiste, que le visage reste décoloré, que la digestion ne se fait pas, qu'il y a de la fièvre, de la gène dans la respiration, que l'amaigrissement va toujours en augmentant, on aura fortement à craindre que l'hydropisie ne se déclare, et le péril sera d'autant plus grand que la transpiration et l'excrétion des urines seront moins abondantes.

On a vu des malades, porteurs d'un foie très volumineux et dur, vivre longtemps avec cette affection, surtout quand ils avaient soin de ne pas abuser des remèdes stimulans.

Je ne parle pas ici des changemens heureux qui s'opèrent quelquefois à la suite d'une hémorrhagie nasale, d'un flux hémorrhoïdal, du retour des menstrues, parce qu'il en a été question, pages 84 et 85.

CHAPITRE V.

TRAITEMENT.

§ I. — Lorsque l'irritation du foie n'en est encore qu'à son premier degré, la diète, le repos, une boisson mucilagineuse, les bains, les cataplasmes émolliens, et tout au plus une application de sangsues à la région hypocondriaque droite, suffisent généralement pour en arrêter le cours, si elle est primitive. Dans le cas contraire, elle n'exige aucun traitement particulier. La seule indication qui se présente alors est de remonter à la cause des accidens et de l'attaquer directement. La fièvre bilieuse des auteurs, par exemple, n'est autre chose, selon moi, qu'une lésion gastro-hépatique. Eh bien ! si, chez un individu atteint de cette maladie, l'hypocondre droit n'est ni tendu ni douloureux au toucher, le médecin ne devra s'occuper que de l'irritation des voies digestives. Cette dernière disparaissant, celle du foie disparaîtra également. L'essentiel est qu'on agisse suivant les principes d'une saine doctrine, et qu'on ne s'obstine pas à ne voir que des humeurs à évacuer là où il ne faut, le plus souvent, que recourir à la diète, aux boissons délayantes ou à quelques évacuations sanguines, pour procurer une guérison prompte et solide. Qu'on ne s'y trompe point, les préceptes que je donne ici sont d'une telle importance pour la pratique, que, en s'y conformant, on préservera presque toujours les malades de cette foule d'altérations qui se développent dans le foie, et qui ont reçu le nom d'*obstructions*. Ce n'est pas à combattre ces sortes d'altérations quand elles existent, c'est à les empêcher de se former que le médecin doit s'attacher. Or il ne saurait y parvenir qu'en détruisant la cause de ces irritations hépatiques légères, qui, méconnues ou mal traitées, se prolongent indéfiniment ou prennent les caractères d'une phlegmasie chronique, et se terminent si fréquemment, dans ces deux circonstances, par la désorganisation du tissu qui en est le siége. On aurait donc tort de se figurer qu'il ne s'agit ici que de la discussion stérile d'un point de théorie. Le principe que j'établis repose sur ce fait incontestable : *La gastro-entérite détermine, dans la grande majorité des cas, une irritation du foie;* il a pour but de démontrer que le moyen le plus certain d'arrêter les progrès de celle-ci, consiste à guérir celle là et à ne pas l'exaspérer surtout par les vomitifs, les purgatifs, les désobstruants, etc.

Si l'irritation hépatique consécutive n'offre aucune indication particulière, tant qu'elle n'est qu'à son premier degré, il n'en est pas de même lorsqu'elle présente les symptômes que les pathologistes ont assignés à l'hépatite. D'une part, en effet, l'expérience prouve que, dans le cas où l'inflammation du foie dépend d'une lésion des voies digestives , le plus sùr est d'attaquer simultanément ces deux affections ; de l'autre , on sent facilement que les moyens thérapeutiques qu'on emploie contre l'hépatite doivent varier, sinon quant aux propriétés, du moins sous le rapport du nombre, de l'activité, du mode d'administration , suivant qu'elle est aiguë ou chronique , traumatique ou consécutive. Je vais tàcher de préciser la conduite qu'il convient de tenir dans chacune de ces circonstances.

Toutes les fois que l'hépatite aiguë dépendra d'une gastro-entérite et que le sujet sera pléthorique, on commencera par pratiquer une saignée du bras. Si , malgré cette saignée , le pouls reste large , dur et plein , on la réitérera , et l'on en viendra ensuite aux émissions sanguines locales. Ces dernières suffisent presque toujours chez les individus qui ne sont ni pléthoriques ni très forts, ou qui ne paraissent pas atteints d'une phlegmasie très intense ; mais il faut , même dans ce cas, qu'elles soient abondantes , répétées souvent. On est , en général, trop réservé sur leur emploi. Les sangsues s'appliquent ordinairement à l'épigastre et à l'hypocondre ; cependant , si l'on avait lieu de présumer que la suppression ou la diminution d'un flux hémorrhoïdal périodique eût pu influer sur le développement de la maladie, il serait indiqué d'en mettre à l'anus. On couvrira la région du foie de cataplasmes émolliens , et, si leur poids fatigue , on les remplacera par une flanelle trempée dans une décoction émolliente. On prescrira la diète la plus sévère et des boissons acidules froides , telles qu'une limonade , une orangeade, l'oxicrat , du sirop de groseille étendu d'eau fraîche. Enfin, on secondera tous ces moyens par des demi-lavemens de décoction de graines de lin ou de racines de guimauve, qu'on rendra plus efficaces par l'addition de la pariétaire ou du nitrate de potasse. Il est rare que, par suite d'une médication aussi rationnelle, on n'obtienne pas une grande diminution des symptômes inflammatoires. Quand on est parvenu à ce résultat, les bains produisent d'excellens effets, et l'on peut, immédiatement après leur emploi, avoir recours à l'huile de ricin ou bien à de légers purgatifs salins qu'on administrera conjointement avec les sucs des plantes borraginées, chicoracées, etc. (1). Les évacuans soulagent toujours alors, pourvu qu'ils ne soient pas trop actifs et qu'on n'en fasse qu'un usage modéré.

Lorsque l'inflammation a débuté par le péritoine et que cette membrane et la superficie du parenchyme hépatique sont les parties les plus irritées, le traitement ne diffère du précédent qu'en ce que la saignée du bras est plus généralement indiquée, et qu'après qu'on en a fait une ou deux, on peut, dans la plupart des cas, se borner à n'appliquer des sangsues qu'à l'hypocondre droit.

L'hépatite primitive n'exige pas non plus une médication différente. Seulement, comme elle ne dépend pas de l'affection préexistante d'un autre organe, et que, si les voies digestives se trouvent alors enflammées, ce n'est jamais que consécutivement, il faut donner la préférence à la saignée générale. Je n'ignore pas que ce moyen a

----

(1) Lorsqu'on n'est pas dans la saison où ces sucs se prennent ordinairement, on leur substitue utilement les extraits des mêmes plantes.

l'inconvénient d'affaiblir plus que les émissions sanguines locales , et qu'il pourrait devenir dangereux de trop insister sur son emploi ; mais c'est au praticien à se renfermer dans de sages limites , et à juger lui-même de l'époque où la saignée capillaire doit être susbtituée à l'ouverture de la veine.

On voit d'après cela , que les évacuations sanguines locales ou générales forment la base du traitement de l'hépatite aiguë. J'ajouterai, au sujet du lieu où il convient de pratiquer les saignées capillaires , qu'on a attaché beaucoup trop d'importance à celle de la marge de l'anus. Les médecins qui ont conseillé l'application des sangsues à cette partie ont eu en vue de dégorger la veine porte par l'intermédiaire des vaisseaux hémorrhoïdaux. Mais il ne me paraît nullement démontré que la saignée pratiquée à la marge de l'anus ait ce résultat, et je doute fort que l'émission lente de quelques gouttes de sang par une saignée capillaire puisse exercer une grande influence sur la circulation de la veine porte. En supposant, d'ailleurs, qu'il en fût ainsi, on ne remplirait pas complétement le but qu'on se propose, car le sang que la glande biliaire reçoit par l'artère hépatique est à la fois plus abondant et plus stimulant que celui qui lui arrive par les veines. On doit donc beaucoup rabattre de l'opinion de ceux qui pensent que la fluxion qu'on détermine sur l'extrémité inférieure du rectum décharge directement le système veineux hépatique. Il n'est réellement indiqué, selon moi, d'en venir à l'application des sangsues à l'anus, que lorsque la phlegmasie qui nous occupe s'est développée à la suite de la suppression ou de la diminution du flux hémorrhoïdal ou des menstrues. Cette circonstance est la seule où ce moyen soit d'une utilité incontestable, encore n'est-on pas alors dispensé de recourir aux saignées de l'épigastre et de l'hypocondre.

Les ventouses scarifiées et les vésicatoires, recommandés par quelques praticiens, sont, sinon constamment nuisibles, du moins parfaitement inutiles dans le traitement de l'hépatite aiguë. Appliqués, en effet, à l'hypocondre pendant que la maladie est dans toute sa force, ils ne peuvent que l'augmenter; et si l'on attend pour s'en servir que l'irritation, considérablement diminuée sous l'influence des émissions sanguines, soit sur le point de se dissiper, non-seulement on s'expose à raviver le mal, mais il est sûr qu'il ne faut alors, pour terminer la cure, que continuer l'usage des bains, des cataplasmes, des lavemens, des boissons rafraîchissantes, et surtout ne permettre aux malades de revenir aux alimens qu'avec les plus grands ménagemens.

L'hépatite aiguë ne se terminerait peut être jamais par suppuration, si elle était toujours combattue avec l'énergie nécessaire par les saignées générales ou locales; malheureusement, il n'y a qu'un très petit nombre de médecins qui tiennent cette conduite, et cela est d'autant plus fâcheux que les foyers purulens qui se forment dans le foie ne sont que fort rarement accessibles aux moyens chirurgicaux, et que, lors-même qu'ils le sont, l'art ne nous offre d'autre ressource que l'ouverture de l'abcès.

Cette opération devra être pratiquée aussitôt que la fluctuation sera manifeste et qu'on aura acquis la certitude que la tumeur qu'on se propose d'ouvrir est réellement une collection de pus. Je fais cette remarque parce qu'il est arrivé qu'on a pris la vésicule du fiel distendue outre mesure par une grande quantité de bile pour un abcès hépatique, et que l'ouverture de cette poche a été constamment suivie de la mort (1).

L'époque d'élection pour opérer, quoique facile à préciser en apparence, ne laisse pas d'être assez embarrassante pour le chirurgien : d'une part, en effet, il faut se hâter d'ouvrir l'abcès pour éviter que l'altération du foie ne devienne plus considérable, et que le pus ne se fraie un passage à l'intérieur ; de l'autre, il est nécessaire de temporiser assez pour qu'il s'établisse des adhérences entre le péritoine sus-hépatique et les parois abdominales, sans quoi l'incision pourrait être suivie d'un épanchement mortel. Les principaux signes qui indiquent que le moment d'opérer est venu sont le peu de mobilité de la tumeur et sa saillie égale pendant tous les mouvemens du malade.

On employait autrefois la potasse concrète pour ouvrir les abcès du foie, dans le double but de fortifier l'adhérence que les parties enflammées ont contractée entre elles, et de causer une perte de substance qui empêchât l'ouverture de se fermer trop tôt. Mais ce caustique a l'inconvénient de n'agir pour l'ordinaire que sur les tégumens, et de ne pas brûler assez profondément, de sorte qu'il faut avoir recours le plus souvent à l'instrument tranchant pour achever de pénétrer dans le foyer. Cette dernière consi-

(1) Voyez ce que je dis à ce sujet en parlant des maladies des voies d'excrétion de la bile.

dération paraît avoir déterminé les praticiens de nos jours à ne se servir que du bistouri. On commence par fendre la peau dans une assez grande étendue ; on incise ensuite les tissus sous-jacens avec précaution, couche par couche, afin de ne pas aller au-delà des adhérences qui se sont formées entre la tumeur et les enveloppes du bas-ventre. Si cette incision n'offrait pas, à cause de la profondeur de l'abcès, une voie suffisante pour l'évacuation du pus, on lui donnerait la forme d'un **T**, en divisant transversalement la lèvre postérieure. Je dis la lèvre postérieure, car, si la seconde incision était faite en devant et portait sur le muscle droit, non seulement on s'exposerait au danger de blesser l'artère épigastrique, mais la suppuration aurait moins de facilité à s'écouler, parce que l'ouverture ne répondrait pas à la partie la plus déclive de l'abcès. L'opération terminée et le pus évacué, on introduit dans la plaie une mèche de linge effilé enduite de cérat ; on met par dessus un plumasseau, et on soutient le tout par des compresses et un bandage de corps. Si cependant l'inflammation était encore considérable, on couvrirait la partie d'un cataplasme émollient. Dans certains cas, où le pus était fort abondant, ou était devenu très fétide, on a retiré de grands avantages de quelques injections émollientes poussées avec ménagement, de peur de blesser la texture délicate et friable du foie. La seule précaution qu'on ait à prendre après la guérison de la plaie, c'est de soutenir pendant quelque temps la cicatrice afin de prévenir la formation d'une hernie ventrale par ce point affaibli des parois abdominales.

Le foie ne devient que fort rarement, ainsi que je l'ai

déjà dit, le siége d'une collection purulente ; mais cette terminaison de l'hépatite, on aurait tort de le croire, est loin d'être toujours suivie de la mort. J'ai déjà rapporté des cas d'abcès hépatiques qui ont parfaitement guéri ; en voici deux autres qui ne permettent pas de douter de la possibilité d'un rétablissement complet dans une pareille occurence.

OBS. N° 43. — Le nommé Courian, âgé de 28 ans, d'un tempéramment éminemment bilieux, entra le 25 germinal an X, à l'infirmerie de la prison de Bicètre, ayant les symptômes suivans : douleurs à l'hypocondre droit, chaleur générale, bouche sèche, amère, soif ardente, la respiration libre et aucune toux, le pouls petit, peu fréquent, l'imagination frappée de la crainte de la mort.

J'appris, par des questions faites au malade et à ceux qui habitaient avec lui, que cet homme, naturellement mélancolique, avait éprouvé des chagrins vifs de sa réclusion qu'il croyait non méritée ; que, dans une dispute qu'il eut huit jours auparavant avec un de ses camarades, il avait reçu au côté droit un coup de poing qui le fit presque trouver mal ; que, depuis ce temps, ayant continué de travailler à polir des glaces, sa santé s'était dérangée au point d'être forcé d'entrer à l'infirmerie, où on lui administra des boissons délayantes et légèrement acidulées.

Le neuvième jour de la maladie, à compter du jour où il reçut le coup à l'hypocondre droit, tous les symptômes augmentent, il se manifeste une légère teinte jaune aux pommettes : frissons irréguliers, chaleur considérable vers le soir et dans la nuit ; sueurs vers le matin ; sentiment de chaleur à la plante des pieds ; le malade est obligé de les mettre hors du lit, et supplie qu'on les lui trempe dans l'eau froide ; on ajoute aux boissons délayantes la décoction de tamarin avec un grain de tartrite antimonié de potasse.

Le dixième et jusqu'au quinzième jour, mêmes symptômes et mêmes remèdes ; il n'y a pas de vomissemens, mais plusieurs selles ; la figure et tout le corps sont d'une teinte jaune marquée.

Le vingtième jour, la douleur de l'hypocondre diminue ainsi que les autres symptômes ; l'ictère n'augmente pas ; le malade éprouve dans la poitrine une douleur qu'il rapporte au-dessus du téton droit ; toux légère sans expectoration ; l'exacerbation a toujours lieu vers le soir, et est suivie de sueurs copieuses.

Le trentième jour, on a administré un purgatif. Le trente-troisième, le malade éprouvait de l'appétit : on lui a donné une soupe. Le trente-sixième, la teinte jaune s'affaiblit ; cependant la douleur de la poitrine est plus forte ; le pouls petit. Le trente-septième, expectoration de quelques crachats sanguinolens ; la nuit, toux continuelle, point de sommeil : on a appliqué sur le point douloureux de la poitrine un vésicatoire qui n'avait produit aucun bon effet. Le trente-huitième jour, même état. Le quarantième, la douleur du côté est très diminuée ; expectoration de crachats brunâtres et puriformes très abondans, sans aucun effort et par une toux modérée. Cette expectoration continue jusqu'au soixante-quatrième jour, avec une abondance effrayante : il en rendait plus de deux litres par jours ; la maigreur est extrême, la peau sèche et brûlante. On l'a mis à l'usage des sucs d'herbe et du lait ; il ne peut se tenir que sur son séant, et éprouve de la douleur lorsqu'on comprime l'hypocondre droit et le côté droit de la poitrine.

Les jours suivans, les crachats sont devenus insensiblement plus abondans, moins colorés, et l'appétit s'est manifesté ; le soixante-quinzième jour, il a commencé à se promener, mais ce qui le gênait surtout, c'était une douleur sourde à l'hypocondre droit : l'application d'une ceinture a calmé ce symptôme.

Le quatre-vingt-huitième jour, il est sorti de l'infirmerie pour reprendre ses travaux dans l'atelier ; et deux mois après sa sortie, il est parti pour les galères de Toulon, jouissant d'une très bonne santé (1).

Obs. N° 44. — Le 14 juillet, 1807, on amène à l'infirmerie un idiot de naissance, âgé de 17 ans, d'un tempérament bilieux, très maigre, mangeur vorace, et se livrant à la masturbation la plus effrénée. Il se plaint d'une douleur très aiguë à la région du foie. Sa maigreur permet de palper ce viscère à travers les parois abdominales, ce qui ne peut s'exécuter sans que le malade pousse les hauts cris. Il se tient constamment, par un instinct machinal, couché sur le côté droit, le tronc ployé, les cuisses fléchies sur le bassin. Je fis saigner le malade ; je le mis à l'usage des boissons tempérantes et lui fis garder la diète la plus sévère. Des cataplasmes furent appliqués sur la région du foie.

(1) Hebrard, chirurgien en second de l'hospice de Bicêtre, (*Mémoires de la Société médicale d'émulation de Paris*, t. VII, p. 354.)

Le quatrième jour de la maladie, même état ; j'ai fait prendre l'eau de veau émétisée, qui a produit des vomissemens bilieux et plusieurs selles sans soulager.

Le dixième jour, même état ; frissons irréguliers sans toux, à moins que l'on ne presse le foie de bas en haut.

Le vingtième jour, la faiblesse est très grande, la figure se décompose, le foie fait saillie ; il est évidemment gonflé. J'applique un vésicatoire sur la partie des parois abdominales que le foie fait bomber au dehors, dans la vue de produire une dérivation et de favoriser l'adhérence de ce viscère avec les parois abdominales.

Le vingt-cinquième jour, une toux subite et presque continuelle se manifeste avec difficulté de respirer ; le malade est très faible, nulle expectoration. Je prescris des boissons adoucissantes et une potion calmante.

Le trente-sixième jour, abondante expectoration de matières couleur lie de vin. Cette expectoration a duré huit jours avec abondance ; la tumeur qui avait eu lieu à la région du foie s'est affaissée, les douleurs se sont appaisées.

Le quarante-cinquième jour, les crachats sont moins abondans, et prennent une teinte grisâtre ; le malade n'en rendait plus le cinquante-sixième jour.

Le soixante-troisième, il est sorti de l'infirmerie, quoiqu'il ne fût pas entièrement rétabli. La pression sur l'hypocondre droit et l'épigastre était douloureuse ; il lui était impossible de tenir son tronc dans une attitude verticale : forcé de l'incliner en avant et sur le côté, il éprouvait des douleurs atroces quand on l'obligeait à se relever.

Il a passé une quinzaine de jours dans cet état, n'ayant que très peu d'appétit. Tout à coup la douleur de l'hypocondre augmente ; il y survient gonflement et chaleur ; la fièvre se renouvelle. Je fais de nouveau recouvrir la partie de cataplasmes émolliens, et appliquer dix sangsues sur le point douloureux. Le malade n'éprouvait point de douleur lorsque j'appuyais légèrement les doigts sur la tumeur ; mais si je pressais fortement, la douleur était aiguë. Cela me fit présumer que la maladie n'avait pas son siége dans les parois abdominales, mais bien dans le foie, et je crus que la formation des adhérences de ce viscère avec les téguniens pouvait seule sauver le malade. Pour les favoriser, j'appliquai des ventouses sur la région du foie, et ensuite un vésicatoire. Je pansai la plaie qui en résulta avec un onguent très irritant. Il s'y manifesta au bout de quinze jours une tumeur circonscrite de la grosseur d'un œuf : on y sentait une fluctuation profonde. Dans la crainte que les adhérences ne fussent pas assez solides, et que les matières qui s'étaient amassées dans la tumeur ne s'épanchassent dans la cavité abdominale, je crus devoir leur donner une issue au dehors ; en conséquence, je fis avec un bistouri une incision sur la tumeur ; mais en usant des mêmes précautions que dans l'opération de la hernie. A peine avais-je incisé les muscles et le péritoine, qu'il s'écoula une très grande quantité de pus brunâtre et couleur lie de vin. Je recommandai au malade de se tenir constamment sur le côté affecté et d'éviter les mouvemens brusques, ce qu'il exécuta ponctuellement. Il semblait que la douleur eût développé ses facultés intellectuelles. L'écoulement eut lieu pendant un mois, ayant la même couleur de lie de vin, mais il prit insensiblement la couleur jaunâtre et la consistance du sérum sanguin. A la fin du deuxième mois, craignant que la plaie ne restât fistuleuse, je fis faire une injection vineuse qui supprima aussitôt l'écoulement, et depuis cette époque, le jeune homme jouit d'une bonne santé (1).

§ II. — Le traitement de l'hépatite chronique ne diffère de celui de l'hépatite aiguë qu'en ce qu'il doit être beaucoup moins énergique : c'est ainsi que la saignée générale n'est pas indiquée dans ce cas, et qu'il vaut mieux recourir aux émissions sanguines locales souvent réitérées. On applique un petit nombre de sangsues chaque fois ; mais il faut y revenir fréquemment. Les lieux où on les met sont l'épigastre, l'hypocondre droit, et la marge de l'anus si l'hépatite succède à la disparition des menstrues ou d'un flux hémorrhoïdal. Les cataplasmes émolliens, la diète, les boissons acidules, les lavemens, les bains tièdes sont également indiqués ; mais, je le répète, le traitement doit être moins énergique que dans l'hépatite aiguë : il importe de tenir compte de l'ancienneté de la phlegmasie, du degré de dépérissement du malade et du genre de médication qui a déjà été mis en usage. Une chose qu'on ne saurait assez recommander surtout, c'est qu'il ne faut pas trop insister sur les débilitans. Lorsque, après les avoir employés d'une manière proportionnée aux forces du sujet et à l'intensité du mal, on s'aperçoit qu'ils ne produisent aucune amélioration sensible, il est prudent d'y renoncer. L'art nous

(1) Hébrard, chirurgien en second de l'hospice de Bicêtre (*Mémoires de la Société médicale d'émulation de Paris*, t. VII, p. 362.)

offre d'ailleurs alors une ressource puissante qu'on aurait tort de négliger : je veux parler des légers purgatifs salins, tels que l'acétate de potasse, le sulfate de soude, le sulfate de magnésie, etc. La meilleure manière de les administrer consiste à leur donner pour véhicule les bouillons, les apozèmes avec les plantes apéritives et amères, ou à les faire prendre conjointement avec les sucs dépurés des plantes borraginées, chicoracées, etc.(1). L'huile de ricin, et surtout le calomel, sont également très usités en pareil cas. Les bons effets des purgatifs dans l'irritation chronique du foie ne semblent pas au premier abord, je le reconnais, trop en harmonie avec les idées que je professe sur l'étiologie de cette affection, mais, outre que l'hépatite chronique existe souvent seule, il est incontestable que, lors même qu'elle provient d'une gastro-entérite, cette dernière disparaît quelquefois, soit spontanément, soit par les moyens employés pour la combattre. Or, il est clair que dans ces deux circonstances on peut, sans inconvénient, porter de légers stimulans sur le tube digestif ; et ces agens thérapeutiques me paraissent alors éminemment propres à dégorger le foie et à le ramener à l'état normal, en établissant une dérivation favorable sur la membrane muqueuse gastro-intestinale.

On a sans doute beaucoup abusé des remèdes dits *fondans, désobstruans*, etc. ; mais l'abus n'exclut pas la

(1) Ces sucs s'administrent aussi quelquefois seuls, et lorsqu'on n'est pas dans la saison où on les prend ordinairement, on leur substitue utilement, ainsi que je l'ai dit déjà, les extraits des mêmes plantes.

chose, et il est certain que, parmi ces remèdes, les doux purgatifs et quelques autres ont été assez fréquemment suivis d'heureux résultats. Au surplus, comme les faits, en pareille matière, parlent plus haut que les raisonne-mens et les conjectures, en voici un certain nombre qui prouvent que des hépatites très anciennes, et qu'on croyait au-dessus des ressources de l'art, ont cédé à l'em-ploi méthodique de ces sortes de médicamens.

Obs. N° 45 — Le nommé Grath était entré à l'hô-pital plusieurs fois depuis le 30 janvier jusqu'au 23 mai pour différentes indispositions. Il était très faible ; pouls très petit et fréquent ; douleur au côté droit, aug-mentant par la pression et par une grande inspiration. On lui appliqua souvent des sangsues, des vésicatoires et un cautère, du calomel par petites doses jusqu'à sali-vation ; pas d'amélioration.

Le 6 mai, le côté droit se gonfle et forme manifeste-ment une tumeur qui augmente de jour en jour sous l'application des cataplasmes et des ventouses. La fluc-tuation est manifeste dans la région du foie.

Le 15, on l'ouvre. On pratique une incision de deux pouces immédiatement au dessous des côtes et sur la partie la plus saillante de la tumeur ; on arrive jusqu'au péritoine qu'on ponctionne avec une lancette. Il s'écoule une quantité immense de pus jaune-rougeâtre (sept pintes et demi dans l'espace d'une demi-heure). On panse la plaie simplement. Le malade a été fort soulagé et a pu dormir après.

A neuf heures du soir, le malade est froid, sans pouls ; il est près de la mort. Cet état a été causé par une hémorrhagie provenant de quelques vaisseaux des parois abdominales qui avaient été divisées ; on comprime les vaisseaux à l'aide de compresses trempées dans de la térébenthine et avec la main ; le sang a été arrêté et le malade a guéri (1).

Obs. N° 46.—Je fus consulté, dans le mois de juin 1828, par M. P...., demeurant rue Doidy, n° 8, pour une hépatite chronique dont il souffrait depuis plusieurs années, et dont on avait vainement cherché à le délivrer. Ce monsieur, qui était âgé de 48 ans, d'une constitution sèche et mélancolique, présentait, à la région hypocondriaque droite une tumeur qui dépassait le rebord des fausses côtes de deux ou trois doigts, et qui était évidemment formée par le foie. Cette tumeur n'était ni dure, ni bosselée, ni très sensible au tact, mais presque tous les jours il s'y manifestait des douleurs intolérables, qui, au bout d'une ou plusieurs heures, cessaient pour se renouveler plus tard. Le malade, en outre, n'avait pas d'appétit, se plaignait d'une douleur vive à l'épigastre et était très constipé. Je lui prescrivis des bains, le petit lait, une boisson rafraîchissante, des lavemens et douze sangsues (six à l'épigastre et six à l'hypocondre) que je recom—

(1) Il est rare que les abcès du foie acquièrent des dimensions aussi considérables que dans ce cas, mais une chose qui mérite surtout d'être notée, c'est l'hémorrhagie qui eut lieu le 15, et qui provenait de quelques vaisseaux des parois abdominales que le chirurgien avait divisées. Ce fait, si je ne me trompe, n'avait pas encore été rencontré. (Cette observation est de M. Archibald Colquhoun, et a été extraite de la *Gazette médicale de Paris*, n° 47; 1838, page 745, qui elle-même l'avait emprunté au Journal anglais : *The medico-chirurgical review.*

mandai de réappliquer deux fois dans l'espace de douze jours. Trois semaines après, le foie avait perdu de son volume, l'épigastre n'était plus douloureux, l'appétit commençait à reparaître, mais M. P... ayant été, sur ces entrefaites, affecté d'une fièvre intermittente, l'hépatite s'exaspéra, prit une marche aiguë, et il fallut employer pour la combattre le traitement antiphlogistique le plus actif. Au bout de huit ou dix jours la fièvre n'existait plus, et l'inflammation du foie avait considérablement diminué. Toutefois l'hypocondre droit était encore tendu, tuméfié, douloureux, et comme il y avait lieu de croire que les évacuations sanguines qui avaient été copieusement mises en pratique ne faisaient qu'affaiblir le sujet en pure perte, je pris le parti de recourir au petit lait, que j'aiguisais chaque deux jours avec deux gros de sel de glauber. Je continuai du reste l'usage des bains et des boissons rafraîchissantes. Ces moyens ne furent pas sans résultats. Mais je crus devoir substituer au sulfate de soude, qui ne remédiait pour ainsi dire pas à la constipation, l'huile de ricin, à la dose de deux onces, et prise tous les six jours seulement. Cette fois j'obtins des effets beaucoup plus marqués ; ce fut au point qu'au bout de deux mois l'hypocondre droit n'était plus sensible à la pression et était revenu à peu près à son état naturel. Les choses en restèrent là jusqu'aux vendanges, époque où M. P... eut une recrudescence qui dût être traitée par les sangsues, les bains, la diète, en un mot, par les antiphlogistiques de tous genres. Plus tard, j'en vins, comme par le passé, à l'huile de ricin, qui produisit une notable amélioration. Le printemps suivant, le foie, qui n'avait pas repris son volume normal, devint de nouveau douloureux, et tous les signes d'une gastro-entérite aiguë se déclarèrent. Il est à remarquer qu'au milieu de tous ces accidens et de toutes ces rechutes, il ne survint jamais d'ictère, tandis que, avant qu'il se fut confié à mes soins, le malade en avait été atteint deux ou trois fois. J'eus recours dans ce cas encore à la méthode antiphlogistique, puis au petit lait, auquel on mêlait tous les deux jours un gros de terre foliée de tartre et deux onces de sucs dépurés de feuilles de pissenlit, de cerfeuil, de cresson et de bourrache. M. P...., en outre, prenait deux bains par semaine, avait de la laine sur la peau, et n'usait que d'alimens tirés du règne végétal. Les sucs d'herbes et le petit lait furent continués pendant un mois, après quoi je leur substituai l'eau de seltz et un régime plus substantiel. Le malade se trouvait alors assez bien, et il resta ainsi jusqu'au 12 décembre 1829, jour où sans cause connue il fut pris de vomissemens fréquens et très abondans, qui résistèrent pendant près de quarante-huit heures à toutes les ressources de l'art. Une chose qu'il est bon de noter, c'est que la quantité de matières rendues par le vomissement n'était nullement proportionnée à celle des boissons: M. P.... rejetait, chaque fois qu'il vomissait, de pleines jattes de liquides, tandis que c'était à peine s'il buvait quelques cuillerées soit d'une potion calmante, soit de limonade ou d'eau pure. J'ajouterai que des lavemens de décoction de mauves, et un lavement purgatif que j'avais prescrits dans le but de provoquer des selles, furent réellement rendus par la voie de l'estomac : c'était absolument le même aspect, la même couleur, la même odeur.

Ces accidens formidables se calmèrent vers le milieu du troisième jour, et à ma grande surprise l'hépatite n'en parut pas exaspérée. Au contraire, l'hypocondre souple et dégagé n'offrait plus de tuméfaction. Toutefois, comme les douleurs, dont j'ai parlé plus haut, persistaient et se reproduisaient en quelque sorte chaque jour, j'appliquai au-dessous des fausses côtes droites un cautère. Ce moyen secondé par des tisanes adoucissantes, l'huile de ricin et les sucs d'herbes, achevèrent de guérir M. P...., qui resta bien portant jusqu'au mois d'août 1836, époque où il mourut d'une petite vérole confluente.

Obs. N° 47. — Une demoiselle, âgée de 21 ans, d'une constitution lymphatique très prononcée, et qui, à la suite d'une maladie dont elle ne sut pas trop me faire l'histoire, avait vu son foie devenir volumineux, dur et douloureux, vint me consulter le 3 mars 1837. Elle était pâle, faible, éprouvait habituellement des langueurs d'estomac, non que la langue fût rouge et terminée en pointe, au contraire, elle était large et humide. Les alimens, quoique pris avec un certain plaisir, étaient mal digérés et souvent rejetés par le vomissement. Il était facile de suivre avec la main le bord tranchant du foie, qui descendait jusque près de l'ombilic, et la pression déterminait toujours une douleur assez vive. Les règles avaient disparu depuis quelque temps, mais évidemment elles n'étaient entrées pour rien dans le développement de l'hépatite. Du reste, il n'y avait pas de fièvre, et la chaleur de la peau ne me parut pas augmentée. Mon avis fut : 1° de mettre chaque cinq jours 8 sangsues sur la région hypocondriaque droite ; 2° de tenir cette régio

continuellement couverte d'un cataplasme et d'observer
le repos le plus complet ; 3° de prendre chaque matin un
verre de petit lait, et dans la journée une tisane douce et
rafraîchissante.

Cette demoiselle, qui n'était pas de Bordeaux, exécuta fidèlement ces diverses prescriptions et revint le
6 avril suivant me voir. Elle avait éprouvé un soulagement notable. Le foie n'était plus à beaucoup près aussi
volumineux et aussi gros. Les vomissemens avaient cessé,
et la digestion se faisait bien. Ce changement, pour ainsi
dire inespéré, me donna la plus grande confiance pour
l'avenir ; mais je crus que le moment était arrivé de renoncer aux émissions sanguines et d'en venir aux fondans et aux dépurgatifs. J'ordonnai, en conséquence,
1° les pilules suivantes : aloës, calomel, de chaque, un
gros, scammonée, un demi-gros, faites des pilules de cinq
grains, à prendre deux le matin à jeun, et deux le soir ;
2° les sucs de fumeterre, de pimprenelle, de cerfeuil, de
laitue et de cresson, à la dose de trois onces, et coupés
avec du bouillon de poulet ; 3° l'usage de la laine sur la
peau ; 4° un régime plus substantiel et composé de bouillons gras, de bons consommés, de fruits cuits, de gelées,
mais pas de viande ni de vin. Ce traitement eut le succès le plus complet : deux mois après, je revis la malade,
elle était dans un état parfait de santé.

Obs. N° 48. — Une dame de Dunkerque, âgée de
53 ans, vint à Paris me consulter dans le mois de novembre 1788 ; elle avait joui d'une bonne santé jusqu'à
l'âge de 47 ans, avait fait plusieurs enfans, et avait toujours été bien réglée ; mais, à cette époque, elle éprouva

des dérangemens dans les digestions ; des vents, des rots, des coliques et une douleur dans la partie antérieure et inférieure de la poitrine, ainsi que dans la région épigastrique; elle assurait qu'elle avait éprouvé du gonflement et de la dureté en diverses circonstances dans cette région, surtout les quatre à cinq jours, tous les mois, qui précédaient ses règles. Cependant le cours des menstrues fut moins régulier pendant deux ou trois mois ; une perte utérine considérable survint, et la malade ne vit plus ses règles reparaître. Malgré cette cessation prompte du flux menstruel, la santé de cette dame parut assez bonne, à l'exception de quelques éruptions érysipélateuses qui se manifestèrent en diverses parties du corps ; elle se félicitait d'avoir si heureusement passé son temps critique. Point de sueurs, de dévoiement, de toux ; les digestions mêmes étaient meilleures, et l'habitude extérieure du corps paraissait annoncer la meilleure santé. Cependant, trois ans après, de nouvelles douleurs dans la région épigastrique se firent ressentir ; la digestion des meilleurs alimens était pénible ; la malade avait des gonflemens douloureux dans les voies de la digestion, surtout dans la région épigastrique qu'on sentait facilement au toucher, et était tourmentée par des vents fort incommodes, quatre ou cinq heures après le repas ; le teint devint un peu jaune, et parfois, après avoir éprouvé une constipation de plusieurs jours, la malade avait des évacuations biliaires abondantes, précédées de coliques, quelquefois accompagnées de douleurs à l'épaule droite et suivies d'excrétion par les selles, de concrétions calculeuses biliaires. Cependant les urines devinrent rouges comme du sang ;

mais ce symptôme ne fut pas de durée. Un mois après,
même accident, et enfin, à diverses époques d'abord assez réglées, et ensuite qui ne le furent plus ; la malade
rendait des urines très rouges, dans lesquelles on reconnut de petits graviers. C'est pour cet objet qu'elle vint à
Paris pour me consulter. Des médecins lui avaient dit
qu'elle avait une maladie des voies urinaires occasionnée
peut-être par quelque pierre dans les reins ou dans la
vessie, ou par quelque fongosité ou autre obstacle ; d'autres, ayant eu égard à quelques légères douleurs que la
malade disait avoir ressenties dans les aines et vers le col
de la matrice, avaient cru qu'elle était menacée d'un
ulcère dans ce viscère. Ayant examiné la malade, je ne
trouvai qu'un léger engorgement au col de cet organe,
sans dureté, sans inégalité, sans suintement suspect ; la
région hypogastrique me parut un peu plus rénitente
que dans l'état naturel, mais bien moins que la région
épigastrique qui était dure, considérablement tuméfiée
et très douloureuse au plus léger toucher. Le foie me
parut très gonflé dans la totalité ; il était très proéminent dans la région épigastrique, et débordait toutes les
fausses côtes droites de plus d'un grand travers de doigt,
même la dernière, en se prolongeant vers le rein droit.
La malade avait habituellement les urines un peu plus
colorées que de coutume et légèrement briquetées ; son
teint légèrement jaune. Les jambes étaient couvertes de
taches noirâtres, les gencives spongieuses et sanguinolentes ; le pouls était dur et plein.

Mon avis fut que la maladie était très compliquée ;
que je ne doutais pas, 1° que le foie ne fût atteint d'un

engorgement sanguin et bilieux, avec des calculs biliaires
dont la malade avait rendu quelques uns par les selles ;
2° qu'il n'y eut aussi une affection des reins, du droit particulièrement, puisque des graviers étaient sortis par la
voie des urines ; 3° que, quant au sang que la malade
rendait presque périodiquement par les urines, je croyais
qu'il provenait d'une espèce d'hémorragie des vaisseaux
sanguins de a vessie, qui communiquent avec ceux de
la matrice, du vagin et de l'anus ; que cette malade, au
lieu des hémorroïdes ordinaires, en avait dans la vessie ;
que je pensais qu'elle n'avait aucune affection à la matrice qui pût faire craindre un cancer ou un ulcère, mais
qu'elle avait une obstruction considérable dans le foie,
ce qui me paraissait la principale cause de ses maux ;
que c'était à cette obstruction qu'il fallait rapporter les
dérangemens dans les digestions, les coliques, la légère
jaunisse, et enfin l'écoulement sanguin vésical. J'ajoutai
que peut-être si la malade avait été plus jeune, la matrice étant encore assez perméable au sang des règles,
cet accident ne serait pas survenu ; et que si l'on avait eu
le soin de lui faire quelque saignée du bras après qu'elle
eut cessé de perdre presque subitement, on eut vraisemblablement prévenu les accidens pour lesquels on me
consultait ; mais que, puisqu'il y avait encore de la plénitude et de la dureté dans le pouls, je croyais 1° qu'il
fallait faire une saignée du bras, et peu de jours après y
recourir encore pour diminuer d'abord l'engorgement
des veines de la vessie, et de proche en proche, l'engorgement de la veine porte en général, et en particulier celui
des branches de cette veine qui sont répandues dans le foie.

2° Je conseillai d'établir un cautère au bras, et de le bien entretenir pour en obtenir une bonne suppuration.

3° Je jugeai convenable que la malade fît usage des remèdes savonneux, combinés avec les amers, tant pour opérer la diminution de l'engorgement abdominal, que pour soutenir les forces gastriques ; qu'elle prît pendant très longtemps, le matin à jeun, quatre à six des pilules suivantes : Savon médicinal, 1 gros ; extrait de fume-terre, de ciguë, de gomme ammoniaque, fiel de bœuf à consistance d'extrait, safran de mars apéritif, de chaque, un demi gros ; sirop d'absinthe, quantité suffisante pour incorporer et former des pilules de quatre grains, argentées.

4° La malade prenait immédiatement sur ces pilules une tasse d'infusion de scolopendre, de Chamœdrys, laquelle infusion lui servait de boisson ordinaire à ses repas avec très peu de vin.

5° Je prescrivis ensuite, pendant l'hiver, l'usage du sirop anti-scorbutique réuni à celui de gentiane ; je conseillai, pour le printemps, les sucs de plantes anti-scorbutiques très dépurés ; et pendant l'été suivant, l'usage des eaux minérales de Plombières en bains, et les eaux de Vichy en boisson en même temps.

6° Les demi-bains d'eau tiède tous les deux ou trois jours.

7° Le régime végétal, mais réuni à celui de bonnes viandes bouillies et roties ; pour boisson, du vin de Bordeaux coupé avec une infusion de marrube blanc.

Ce traitement, ponctuellement exécuté pendant un an et sans interruption, eut les plus heureux effets ; non seulement les urines n'étaient plus sanguinolentes, mais il y avait parfois des hémorroïdes qui fluaient en assez grande quantité. Le volume du foie paraissait si diminué qu'à peine le tact y distinguait-il de l'engorgement ; il n'y avait plus de tiraillement dans les aines. La matrice avait son volume presque naturel ; les gencives n'étaient ni engorgées ni saignantes. Je conseillai à la malade un second voyage aux eaux de Plombières, les sucs de plantes chicoracées pendant l'automne suivant, et une saignée du bras, qu'on réitérerait même de temps en temps si l'on venait à reconnaître de la plénitude et de la dureté dans le pouls. En effet, cette saignée fut pratiquée quelquefois, et la malade a fini par se rétablir complétement (1).

Obs. N° 49. — Madame Dauriac, sœur de M. de Malesherbes, âgée d'environ 48 ans, encore réglée, mais très irrégulièrement, éprouvait de fréquentes douleurs rhumatismales, et dans les temps pluvieux et humides, une affection catarrhale qui finissait ordinairement par des sueurs et par quelques évacuations bilieuses par les selles. Une douleur très vive se fit ressentir dans la région de l'estomac avec tension du bas-ventre ; il y eut des hoquets, des nausées fréquentes, des vomissemens ; les urines diminuèrent, furent très rouges ; la bouche devint brûlante, la langue de couleur écarlate et très sèche ; le pouls dur, serré, fréquent et avec quelques inégalités. Je crus devoir conseiller une saignée ; et comme cette maladie inflammatoire était survenue après une

____

(1) Portal, *Maladies du foie*, page 249.

évacuation périodique très incomplète, je préférai la saignée du pied à celle du bras. Mais mon opinion n'ayant été ni celle de la malade ni de ses alentours, on crut devoir appeler le grand médecin praticien d'alors, *Bouvard*, qui fut d'avis comme moi d'une saignée, non du pied, mais du bras, faisant entendre que celle-ci pouvait être fort utile à la malade, et que l'autre lui eut été funeste ; ce qui ne manqua pas de se répandre dans la bonne société de Paris, car alors elle s'occupait aisément des médecins, et surtout de leurs querelles, ce qui les rendait encore plus communes, certains médecins voulant faire parler d'eux, les nouveaux surtout.

Je laissai tomber tous ces bruits par respect pour ce grand médecin, et pour moi-même qui commençais à exercer la médecine et qui ne devais pas m'attirer des adversaires, surtout tel que Bouvart, l'homme le plus habile sans doute, mais le plus rancunier, et qui était très dangereux par des sarcasmes qu'on aimait à répéter. Je savais bien d'ailleurs qu'on ne peut réussir à Paris, et s'y soutenir dans la pratique de la médecine, qu'autant qu'on obtient l'estime de ses confrères.

Madame Dauriac fut saignée cinq fois du bras dans l'espace de trois jours. Le sang qu'on lui tira était couenneux, inflammatoire ; les douleurs cessèrent, les vomissemens, les hoquets disparurent ; mais des nausées, des vents, de légères coliques dont la malade rapportait le siége vers la vésicule du fiel, continuaient de se faire ressentir ; quoique la couleur de la peau s'éclaircit et devint moins jaune, que les urines fussent plus claires et même plus abondantes, et que les régions abdominales fussent plus souples, et que le bas-ventre fut plus libre, Bouvart crut, malgré les nausées, devoir prescrire à la malade de l'eau émétisée très légère dans les boissons, du petit lait ou de l'eau de poulet ; le bas-ventre s'ouvrit davantage, la malade eut des évacuations bilieuses chargées de quelques concrétions peu grosses, mais très dures, et qui s'enflammèrent et décrépitèrent étant jetées dans le feu. La malade passa ensuite à l'usage des eaux de Vichy, dont elle prit deux ou trois verres seulement le matin à jeun, d'abord coupées avec de l'eau de veau légère, et ensuite avec de l'eau de chiendent et de scolopendre ; enfin elle les prit pures jusqu'à la dose de quatre verres dans la matinée.

Madame Dauriac paraissait se bien trouver de ce traitement, lorsqu'elle éprouva un accès de fièvre assez violent, qui fut suivi de divers autres, et à des distances et degrés biens différens ; de sorte qu'elle eut pendant une quinzaine de jours, des accès de fièvre intermittente très irréguliers. Bouvart continua le même traitement, à l'exception de quelques bains tièdes qu'il lui fit prendre dans les intervalles des accès, et ce ne fut que lorsqu'ils furent diminués considérablement, presque nuls, qu'il la purgea légèrement. Les accès devinrent irrégulièrement tierces, et dans leur intervalle, la malade ne paraissait pas sans fièvre, ce qui fit craindre une suppuration sourde dans le foie, d'autant plus que la région de ce viscère était toujours très gonflée et dure. Bouvart conseilla à la malade l'usage d'un bouillon avec les plantes légèrement apéritives : il lui prescrivit ensuite pour boisson habituelle, de l'infusion de marrube blanc et de lierre terrestre ; elle fit usage, dans les mois de mai et juin, des sucs dépurés de feuilles de pissenlit, de bourrache, de cerfeuil, de cresson de fontaine, à la dose de quatre onces, coupés d'abord avec de l'eau de poulet, ensuite purs ; et la dernière quinzaine avec addition de demi-gros à un gros de terre foliée de tartre. Cependant, comme il restait encore de l'engorgement dans le foie, sensible au tact, Bouvart aurait désiré que la malade eût pu faire le voyage de Vichy pour y boire beaucoup ; mais des obstacles s'y étaient opposés. La malade les prit à Paris pendant le mois de juillet, à la quantité de trois à quatre verres par jour, tous les matins, en même temps qu'elle prenait des bains domestiques seulement dégourdies, deux ou trois fois par semaine. Bouvart crut devoir encore prescrire à la malade une saignée du bras dans le mois d'août, lui ayant trouvé un peu de plénitude dans le pouls ; les sucs de plantes furent encore pris pendant l'automne, et les pilules savonneuses avec les extraits amers, la gomme ammoniaque, le fiel de bœuf pendant l'hiver, sans même négliger l'usage des bains.

La malade faisait usage, pour boisson habituelle, de l'infusion de scolopendre et de marrube blanc ; vivait de très peu de viande, mais principalement de végétaux. La région du foie devint plus souple, tous les signes d'engorgement de cet organe disparurent, et la malade enfin a fini par jouir de la meilleure santé (1).

Obs. N° 50. — M. Debourg, âgé d'environ 60 ans, d'une constitution forte, plutôt petit que grand, très gros

______

(1) Portal, ouvrage cité, page 252.

et dont le visage était ordinairement rouge et couperosé, avait eu plusieurs maladies inflammatoires. A sa disposition on eut pu craindre pour lui quelque affection comateuse. Cependant il maigrit considérablement ; ses digestions se dérangèrent ; il éprouva de la douleur dans la région épigastrique avec de légères coliques, ayant tantôt les selles très rares, et tantôt allant à la garde-robe fréquemment et avec dévoiement. La maigreur augmenta à un degré effrayant. Je fus appelé pour le voir, dans le mois de janvier 1789 ; il me raconta ce que je viens d'exposer, et il ajouta de plus qu'il avait éprouvé, deux ans auparavant, plusieurs furoncles sur diverses parties du corps, dont les uns avaient fourni une bonne suppuration et dont les autres s'étaient desséchés sans suppurer ; il ajouta qu'il n'avait suivi aucun traitement. Je crus devoir m'assurer par le tact de l'état de ce viscère, et je découvris au-dessous des cartilages des premières fausses côtes, du côté droit, et *non loin du cartilage xiphoïde*, un engorgement sensible au tact, qui occasionnait au malade une légère douleur, même quand on le touchait très légèrement. J'examinai les pieds, que je trouvai légèrement œdémateux, surtout au-dessous des malléoles. Ayant bien considéré ce malade, je dis que je croyais que le siège du mal était principalement dans le foie, qu'il y avait un engorgement manifeste dans ce viscère ; que j'étais persuadé que l'état habituel de pléthore dans lequel était naturellement M. Debourg, avait produit une pléthore des vaisseaux sanguins telle, qu'elle avait déterminé l'engorgement inflammatoire du foie, et d'autant plus qu'il pouvait être resté dans la masse du sang une portion de l'humeur âcre des furoncles, résultat assez fréquent de l'engorgement hépatique. C'est d'après ces considérations que je conseillai au malade 1° de se faire saigner du bras, et quelques jours après, s'il restait des signes de la plus légère pléthore, de recourir à l'application des sangsues à l'anus, pour dégorger les veines hémorroïdales, et de proche en proche les branches de la veine porte et surtout celles du foie.

2° Je lui conseillai de prendre ensuite tous les matins, pendant trois semaines ou un mois, quatre pilules composées de la manière suivante : Extrait de pissenlit, de patience, de fumeterre, de chaque, un demi-gros ; savon médicinal, 1 gros ; assa-fœtida, un demi-gros ; aloës succotrin , 20 grains ; fiel de bœuf épaissi en consistance d'extrait, un demi-gros, incorporés avec du sirop d'absinthe, pour former des pilules de quatre grains chacune qu'il faudrait argenter. Le malade prit quatre à six de ces pilules le matin à jeun , pendant environ un mois et demi, et but immédiatement par dessus une tasse d'infusion légère de scolopendre avec dix grains de nitre purifié.

Ce traitement ayant paru réussir, il fut continué. On augmenta du double la quantité des pilules ; le malade en prit exactement quatre de plus le soir avant de se coucher, avec la tasse de boisson, mais dont on fut obligé de supprimer le nitre, parce qu'il s'éveillait plusieurs fois dans la nuit pour uriner.

3° Les sucs dépurés de pissenlit, de bourrache, de pariétaire, de trèfle d'eau, furent prescrits à la dose de quatre onces, depuis le 15 avril jusqu'au 1er juin, avec addition dans les dernières semaines, de demi gros de terre foliée de tartre.

4° Un gonflement hémorroïdal ayant eu lieu au commencement de juin, je fis suspendre les sucs de plantes, et je conseillai au malade de se faire mettre des sangsues une seconde fois.

Les accidens étaient bien diminués et le malade digérait déjà comme à l'ordinaire ; il fallut même lui défendre de manger autant que son appétit l'y eut porté.

5° Dans le mois de juillet, le malade but les eaux de Vichy à la dose de demi-bouteille chaque matin en trois verres. Dans le mois d'août ces eaux furent continuées, mais avec addition d'abord, d'un demi-gros de terre foliée de tartre, dans le premier verre seulement, et ensuite successivement de demi-gros dans chacun des trois verres d'eau de Vichy.

6° Pendant l'usage de ces remèdes, le malade prit plusieurs bains tièdes. Il était purgé à peu près toutes les trois semaines avec le purgatif le plus doux, et ce traitement, secondé d'un bon régime, produisit le meilleur effet.

Le régime consistait d'abord à prendre beaucoup moins d'alimens qu'il ne faisait, et de vivre avec un peu de viande bouillie et rotie, des végétaux herbacés, tels que les épinards, chicorée sauvage, des racines, des carottes, des asperges, etc., beaucoup de fruits rouges, etc. J'interdis l'usage des laitages. Le malade réunissait à ce traitement et à ce régime, le doux exercice de la promenade, tantôt à pied, tantôt à cheval. Il guérit parfaitement. Son embonpoint ordinaire lui est même revenu. On eut cependant le soin de lui faire mettre, pendant quelque temps, des sangsues à l'anus à des distances éloignées (1).

Il résulte de ces observations, et j'aurais pu en citer un assez grand nombre d'autres, que les doux purgatifs et quelques substances plus actives prises également parmi les fondans, peuvent être suivis des plus heureux résultats dans l'hépatite chronique. L'une des principales causes du peu de succès qu'on a retiré jusqu'ici de ces sortes de remèdes, c'est qu'on les a administrés indistinctement dans tous les cas, et qu'on n'aurait dû y recourir que lorsque le tube alimentaire était sain. Au reste, les Anglais qui ne s'enquièrent guère de l'état des voies digestives, et qui donnent à tous les sujets, sans exception, le calomel, seul ou combiné avec l'aloës, la gomme gutte, etc., opèrent, s'il faut les croire, beaucoup de cures. Il y a un peu d'exagération dans ce que nos voisins d'outre-mer disent de leur pratique sur ce point; mais il est certain qu'ils guérissent assez souvent. Or, si parmi les succès qu'ils obtiennent, il en est quelques-uns qui doivent être attribués aux efforts de la nature ou qui s'expliquent par l'absence d'irritation gastrique, il en est d'autres qui sont bien réellement dus à l'action du remède sur l'estomac enflammé, et l'on ne peut s'en rendre compte qu'en admettant que les stimulans qui agissent en resserrant les tissus, ou qui provoquent une abondante sécrétion de mucosités à la surface de la membrane muqueuse gastro-intestinale, finissent quelquefois par faire disparaître l'ir-

(1) Portal, ouvrage cité, page 265.

ritation de cette dernière et l'hépatite elle-même : c'est ce qui pour moi n'est l'objet d'aucun doute.

Indépendamment des moyens divers dont je viens de parler, il en est d'autres qui sont beaucoup plus actifs et qu'on pourrait employer concurremment avec eux, ce sont : les moxas, les cautères, les sétons appliqués sur la région hypocondriaque droite. C'est, si l'on veut, une médication effrayante et douloureuse, mais elle a quelquefois procuré des résultats vraiment surprenans (1).

Les emplâtres de Vigo, ou de ciguë, tous ces emplâtres, en un mot, préconisés sous le titre de fondans, n'ont jamais peut-être produit une modification avantageuse.

Les vésicatoires volans, conseillés par quelques médecins, sont des moyens trop peu actifs pour être utiles.

Les eaux minérales, enfin, tant vantées, même de nos jours, ne sont, en général, que d'un faible secours. Prises à l'intérieur, elles n'agissent qu'en stimulant la membrane muqueuse gastro-intestinale. Employées sous forme de bains, elles n'ont d'autre effet que d'augmenter les fonctions de la peau. On voit qu'il n'est guère possible, théoriquement parlant, de compter sur l'efficacité de cette médication. Il paraît cependant qu'elle n'est pas sans utilité dans certains cas donnés d'hépatite : Portal, Bouvard, Bordeu, et plusieurs autres médecins distingués, ne manquaient jamais de la prescrire à leurs malades,

____

(1) Je ne parle pas ici de la conduite qu'il convient de tenir lorsque l'hépatite chronique se termine par suppuration, parceque cette conduite est absolument la même que celle que l'on tient à l'occasion des abcès qui surviennent dans le foie à la suite de l'inflammation aiguë de ce viscère.

quand ils étaient riches et en état de supporter les fatigues du voyage. On aurait donc tort de la dédaigner. Seulement, on ne devrait y recourir, à mon avis, que lorsque le tube digestif est sain, et que l'hépatite n'est pas arrivée à ce point que le tissu du foie se trouve désorganisé. Les eaux qui méritent la préférence sont celles qui contiennent beaucoup d'acide carbonique ou des hydro-sulfures, telles que celles de Vichy, de Bourbon l'Archambauld, d'Enghien, etc. Il sera bien, en outre, de ne les ordonner que de temps à autre, et d'avoir soin de s'arrêter avant qu'elles déterminent la diarrhée.

L'observation des règles de l'hygiène est de la plus grande importance dans le traitement de l'hépatite chronique. C'est en vain qu'on aura recours aux émissions sanguines, aux topiques émolliens, aux doux purgatifs, aux cautères ou aux moxas : tous ces moyens échoueront si l'on n'en seconde l'action par un régime bien entendu. Je ne dis pas qu'il faille toujours prescrire une diète sévère : la diète n'est de rigueur que lorsqu'il survient une exacerbation, et que cette exacerbation surtout s'accompagne de vomissemens; mais on ne doit permettre que des alimens légers et pris dans le règne végétal. La nature semble elle-même indiquer quel est le genre d'alimentation qui convient le mieux en pareille occurrence. On sait que le goût des substances acidules, des fruits, est presque un symptôme des affections chroniques du foie ; les boissons que les malades prennent avec le plus de plaisir sont celles qui ont une saveur acide, telles qu'une limonade faible, l'eau de groseille, de cerises, l'orangeade, etc. La marche qu'on a à suivre se trouve donc toute tracée ; le médecin n'a autre chose à faire que de ne pas s'en écarter.

On recommandera également l'usage journalier d'un exercice modéré. Quant aux voyages sur mer ou dans une voiture rude, et au passage d'un pays chaud dans un pays plus froid, comme il est impossible qu'un individu s'y abandonne sans que son régime en souffre beaucoup, cet inconvénient suffit seul pour contrebalancer les faibles avantages qu'on pourrait en retirer. « Les voyages, dit M. Ferrus, comme moyen de distraction, ont été réunis aussi au traitement des maladies chroniques du foie par les auteurs qui ont cru que l'altération de cet organe était la cause spéciale de l'hypocondrie. Dans l'état actuel de la science, si l'on recommande encore les soins moraux dans l'hépatite chronique, comme on le fait, d'ailleurs, dans toute autre maladie longue, c'est que l'on est persuadé qu'en activant les fonctions du cerveau, et en les dirigeant sur des objets étrangers à la maladie, on dispose l'individu à se croire moins malade : espérer de guérir, c'est travailler soi-même à sa guérison (1). »

Nota. — Avant de passer à l'étude des maladies autres que l'irritation hépatique dont le foie peut être atteint, et, pour compléter en quelque sorte l'histoire des affections inflammatoires de ce viscère, je crois devoir dire un mot de la phlegmasie des veines qui se ramifient dans son parenchyme.

M. Cruveilher prétend que la phlébite du foie s'observe très souvent à la suite de l'inflammation de quelque grosse veine, inflammation qu'il n'est pas très rare de voir se développer à l'occasion des grandes plaies et des opérations chirurgicales, et

(1) *Dictionnaire de Médecine*, en 18 vol. tom. XII, page 69.

qu'il a pu produire artificiellement par l'injection des corps irritans, soit dans le système veineux général, soit dans le système de la veine porte. Suivant lui, également, les inflammations circonscrites du foie, suite de phlébite, présentent tous les degrés, depuis l'induration rouge jusqu'à la collection du pus.

Dans un cas de renversement très ancien du rectum, il a vu des tentatives immodérées et infructueuses de réduction suivies de l'inflammation des veines hémorrhoïdales, laquelle, après s'être propagée jusqu'aux veines du foie, produisit une multitude d'abcès superficiels et profonds de cet organe.

J'ai dit, en parlant de l'étiologie de l'irritation du foie, que les veines qui naissent à la surface de la membrane muqueuse intestinale pouvaient communiquer l'irritation de cette dernière aux petites veines mésaraïques, qui, à leur tour, la transmettaient à la veine porte. Je suis donc très éloigné de contester la possibilité de la phlébite du foie ; mais je ferai remarquer que, si l'inflammation des grosses veines qui se distribuent à l'appareil biliaire était aussi fréquente que l'assure M. Cruveilher, il ne serait pas, à proprement parler, le seul qui l'eût observée. Quant à la phlébite hépatique capillaire, du même auteur, elle existe constamment dans l'hépatite, car il n'y a pas, à mon avis, de phlegmasie où les capillaires veineux et artériels ne soient affectés ; mais elle ne constitue évidemment qu'un des élémens de l'inflammation du foie, et dès lors je ne vois pas pourquoi on en ferait une entité morbide particulière.

SECONDE PARTIE.

ASTHÉNIE HÉPATIQUE.

On ne saurait douter qu'il n'y ait un état morbide qui mérite le nom d'*asthénie hépatique* ; mais personne n'a jusqu'ici déterminé les signes qui caractérisent cet état, ou , pour mieux dire, personne ne l'a tenté , parce que cette question a paru insoluble. Ne serait-il pas possible cependant de jeter quelques lumières sur ce point de pathologie? puisqu'il est généralement reconnu, par exemple, que l'accroissement de la fonction d'un tissu dénote que la vitalité de ce tissu se trouve augmentée, ne pourrait-on pas admettre que la diminution ou la suspension de la sécrétion biliaire doit-être l'un des effets immédiats de l'asthénie hépatique, et dès-lors ne serait-on pas naturellement conduit à regarder les symptômes qui résultent de l'absence de la bile dans les voies digestives comme indiquant un état d'atonie du foie? C'est ce que pensent les médecins anglais qui attribuent un certain nombre de dérangemens de la digestion, tels que *la ra-*

reté, la dureté, la décoloration des selles, une chilifi-cation incomplète , une mauvaise nutrition , etc., à ce que la bile ne coule plus dans le duodénum, ou n'y arrive que pâle, décolorée , semblable à de l'eau. Cette opinion est aussi la mienne. Je n'hésite pas même à avancer qu'en procédant de la sorte on acquerrait certainement la con-naissance de la plupart des signes qui dénotent une débi-lité réelle du parenchyme hépatique. On peut m'objecter, je le sais, que la diminution ou la suspension de la sécré-tion biliaire a lieu également dans l'hépatite aiguë ou chronique; mais dans ce cas les phénomènes qui en dé-pendent coexistent soit avec ceux que j'ai démontrés ap-partenir à la gastro-hépato-péritonite aiguë , soit avec ceux qui annoncent une dégénérescence du foie, tels que l'augmentation considérable du volume de cet organe, son endurcissement, les bosselures de sa surface , etc. Dans le cas qui nous occupe , au contraire , ces phéno-mènes existeraient seuls, et cette circonstance ne permet-trait pas de le confondre avec le précédent. Ainsi donc , dans mon opinion, un individu dont la langue serait large, humide , point rouge sur ses bords ; qui n'aurait pas de fièvre, qui n'éprouverait pas de douleur dans l'hypocon-dre droit, qui ne serait porteur d'aucune lésion organi-que du foie, et qui néanmoins digérerait mal, n'aurait pas d'appétit, se plaindrait de flatulence, de dégoûts, de nau-sées, de rapports de différens genres, accuserait la sensa-tion d'un poids dans la région de l'estomac , et chez qui les matières fécales seraient grisâtres, décolorées, sembla-bles à de l'argyle , cet individu devrait être considéré comme étant atteint d'une asthénie hépatique.

Le foie, je ne crains pas de l'avancer, est susceptible d'être atteint de faiblesse, de débilité, d'asthénie, et cet état non-seulement n'est pas rare, mais il est presque toujours possible d'en reconnaître l'existence. Au surplus, comme les raisonnemens ont très peu de valeur sans les faits, que les faits seuls sont la base des sciences et les constituent, je vais en citer quelques uns, qui, je l'espère, confirmeront de tous points mon opinion.

Obs. N° 51.—Un homme, âgé de 35 à 40 ans, d'un tempérament bilioso-sanguin, vit, à la suite d'excès vénériens fréquemment répétés, sa santé s'affaiblir, son embonpoint diminuer, son appétit disparaître. Il ne souffrait pas positivement, mais l'exercice le fatiguait, les alimens qu'il prenait, quelque légers qu'ils fussent, restaient sur son estomac, et ce n'était qu'à la longue qu'ils passaient dans les intestins. Il se plaignait de flatuosités, de borborygmes, toutefois, il n'allait jamais en diarrhée; au contraire, les selles étaient très rares et les matières qui les composaient dures, sèches et grisâtres. Cet état, peu à peu, fit des progrès; le malade maigrit davantage; les digestions devinrent de plus en plus difficiles et s'accompagnèrent d'un sentiment de pesanteur et de réplétion dans la région épigastrique. Les selles, toujours très rares, offraient une couleur cendrée. La langue était large, humide, le pouls lent et mou, la figure pâle, la peau froide, les urines abondantes et limpides. La faiblesse en outre était portée au point que la marche, une simple promenade suffisaient pour amener des étouffemens, des palpitations, etc. Du reste, l'abdomen était mou et souple dans toute son étendue; l'épigastre, bien qu'habituellement le siége d'un sentiment de gêne et de pesanteur, n'était pas douloureux au toucher; il en était ainsi de l'hypocondre droit, et il fallait même porter fortement la main au-dessous des fausses côtes pour sentir le foie. Ma première pensée fut, en voyant cet homme, que j'avais affaire à un de ces cas de dyspepsie que les anciens rapportaient à la faiblesse du tube digestif, et qui, en effet, consistaient dans une véritable asthénie de ce viscère. Mais la décoloration des matières fécales, la souplesse et l'indolence parfaite du foie ne tardèrent pas à me suggérer l'idée que l'asthénie des voies alimentaires venait de ce que le parenchyme hépatique, frappé lui-même de débilité, ne sécrétait plus la bile en quantité suffisante pour les besoins de la digestion. En conséquence, je prescrivis la préparation suivante.

Prenez :

Aloës succotrin ⎫
Calomel. . . . ⎬ de chaque. . . 1 gros.
Scammonée. . . . . 1 demi gros.

Faites des pilules de cinq grains.

Ces pilules qui étaient prises à la dose de quatre par jour, deux le matin à jeun et deux le soir avant de se coucher, n'évacuèrent d'abord que des matières dures, sèches, grisâtres ; mais peu à peu les selles devinrent plus molles, d'une couleur jaunâtre et finirent par être mêlées d'une assez grande quantité de bile. L'appétit se réveilla, les digestions se firent mieux, le malade reprit des forces. Encouragé par cette amélioration remarquable, j'insistai encore sur les purgatifs, mais au bout de quelques jours je leur substituai l'eau de seltz, les vins généreux coupés avec de l'eau, des alimens substantiels, mais d'une assimilation facile, l'exercice à pied et à cheval, la laine sur la peau, etc. Ces moyens amenèrent une prompte guérison.

Obs. N° 52.—Je fus consulté, l'année dernière, par un Monsieur, âgé de 42 ans, d'un tempérament bilieux, qui, à la suite d'un coup qu'il avait reçu dans l'hypocondre droit, avait été atteint, huit mois auparavant, d'une hépatite aiguë. Cette affection morbide, autant du moins que je pus en juger par les renseignemens qu'il me donna, après avoir été énergiquement combattue par la méthode antiphlogistique, s'était dissipée. Néanmoins, le rétablissement n'avait pas été complet, les forces n'étaient pas revenues ; loin de là, le malade était resté faible, valétudinaire, sans appétit, très constipé, digérant mal les alimens les plus légers, se plaignant toujours après leur ingestion de la sensation d'un poids au creux de l'estomac, fatigué continuellement par des vents et rendant par les selles des matières dures, sèches, semblables à de l'argile. J'ajouterai que l'épigastre et l'hypocondre droit étaient mous, souples, indolens ; le foie paraissait être dans l'état normal. Le médecin, traitant, considérait ce Monsieur comme porteur d'une gastro-duodénite chronique. Mais je crus, au contraire, qu'il y avait chez lui une asthénie du tube digestif, qui provenait de ce que le foie, après avoir été enflammé, était tombé dans un état profond de collapsus, et ne sécrétait qu'une quantité de bile trop petite pour stimuler convenablement la membrane muqueuse intestinale. Ce diagnostic entrainait nécessairement avec lui l'indication des stimulans. Aussi me hâtai-je d'y recourir. Je commençai, comme dans le cas précédent, par des purgatifs drastiques, qui furent continués pendant trois semaines et de deux jours l'un. Je prescrivis ensuite des toniques légers, un régime substantiel, et la guérison ne se fit pas attendre.

Obs. N° 53. — Madame B..., âgée de 27 ans, d'un tempérament bilieux, fut atteinte, le 20 juillet 1836, d'une gastro-hépatite aiguë, pour laquelle j'eus recours aux moyens ordinairement employés en pareil cas, c'est-à-dire à la saignée, aux sangsues, aux bains, aux topiques émolliens, aux boissons rafraîchissantes et acidules, à une diète sévère, etc. Cette maladie, sous l'influence d'un pareil traitement se dissipa, mais soit que j'eusse poussé trop loin les évacuations sanguines, soit par tout autre motif, madame B... resta pâle, faible, sans appétit, digérant mal, se plaignant de borborygmes, de flatuosités, de la sensation d'un poids à l'épigastre. Pendant quelque temps elle eut des alternatives de diarrhée et de constipation, mais à la fin celle-ci devint permanente, et les matières fécales prirent une couleur grisâtre. La langue était large, humide, le pouls lent et mou, la soif nulle, l'urine claire et limpide. Cet état, loin de s'améliorer, prit, chaque jour, un caractère de gravité plus marqué; la malade en vint au point qu'elle ne pouvait plus digérer les alimens même les plus légers, et que le moindre exercice occasionnait des étouffemens, des palpitations, etc. J'avais pensé dans le principe que la phlegmasie gastro-hépatique, au lieu de disparaître complétement, n'avait fait que passer à l'état de chronicité, mais en y réfléchissant bien, je ne tardai pas à changer d'a-

vis et à croire que j'avais affaire à une asthénie simultanée des voies digestives et de l'appareil biliaire. Je me
fondais pour cela, d'abord sur l'absence de signes qu'on
put rapporter à une inflammation quelconque, en second
lieu, sur la décoloration des selles et sur ce qu'il est hors
de doute que tout organe enflammé et notamment le conduit alimentaire, est susceptible de passer d'un état de
surexcitation très prononcée, à un état plus ou moins grand
de débilitation. J'eus recours, comme dans les cas précédens, aux purgatifs, puis aux toniques légers, et au bout
d'un mois et demi ou deux mois le rétablissement était
complet.

Les faits de ce genre ne sont pas très communs sans
doute, mais, je le répète, ils ne sont pas très rares, et il
y a long-temps qu'on s'en serait aperçu, si on n'avait pas
eu l'habitude jusqu'à présent de tout rapporter, dans ces
sortes de cas, à un état de souffrance du canal alimentaire, tandis que le foie est très souvent alors le point de
départ des accidens.

Il demeure donc démontré que l'asthénie hépatique
existe, qu'elle n'est pas très rare, et que si les pathologistes anciens et modernes n'en ont pas parlé, c'est qu'il
l'ont confondue avec d'autres affections. J'ajouterai que
de même que l'hépatite, elle peut être divisée en primitive et en consécutive. Elle était primitive dans le premier des exemples que j'en ai cité ; dans les deux autres,
au contraire, elle avait succédé à une inflammation de la
glande biliaire.

Il est difficile de dire dans quelle proportion se trouvent, l'une par rapport à l'autre, ces deux variétés de l'as-

thénie hépatique , mais il est, on ne peut plus probable , que la dernière est beaucoup plus fréquente que la première.

Lorsque par suite de la maladie qui nous occupe , la sécrétion de la bile, au lieu d'être totalement suspendue, n'est que diminuée, il est hors de doute qu'il s'opère quelque changement dans la composition de ce fluide , et tout porte à présumer que ce changement consiste dans la perte plus ou moins grande de ses qualités stimulantes et de la matière qui le colore. Dans ce cas, on le sent, les dérangemens qu'entraîne la diminution de l'action du foie doivent être moins prononcés que dans l'autre, mais ils n'en diffèrent réellement que par le degré.

Quelques auteurs ont établi que l'asthénie hépatique est susceptible de produire l'ictère. Mais cette manière de voir me paraît vraiment inadmissible : d'abord, elle repose sur une pure hypothèse (la présence des principes constitutifs de la bile dans le sang normal) (1) ; d'un autre côté, je prouverai plus bas que la jaunisse ne se développe que tout autant que les absorbans du foie sont doués d'une activité plus grande que de coutume , et que par conséquent le parenchyme hépatique est surexité (2).

L'asthénie hépatique co-existe toujours avec celle des

___

(1) Les écrivains qui mettent l'ictère au nombre des symptômes de l'asthénie hépatique se fondent, en effet, sur ce que le foie ne séparant plus alors du sang les principes de la bile dans leurs proportions ordinaires, ces principes se répandent dans nos tissus et les colorent en jaune (Andral, *Clin. méd.* tome IV, page 47).

(2) Voyez l'article ictère au sujet de cette assertion et de la précédente.

voies digestives, car cette dernière quand elle n'a pas lieu déjà, en est le résultat inévitable.

La texture du foie n'est jamais altérée dans l'asthénie hépatique, et l'on ne doit pas donner ce nom aux cas où la diminution ou la suspension de la sécrétion biliaire est occasionnée par une lésion plus ou moins profonde du parenchyme au sein duquel elle s'effectue.

L'asthénie hépatique ne consistant que dans une débilitation plus ou moins grande de l'appareil biliaire sans altération de sa structure, n'est pas une maladie grave et qui menace directement la vie du sujet. Le meilleur moyen d'y remédier, selon moi, est de chercher à rétablir le cours de la bile et de rendre au parenchyme hépatique le ton qu'il a perdu.

Cette opinion, comme on sait, est celle des médecins anglais qui donnent le précepte d'irriter convenablement alors la membrane muqueuse gastro-intestinale, au moyen du mercure doux, qui, d'après eux, exerce une action particulière sur le foie.

Je suis loin d'attribuer, certes, aux purgatifs et notamment au calomel toutes les propriétés que leur supposent nos confrères d'outre-mer ; mais j'ai la conviction qu'administrés en pareille occurence, ils détermineraient sur le tube alimentaire une irritation, qui, transmise au foie, serait éminemment propre à remonter le ton de ce viscère. On arriverait surtout à ce résultat, si, au bout d'un certain temps, on avait soin de remplacer les évacuans par des toniques légers, les vins généreux coupés avec de l'eau, des alimens substantiels, mais de facile digestion, l'exercice à cheval ou à pied, l'usage de

la laine sur la peau; en un mot, si l'on imitait la conduite
que j'ai tenue dans les trois cas d'asthénie hépatique que je
viens de rapporter.

ATROPHIE DU FOIE.

Obs. N° 54. — Un polisseur en acier, âgé de 36 ans,
entra à la Charité, le 27 janvier 1820. A la suite de violens chagrins domestiques , il quitta Versailles, qu'il habitait, et vint se loger à Paris dans une rue étroite et
humide de la Cité. Jusqu'alors il avait joui d'une bonne
santé ; seulement, il y a seize ans, il avait eu une fluxion
de poitrine, et il était sujet aux hémorrhoïdes depuis sa
jeunesse. Peu de temps après son arrivée à Paris, il perdit l'appétit, l'introduction des alimens dans l'estomac
était parfois douloureuse ; ils étaient vomis de temps en
temps, et. par intervalle, le dévoiement survenait; lorsqu'il cessait, il était remplacé par une forte constipation.
Cet homme, qui jusqu'alors avait eu beaucoup d'embonpoint , maigrit rapidement dix-huit mois après que ces
symptômes du côté des voies digestives eurent commencé
à se manifester , il s'aperçut en même temps que sa face
et ses membres maigrissaient de plus en plus , son ventre, au contraire , augmentait de volume, sans qu'il ressentit d'ailleurs aucune douleur.

Lorsque nous vîmes ce malade, l'abdomen était le siége
d'un épanchement considérable, qui donnait lieu à une
fluctuation non douteuse. Les membres inférieurs étaient
infiltrés (le malade nous assura que cet œdème des membres n'était survenu que longtemps après que l'abdomen

avait commencé à se tuméfier). Pressé dans les divers points de son étendue, le ventre ne parut douloureux nulle part; la face était pâle et maigre; la langue était couverte d'un enduit jaunâtre, sans rougeur; des rapports acides avaient lieu fréquemment; l'introduction dans l'estomac de tout aliment solide ou de vin était suivie d'une douleur assez vive à l'épigastre; l'appétit était nul, le malade se plaignait surtout d'avoir pour le pain un insurmontable dégoût; il ne se nourrissait depuis long-temps que de lait, d'échaudés et de quelques légumes. Depuis un mois la diarrhée avait été continuelle : huit ou dix selles, formées par une matière liquide, semblable à de l'eau colorée en jaune, avaient lieu en vingt-quatre heures; le pouls avait une légère fréquence sans que la peau fut chaude, les urines étaient rares, d'un rouge brunâtre, et chargées d'un abondant sédiment. Il n'y avait aucune trace d'ictère, et la coloration des évacuations alvines démontrait qu'il y avait flux de bile dans le duodénum.

L'existence d'une gastro-entérite chronique n'était pas douteuse; sans doute elle avait joué un grand rôle dans le dépérissement progressif du malade. Quant à la cause de l'hydropisie, elle échappait à l'investigation; mais il nous parut problable qu'elle était liée à une affection du foie.

Pendant les deux mois suivans, nous vîmes cet individu dépérir de plus en plus; l'hydropisie n'augmenta ni ne diminua. Chaque fois qu'on essaya de la combattre par des médicamens auxquels une propriété diurétique est attribuée (petit houx, chiendent, nitre, préparations de scille, digitale, etc.), on fut obligé de les suspendre, parce qu'ils n'avaient d'autre effet que d'augmenter l'irritation gastro-intestinale. Des frictions avec la teinture de digitale n'eurent pas plus d'efficacité. On essaya le mercure en frictions sur l'abdomen, et l'on n'obtint pas plus de résultat. Enfin la langue rougit et se sécha ; la diarrhée, qui n'avait jamais cessé, devint plus abondante un délire vague survint ; le malade se prostra de plus en plus et succomba.

Ouverture du cadavre.— Le foie est remarquable par son très petit volume. Le lobe gauche ne consiste qu'en une languette mince, surajoutée au lobe droit ; celui-ci est lui-même beaucoup moins considérable que d'ordinaire. A l'extérieur, il a une couleur d'un vert grisâtre. Il présente à l'incision une résistance inaccoutumée ; en quelques endroits, il crie véritablement sous le scalpel. On ne trouve presque plus de trace des deux substances ordinaires du foie, mais seulement un tissu blanchâtre, d'une grande densité, d'apparence cellulo-fibreuse, et qui semble très peu vasculaire. Dans les conduits hépatique et cholédoque, ainsi que dans la vésicule, on trouve une certaine quantité de bile jaune, peu épaisse. Les parois de la vésicule sont infiltrés.

On trouve des traces non équivoques d'inflammation dans l'estomac et dans les intestins. La rate était petite et dense. Le cœur était vide de sang, flasque et décoloré. Une assez notable quantité de sérosité existait dans les ventricules cérébraux et à la base du crâne; il y en avait aussi une quantité très considérable dans la cavité du péritoine (1).

(1) Andral (*Clinique médicale*, tome IV, page 198).

Obs. N° 55. — Un maquignon, âgé de 52 ans, avait une ascite et une infiltration considérable des membres inférieurs, lorsqu'il entra à la Charité; de plus, les conjonctives et toute la surface cutanée présentaient une couleur jaune verdâtre. Il nous dit que depuis plusieurs mois il était hydropique et jaune. Il y avait déjà quelque temps qu'il perdait ses forces et son embonpoint, sans que son appétit eut été d'ailleurs jamais diminué, lorsqu'il s'aperçut que son ventre augmentait de volume, et à peu près à la même époque il commença à devenir jaune. Il nous assura n'avoir jamais éprouvé ni douleur ni gêne à la région du foie : l'abdomen palpé n'était douloureux nulle part, on n'y reconnaissait aucune tumeur; la langue avait son aspect naturel; l'appétit était conservé, l'introduction des alimens dans l'estomac ne donnait lieu à aucun malaise local ou général ; les selles étaient rares, mais colorées, comme chez un individu bien portant; le pouls était sans fréquence. Le malade était plein de gaité et d'espérance.

Peu de jours après son entrée, la ponction fut pratiquée : deux autres furent faites dans les trois semaines suivantes; mais chaque fois le liquide péritonéal se reproduisit avec une étonnante rapidité. Les frictions avec la teinture de digitale et le vin scillitique, la tisane de chiendent nitrée, n'augmentèrent pas la sécrétion urinaire. Cependant le malade s'affaiblissait et son appétit avait diminué, lorsqu'à la suite de scarifications pratiquées sur les deux membres abdominaux considérablement œdématiés, une rougeur livide s'empara de la peau de la jambe droite, le troisième jour de l'apparition de cette rougeur, la peau où elle s'était manifestée était déjà frappée de gangrène; en même temps, prostration rapide. Mort six jours après l'invasion de l'érysipèle.

Ouverture du cadavre. — L'état du foie et de ses dépendances était tellement semblable à celui décrit dans l'observation précédente, que pour éviter des répétitions, nous renvoyons à cette description. La rate était de volume et de consistance ordinaires. Le tube digestif, examiné avec le plus grand soin, ne présenta aucune lésion appréciable. On trouva dans le péritoine une très grande quantité de sérosité limpide, sans trace de péritoine. Rien de remarquable dans les autres organes (1).

Ces observations ne sont pas les seules qui attestent que la glande biliaire peut éprouver une diminution plus ou moins considérable de volume. Stork parle d'un individu chez qui elle avait à peine la grosseur du poing, *vix æquabat pugni magnitudinem* ; Riolan assure avoir rencontré un foie qui n'était pas plus gros que le rein ; d'autres en ont vu de plus petits encore.

Les faits de cette nature qu'on trouve dans les auteurs ne permettent pas de douter que la diminution du volume du foie ne soit dans certaines circonstances le résultat de l'irritation hépatique; mais le plus souvent elle provient de l'affaiblissement de la vitalité de ce viscère, ou d'un obstacle apporté à sa nutrition par une cause mécanique.

Lorsque le foie, par suite d'une phlegmasie chronique dont il est atteint, perd de sa grosseur et de son

(1) Andral, *Clinique médicale*, tome IV, page 198.

poids, il est ramolli, tantôt endurci et quelquefois inégal, comme granuleux à sa surface. Les deux observations que je viens de rapporter, nous fournissent des
exemples remarquables de ce genre d'affection (1).

Lorsque, au contraire, il se rapetisse sous l'influence
d'un obstacle à sa nutrition, ou d'un état véritablement
asthénique de son parenchyme, sa contexture organique
n'offre aucun changement appréciable. Ce n'est qu'aux
cas de cette dernière espèce qu'il convient de donner le
nom d'*atrophie du foie*. Le donner, en effet, aux dégénérescences hépatiques qui s'accompagnent de la diminution de volume de la partie où elles ont leur siége,
serait s'écarter à la fois de l'étymologie et de l'acception généralement reçue du mot *atrophie*, qui, par opposition
à celui d'*hypertrophie*, exprime simplement cet état particulier d'un tissu qui, bien qu'ayant perdu de sa grosseur et de son poids, ne présente aucune altération dans
sa structure intime.

L'atrophie hépathique proprement dite, ou, en d'autres termes, la diminution du volume du foie, qui ne
dépend pas d'un travail inflammatoire, peut être générale ou partielle. Les obstacles qui la produisent pour
l'ordinaire sont : 1° Le développement accidentel des organes qui entourent le foie, et qui alors le compriment
dans toute son étendue ; 2° Une pression extérieure exercée habituellement sur la région hypocondriaque droite.
« L'usage des corsets, chez les femmes, en diminuant le

(1) **Morgagni** en rapporte aussi plusieurs (Voyez les lettres 22°,
art. 4 ; 64°, art. 7 ; 36·, 38·, etc)

diamètre de la poitrine, pousse vers ses extrémités, et particulièrement vers l'inférieure, les organes qu'elle contient. Chez elles, le foie dépasse souvent de plusieurs pouces les fausses côtes, et celles-ci impriment sur la face supérieure de cet organe un sillon plus ou moins profond. Cette compression, exercée longtemps, peut nuire au développement total du foie, et la disposition anatomique qu'elle produit ne doit jamais être oubliée dans l'exploration de l'abdomen. La dissection des corps des individus dont la profession exige l'emploi d'instrumens qu'on appuie sur la région épigastrique donnerait peut-être quelques autres exemples d'atrophie partielle du foie (1).»

Cette maladie peut également être occasionnée, ainsi que je l'ai déjà dit, par la diminution de l'action organique du foie. Le mécanisme par lequel elle se développe alors est facile à concevoir : il en est du foie dans ces sortes de cas comme des membres qui, frappés de paralysie, et, par cela même, condamnés à l'immobilité, maigrissent et perdent de leur volume et de leur poids.

CONGESTIONS SANGUINES PASSIVES DU FOIE.

Les congestions sanguines qui se forment dans le foie ne sont pas toutes actives, ou, en d'autres termes, ne dépendent pas toutes de l'irritation de ce viscère. Il en est quelques unes qui sont vraiment passives : celles, par exemple, qui se développent sous l'influence d'un obstacle à la circulation, doivent être regardées comme telles ; le sang s'accumule alors dans le parenchyme hé-

---

(1) *Dictionnaire de médecine* en 18 volumes, tome 9, pag. 205.

patique, non pas parce qu'il y est provoqué par une cause irritative, mais parce que la circulation veineuse se trouvant ralentie, il est obligé d'y séjourner. Le foie est de toutes les parties du corps humain celle qui est le plus disposée à ces sortes d'engorgemens. On se rendra facilement compte de cette circonstance, si l'on réfléchit que son tissu est mou, très perméable, que l'artère hépatique et la veine porte lui apportent beaucoup plus de sang que les veines hépatiques ne lui en ôtent, et que, d'ailleurs, il reçoit proportionnellement une plus grande quantité de ce fluide que les autres viscères.

Les obstacles au cours du sang qui occasionnent le plus souvent les congestions sanguines qui nous occupent sont ceux qui ont leur siége dans le cœur ou dans les gros vaisseaux ; viennent ensuite ceux qui résultent de l'engorgement des poumons par des tubercules, d'un épanchement de sérosité dans la poitrine ou dans l'abdomen, d'une induration de la rate, d'une tumeur située dans le mésentère, l'épiploon, etc.

On a remarqué que le foie est presque toujours, chez les scorbutiques, augmenté de volume et d'une teinte rouge uniforme. Quand on le coupe, le sang ruisselle de tous côtés. Rien n'autorise à penser que les congestions de cette nature proviennent d'un travail inflammatoire ; elles sont dues, suivant moi, à ce que, d'une part, le sang qui, comme on sait, est d'une fluidité extrème dans le scorbut, pénètre plus aisément dans les petits vaisseaux, et à ce que, de l'autre, ces mèmes vaisseaux, frappés d'une débilité profonde, se déchirent avec la plus grande facilité.

Les congestions sanguines qui s'opèrent dans le parenchyme hépatique par suite du scorbut ou d'un obstacle au cours du sang doivent donc être considérées
comme passives. Y a-t-il d'autres maladies qui puissent
produire des engorgemens hépatiques analogues? Je ne
le crois pas ; du moins, je n'ai rien rencontré dans les
auteurs, et mon expérience ne m'a rien appris qui peut
me le faire présumer.

Lorsque le foie devient le siége d'une congestion sanguine passive, ce viscère peut se gonfler assez pour qu'on
le sente bien au dessous des fausses côtes droites et à
l'épigastre. La tumeur présente une surface lisse, sans
bosselures, sans enfoncement; il n'y a ni douleur, ni trace
d'ictère ; quelquefois, cependant, les malades accusent
une sensation pénible, une sorte de pesanteur vers l'hypocondre. Les engorgemens sanguins dont il s'agit ici ne
prennent pas toujours la marche continue ; il n'est pas
rare de les voir se former très rapidement et se dissiper
avec autant de promptitude qu'ils s'étaient formés, pour
reparaître et disparaître de nouveau, suivant que l'état
morbide qui les occasionne augmente ou diminue d'intensité. Ces congestions intermittentes ne s'observent que
dans les affections organiques du cœur ou des gros vaisseaux.

Les intumescences passives du foie ne peuvent guère,
comme on voit, être confondues avec celles que l'irritation hépatique détermine : car, lorsque cette irritation
est légère, l'organe qui sécrète la bile est peu ou point
augmenté de volume, et quand elle a pris les caractères
de l'hépatite des auteurs, ces mêmes caractères suffisent

toujours pour différencier les congestions qui se forment
alors dans le tissu du foie, de celles qui se trouvent liées
soit au scorbut, soit à un obstacle au cours du sang.

On se rappelle que j'ai avancé que les congestions hépatiques qui dépendent d'un obstacle au cours du sang
peuvent devenir cause de l'irritation du foie. Les congestions de ce genre qui me paraissent les plus susceptibles
d'un semblable résultat sont celles qui se manifestent
pendant le cours d'une affection organique du cœur ou
de l'un des gros troncs artériels.

Les maladies qui produisent les congestions passives
dn foie sont toutes incurables ; la plupart même entraînent avec elles un état tel de l'économie, qu'on doit considérer alors l'accumulation du sang dans le parenchyme hépatique comme une circonstance de fort peu
d'intérêt. Il n'y a, selon moi, que les cas où le foie se
tuméfie pendant le cours d'une lésion du cœur ou de ses
annexes qui fassent exception, et qui méritent une attention particulière. Les affections du cœur, en effet, peuvent exister longtemps sans occasionner la mort, et sans
qu'aucun autre organe éprouve une altération marquée
de nutrition. Or, on conçoit facilement que, si sous leur
influence une congestion sanguine se formait dans le foie
et déterminait une hépatite, cette dernière serait une complication très fâcheuse qui ne pourrait qu'accélérer beaucoup leur marche, et, par conséquent, leur terminaison
funeste. Pour prévenir, au surplus, un pareil accident,
il ne faut que traiter convenablement la maladie qui
donne lieu au ralentissement de la circulation veineuse,
et l'attaquer surtout avec énergie chaque fois qu'elle

s'exaspère ; moyennant cela, on réussira presque toujours à dégorger le parenchyme hépatique, et à empêcher que le sang ne s'y ramasse de nouveau en trop grande quantité.

HÉMORRHAGIES HÉPATIQUES.

Obs. N° 56. — Un étudiant en médecine, âgé de 22 ans, d'une constitution peu forte, d'un embonpoint modéré, fut pris, quelques jours après son arrivée à Paris, au mois de novembre 1821, d'une diarrhée qui persista pendant six mois, et ne disparut complétement qu'après un séjour assez prolongé à la campagne. Il en revint au milieu des vacances de 1823 très bien portant, et avec l'embonpoint qui lui était naturel. La diarrhée reparut au mois de janvier 1825, fut assez considérable pendant six semaines, et cessa presque entièrement dans les derniers jours de mars. Avec cette amélioration apparente se manifestèrent néanmoins des douleurs dans l'hypocondre droit : elles devinrent subitement très considérables ; il s'y joignit une légère couleur ictérique, et le lendemain de l'apparition de ce nouveau symptôme, M. Chomel fut appelé auprès du malade. Il le trouva très souffrant ; ses traits étaient profondément altérés ; il accusait une douleur vive dans l'hypocondre droit, tout son corps avait une légère teinte jaunâtre, l'urine une couleur orange. La douleur devint encore plus violente dans la journée, et le lendemain le malade eut plusieurs selles composées d'un sang noirâtre qui avait la forme moulée des matières fécales. Ces évacuations persistèrent, en diminuant par degrés, pendant trois jours, et on estima la quantité de sang perdu à neuf ou dix livres. Des lavemens froids, des boissons aigres à la glace, une potion antispasmodique avec un grain d'extrait gommeux d'opium, furent prescrits et continués les quatre jours suivans, après lesquels nous vîmes le malade. C'était le 7 avril : l'altération des traits continuait, la faiblesse et la maigreur étaient extrêmes, les sclérotiques un peu verdâtres, toute l'habitude du corps d'un jaune pâle, la langue humide, décolorée, la soif peu considérable, l'anorexie complète, le ventre plat et rentré, l'hypocondre droit douloureux, mais à un degré peu considérable ; les matières fécales d'une couleur jaune verdâtre, puriformes, d'une odeur de macération. Il y avait eu quatre à cinq selles par jour depuis la cessation de l'hémorrhagie, la respiration était naturelle, peu fréquente, le pouls très accéléré, petit et faible.

Les douleurs diminuèrent encore les jours suivans, puis devinrent tout à coup considérables le 12, ayant, comme la première fois, leur siège vis-à-vis le point de la réunion des colons droit et transverse. Elles s'affaiblirent de nouveau, après une durée non interrompue de douze heures, au moment où des évacuations sanguines, semblables à celles que nous avons indiquées, eurent lieu. Celles-ci, de moitié moins copieuses que la première fois, s'arrêtèrent au bout de vingt-quatre heures ; et, dans les cinq jours qui suivirent, les selles reprirent leur caractère puriforme, furent plus ou moins fréquentes, après quoi il n'y en eut qu'une le matin et le soir, moulée, briquetée, d'une bonne consistance.

Les mêmes boissons (solut. de sir. go. avec le jus de citron, solut. de sirop tartar.) furent continuées, mais un peu moins froides ; les douleurs persistèrent encore, bien que peu considérables, dans le point indiqué, pendant huit jours, et parurent céder à l'action d'un vésicatoire appliqué sur la partie correspondante de l'abdomen. Bientôt, il y eut un peu d'appétit, on donna quelques cuillerées de boissons, d'abord froides, puis on en éleva successivement la dose et la température, et, dans les cinq premiers jours du mois de mai, le malade mangeait avec plaisir, sans éprouver de pesanteur à l'épigastre, sans diarrhée, sans douleur aucune, et trois ou quatre fois le jour, un peu de poisson très léger ; sa peau était d'un jaune très faible, son pouls avait repris son calme habituel, sa faiblesse diminuait, il faisait quelques pas dans sa chambre ; une petite dose de sirop de diacode lui procurait un peu de sommeil, il parlait déjà de retourner parmi les siens. Mais ne pouvant encore se mettre en chemin, et ayant épuisé toutes ses ressources, il fut dans la nécessité de recourir aux hôpitaux, et le 5 mai, à huit heures du matin, on le conduisit à la Charité dans la salle Saint-Jean (service de M. Chomel).

Sa translation fut peu fatiguante. Placé dans un lit bien chaud, il ne se plaignait de rien, sinon d'une grande faiblesse : sa maigreur était extrême, sa langue pâle et humide, son ventre souple et indolent, les selles rares, le pouls calme, la chaleur plus basse qu'élevée. Cet état persista, et au troisième jour de son admission à l'hôpital, le malade prit un peu de poulet avec plaisir. Le 8, au matin, il éprouvait de l'oppression, accusait un peu de

douleur dans le côté droit de la poitrine, au moment de
la toux, et ces symptômes ne dataient que de quelques
heures ; le pouls était accéléré, la chaleur plus élevée
qu'à l'ordinaire (pot. gom., diète).

L'oppression et la toux augmentèrent dans la journée,
il y eut beaucoup d'anxiété pendant la nuit. Le 9, au
moment de la visite, les traits étaient profondément altérés, le regard mal assuré, les yeux un peu brillans,
l'oppression considérable, et le malade mourut le même
jour, à minuit, en pleine connaissance.

*Ouverture du cadavre trente-deux heures après la
mort. — État extérieur.*— Dernier degré de marasme,
sans traces d'infiltration.

Tête.—Quelques adhérences, sans granulations, entre
l'arachnoïde et la dure-mère ; point d'infiltration sous-
arachnoïdienne, moins d'une petite cuillerée de sérosité
dans chaque ventricule latéral du cerveau. Ce viscère un
peu mou dans toute son étendue, et plus encore à gauche
qu'à droite ; le cervelet et la protubérance annulaire ramollis dans la même proportion.

Poitrine.—Quatre à cinq onces de sérosité citrine
dans le péricarde ; cœur un peu pâle, petit, ferme, à parois assez épaisses, d'ailleurs parfaitement sain. Aorte
dans l'état naturel. Poumons libres; fausse membrane
jaune, mince et peu consistante, sur le lobe inférieur
droit, qui avait une fermeté considérable, une teinte acajou très inégale à l'intérieur, un aspect grenu, était hépatisé jusqu'à une petite distance de son bord antérieur.
Le lobe supérieur offrait la même lésion, mais dans un
espace peu considérable. Il y avait aussi un peu d'épan-

chement, et une fausse membrane jaune et molle du côté gauche : le poumon correspondant n'était hépatisé que dans quelques points, et généralement engoué à sa base.

Abdomen. — Le foie ne dépassait pas les côtes, avait un volume ordinaire, une couleur rouge cerise foncé, interrompue, à sa surface convexe, par plusieurs taches jaunes, et une consistance un peu supérieure à celle qui lui est naturelle. En l'incisant dans différentes directions, on observait une foule de plaques jaunes arrondies, de trois à huit lignes de diamètre, moins nombreuses vers son bord obtus que vers son bord antérieur, occupant la plus grande partie de sa masse dans cette dernière partie. Ces plaques étaient l'assemblage d'un plus ou moins grand nombre de kystes globuleux, de deux ou trois lignes de diamètre, contenant une petite quantité de matière verdâtre ou jaunâtre, épaisse, un véritable pus. Les plus petits n'offraient qu'infiniment peu de liquide, et semblaient presque uniquement formés par une fausse membrane blanchâtre, d'un demi-millimètre, ou un peu plus, d'épaisseur. Sur quelques plaques, la partie des kystes opposée au foie était rompue et formait des espèces de lambeaux au centre desquels se trouvait une médiocre quantité de pus ; de là, des excavations irrégulières, de cinq à six lignes de diamètre, comme festonnées à leur circonférence. Enfin, en faisant *une incision très profonde à droite du ligament suspenseur, nous ouvrîmes une cavité du volume d'une noix, remplie d'un caillot fibrineux de sang noir, disposé par couches concentriques. Cette cavité, qui se trouvait immédiatement au-dessous du sillon transversal, des vaisseaux et des conduits biliaires qu'il contient, était tapissée par une double fausse membrane dont l'interne était rougeâtre et cassante, tandis que l'externe était d'un blanc grisâtre et adhérait fortement au tissu du foie.* Nous ouvrîmes avec soin la veine porte et les conduits biliaires, sans y trouver de déchirure dans la partie voisine de l'excavation. La vésicule avait un petit volume et contenait un liquide épais, d'une couleur orange. Le conduit hépatique, le cholédoque et le cystique n'offraient rien de remarquable. La membrane muqueuse de l'œsophage était dans l'état normal ; celle de l'estomac plus ou moins grisâtre dans toute son étendue, recouverte d'une médiocre quantité de mucus, d'une épaisseur et d'une consistance convenables. Le duodénum n'offrait ni ulcération, ni épaississement, ni rougeur ; sa membrane muqueuse n'était point ramollie. Celle de l'intestin grêle était généralement grisâtre, un peu moins ferme dans sa seconde moitié que dans l'état ordinaire, offrait, près de la valvule iléo–cœcale les traces de six ulcérations entièrement cicatrisées, un peu ovalaires, de six à huit lignes dans le plus grand diamètre. La membrane muqueuse finissait en s'aplatissant un peu, à leur pourtour, et se continuait avec une lame extrèmement mince de tissu cellulaire, bien lisse, bien polie, recouvrant la tunique musculaire, qui n'offrait aucune altération de couleur, de consistance et d'épaisseur, dans le point correspondant. Ces cicatrices se distinguaient, au premier abord, des parties voisines, par une dépression évidente, sensible au toucher comme à la vue ; par une demi-transparence plus marquée que partout ailleurs, et enfin par un coup d'œil humide et poli semblable à celui des membranes séreuses. La membrane muqueuse du gros intestin était très ramollie, et offrait dans le colon gauche, l'S romain et le rectum, jusqu'à un pouce de l'anus, un grand nombre de petites ulcérations de forme arrondie, dont quelques-unes reposaient sur la tunique musculaire. Les glandes mésentériques étaient grisâtres, petites et saines. La rate était doublée de volume, d'un rouge brun, d'une consistance supérieure à celle qui lui est naturelle. Les autres viscères dans l'état normal (1).

Obs. N° 57. — M. S...., l'un des administrateurs de la monnaie, jouissait d'une assez bonne santé, et n'avait jamais présenté en particulier aucun symptôme, qui pût déclarer chez lui l'existence d'une maladie, lorsqu'un matin, en se réveillant, il sentit un peu de malaise, et quelques douleurs abdominales : il manifesta le desir de rester couché, et on le laissa seul dans la chambre. On y entra au bout de quelques heures : il n'était plus. Je fis l'ouverture du cadavre en présence de MM. les docteurs Double, Brunet, et Sédillot fils. Les organes du crâne et du thorax, dans lesquels on pouvait s'attendre à trouver la cause de la mort subite de M. S..., ne présentèrent aucune altération. Le péritoine fut trouvé rempli d'une grande quantité de sang noir coagulé en partie ; beaucoup de caillots étaient surtout accumulés entre le diaphragme et la face convexe du foie. Vers la partie moyenne du lobe droit, sur cette même face convexe, on découvrit une ouverture assez large pour permettre l'in-

______

(1) Louis. *Recherches anatomico-pathologiques*, page 376.

troduction de l'extrémité du petit doigt. Cette ouverture
était l'orifice d'une cavité creusée dans le parenchyme
du foie, assez ample pour admettre un œuf de poule , et
remplie par du sang. Un gros vaisseau déchiré s'ouvrait
en un point de cette cavité : un stylet ayant été introduit
pénétra dans le tronc de la veine porte hépatique , dont
ce vaisseau était une des principales divisions. La cause
de la mort et la source de l'hémorrhagie furent dès lors
manifestes. Autour de la cavité accidentelle qui contenait le sang , le parenchyme du foie avait conservé son
état sain (1).

Lorsque le foie est devenu le siége d'une inflammation
aiguë plus ou moins forte, ou d'une congestion sanguine
passive, il arrive quelquefois qu'un ou plusieurs des vaisseaux artériels ou veineux qui entrent dans sa structure
se rompent ; et alors , ou le sang, après s'être épanché
dans l'intérieur du parenchyme hépatique , s'y creuse
une cavité et y séjourne (obs. n° 56, p. 287), ou il achève
de déchirer le parenchyme et se répand dans le bas ventre (obs. n° 57, p. 290), ou le sang , simplement infiltré
au milieu des granulations, se borne, en quelque sorte ,
à les isoler, et donne au parenchyme un aspect spongieux
sensible , principalement après la compression et le lavage , ou bien enfin se fraye une route dans les canaux
excréteurs de la bile , gagne le duodénum, et est ensuite
rejeté par les vomissemens ou par les selles (2).

Dans les trois premiers de ces cas , l'hémorrhagie qui

(1) Andral, *Clinique médicale*, tome iv, page 13.
(2) On doit ranger dans cette catégorie plusieurs cas rapportés
par les auteurs sous le nom *d'hépathirrhée.*

nous occupe n'a jamais été reconnue qu'après la mort ; et dans le dernier, on ne peut qu'en soupçonner l'existence pendant la vie, car nous ne possédons aucun moyen de distinguer si le sang, qui est expulsé par le tube digestif, provient de l'appareil biliaire ou de la membrane muqueuse gastro-intestinale.

LÉSIONS DE L'ARTÈRE HÉPATIQUE.

L'artère hépatique est susceptible, comme les autres artères, de devenir malade, mais l'espèce d'altération qu'elle présente le plus souvent, est sa dilatation. Vulpius a vu deux cas d'obstructions du foie, où le tronc de cette artère était si dilaté qu'on pouvait y introduire le pouce (1); Portal a rencontré aussi cette dilatation dans certaines variétés de phthisie hépatique. Il en rapporte un exemple très remarquable que voici :

Obs. N° 58. — M. Vicard, âgé d'environ 55 ans, d'un tempérament maigre et sec, était sujet depuis longtemps à des douleurs de rhumatisme goutteux, vagues, qui se portèrent plusieurs fois des extrémités inférieures au thorax et aux bras. Il eut une toux sèche et fréquente qui ne dura pas longtemps; des douleurs légères se firent ressentir à la région épigastrique ; les digestions furent troublées. Le malade maigrit beaucoup, jaunit un peu ; ses urines étaient plus rouges : on sentait au tact une rénitence vers la partie horizontale du foie. Le malade éprouvait une constipation opiniâtre; il était très maigre lorsqu'il me consulta : je lui prescrivis quelques boissons

(1) Morgagni, de sedibus morborum, epist. 26.

un peu amères, savonneuses et légèrement relâchantes,
quelques eaux minérales apéritives et des bains de la
moitié du corps. Ce traitement paraissait lui réussir parfaitement, lorsqu'il eut de violens chagrins, ayant perdu
sa fortune par la révolution. Il abandonna ce traitement
par le conseil d'un apothicaire, qui le purgea trois fois
très violemment, et qui lui conseilla ensuite des pilules
aloétiques avec le diagrède et à haute dose. L'irritation
augmenta, la douleur dans la région épigastrique fut
extrème, la constipation opiniâtre ; des hoquets, des vomissemens, des diarrhées colliquatives survinrent, et,
enfin, la fièvre lente avec des redoublemens tous les
soirs et des sueurs tous les matins. Le malade mourut.

L'ouverture du corps fut faite par M. Robin, chirurgien, j'assistai à cette ouverture.

Le foie était d'un volume prodigieux, très dur et plein
de concrétions de diverses natures, les unes stéatomateuses, les autres phosphatiques et blanchâtres, comme celles des articulations des goutteux. Il y en avait aussi de
biliaires ; mais celles-ci étaient plus petites, excepté celle
de la vésicule du fiel, dont quelques-unes avaient le volume d'une grosse noisette. L'artère hépatique était très
grosse depuis sa sortie du trépied de la céliaque jusqu'à
son entrée dans le foie. L'artère coronaire stomachique
et la splénique étaient aussi plus dilatées que dans l'état
naturel, l'estomac était très petit, et ses parois fort épaisses et graveleuses ; le pilore était rétréci. La rate avait à
peu près son volume naturel, mais elle était d'une extrème dureté : le tronc de la veine porte et ses rameaux
étaient très dilatés. Il y avait dans le bas ventre une cer-

taine quantité d'eau rougeâtre épanchée ; les reins, la
vessie et les autres viscères étaient en bon état ; les poumons et le cœur étaient sains (1).

TUMEURS ÉRECTILES DU FOIE.

Le foie est bien plus souvent que les autres viscères le
siége de tumeurs semblables au tissu du corps caverneux
de la verge, et qui à cause de cela ont reçu le nom *d'é-
rectiles*. Tantôt uniques, tantôt multiples, M. Cruveilhier les regarde comme formées aux dépens d'une quantité plus ou moins considérable de granulations et susceptibles d'un accroissement indéfini. Ce médecin parle
d'un cas où une masse de tissu fibreux existait au centre
de la tumeur. Des prolongemens partaient de ce tissu, en
s'entrecroisant dans toutes sortes de directious. Chez un
autre sujet, une tumeur érectile se continuait avec une
tumeur carcinomateuse. M. Bérard a communiqué à la
société anatomique de Paris un fait de ce genre, dans lequel trois tumeurs érectiles existaient au milieu du parenchyme hépatique. « Il y avait, dit-il, une analogie
frappante entre ces trois pièces. Les petites masses érectiles étaient jetées sur le bord antérieur du foie; deux
d'entre elles avaient le volume d'une petite noix ; la troisième était un peu plus considérable. Plongée dans la
substance du foie, ces deux tumeurs étaient cependant
libres vers les deux faces et le bord antérieur de l'organe
qui les recélait; lacérées, elles se sont montrées gorgées
d'un sang noir qui paraissait occuper les cellules nom-

(1) Portal, *Traité des Maladies du foie*. page 393.

breuses et assez régulières dont elles étaient composées.
Le séjour de ces pièces dans l'alcool a rendu leur structure aréolaire et celluleuse beaucoup plus distincte. Un
anatomiste exercé, examinant isolément une tranche de
ce tissu, prononcerait probablement qu'elle a été prise
au corps caverneux du pénis de l'homme. Une enveloppe
fibreuse, bien distincte, environnait ces productions anor-
males et rendait sans doute leur présence aussi peu nui-
sible, vu leur parfaite circonscription, que l'est celle du
tissu érectile dans les parties où on le voit naturellement (1). »

PHTHISIE HÉPATIQUE.

Les médecins anciens donnaient le nom de *phthisie
hépatique* à l'espèce de dépérissement et de consomption
qui survient à la suite de certaines maladies dont le point
de départ est dans le foie, ou qui s'accompagnent d'une
lésion de texture de ce viscère. Ainsi ils pensaient que la
phthisie hépatique pouvait être le résultat, non seulement d'une affection primitive du foie, mais encore de
catarrhes divers, de pyrexies exanthémateuses, du vice
scrofuleux, du scorbut, de la syphilis, etc.

Les symptômes que Portal assigne à cet état morbide
sont : une douleur plus ou moins durable dans la région
du foie, de l'estomac, de la rate, des reins, à la poitrine
ou au bas du cou, au dessus de l'épaule droite et quelquefois aussi de la gauche, se transmettant au bras, ou

_____

(1) Compte rendu des travaux de la société anatomique de Paris,
par M. Monod, 1828.

étant transversale au milieu de la poitrine ou restreinte au bas de cette cavité ; les mauvaises digestions, le dé- goût pour les alimens, des vents, des coliques, la diffi- culté de se coucher sur le côté gauche, la jaunisse, ou une teinte terne de la peau, les urines rouges, le visage couperosé, des démangeaisons à la peau, la gène de la respiration plus ou moins grande, surtout quand les ma- lades montent un escalier; souvent des palpitations du cœur, des syncopes; l'enflure des extrémités, quelquefois du côté droit seulement, mais le plus souvent des deux extrémités inférieures, et ensuite des supérieures, du bas ventre et du reste du corps. Amaigrissement, fièvre lente, sueurs, dévoiemens colliquatifs, etc.

Les caractères anatomiques de cette affection consis- tent, d'après le même auteur, dans de vastes abcès hépa- tiques qui ont mis un temps plus ou moins long à se for- mer, l'ulcération du tissu propre du foie, l'induration et les dégénérescences diverses de ce tissu.

Si l'on réfléchit maintenant aux symptômes de la phthisie hépatique et aux altérations de texture qu'on rencontre à sa suite, on s'apercevra facilement que les uns et les autres se trouvent compris parmi ceux qu'on attribue à l'hépatite chronique, et que, par conséquent, cette prétendue maladie n'est en réalité qu'une phlegma- sie du foie, qui, après avoir duré longtemps, se termine par suppuration, par induration, etc., et amène le ma- rasme et la mort.

On ne peut donc, dans l'état actuel de la science, con- tinuer à faire une entité morbide particulière de la phthi- sie hépatique, et tout ce que les pathologistes ont dit à ce sujet, doit être rapporté à la phlegmasie chronique de la glande biliaire.

Au surplus, et, pour qu'on puisse se former une idée bien exacte de ce qu'on entendait autrefois par phthisie hépatique, je vais en citer quelques cas.

OBS. N° 59. — M. Manoury, abbé et général de l'ordre des prémontrés, était parvenu jusqu'à un âge assez avancé sans avoir d'autres incommodités que quelques légers catarrhes, mais habituels, surtout pendant les hivers qui étaient peu froids, mais humides, quelques précautions qu'il prit pour s'en garantir. Ces catarrhes augmentèrent progressivement les dernières années de sa vie, alors il éprouva une extrême difficulté de respirer qui alla toujours en croissant, il y eut de l'élevation dans le pouls, même quelquefois de la fièvre. Cette espèce de dyspnée, qui paraissait avoir quelques espèces de périodes, finissait ordinairement par une copieuse expectoration et par la sueur. On caractérisa d'asthme cette difficulté de respirer; c'était pour rassurer le malade sur son état. Cependant à cet asthme prétendu se joignirent des coliques, des douleurs dans la région des reins. Le malade rendait souvent des urines bourbeuses, chargées de matières muqueuses et membraniformes, et on y reconnut quelques concrétions pierreuses : à tous ces maux vint se réunir une affection rhumatismale goutteuse, qui s'était déjà plusieurs fois manifestée par des douleurs légères et fugaces dans les parties charnues et dans les articulations. Cependant les urines devinrent rares ; il y eut en même temps un gonflement du bas-ventre qui paraissait et disparaissait subitement, ce qui faisait croire que l'intumescence était l'effet de l'air plus ou moins développé dans le canal alimentaire. Le pouls était très serré , inégal ; le malade n'avait jamais eu d'hémorrhoïdes.

Je fus appelé pour lui donner des soins, avec le chirurgien Lafite qui voyait depuis longtemps ce malade, et qui me rendit le compte que je viens d'exposer. Le général des prémontrés était dans un marasme complet avec de l'œdématie aux jambes ; la peau de tout son corps était d'un jaune clair, la région épigastrique paraissait soulevée par le foie , et on sentait au tact que ce viscère était très gonflé et fort dur. Je prescrivis les pilules savonneuses avec les extraits amers, la poudre de scille et quelques grains d'aloës. Le malade fit usage des boissons apéritives et incisives, des sucs des plantes chicoracées , borraginées et anti-scorbutiques , avec l'oximel scillitique et la terre foliée de tartre. *Bouvart* , qui fut appelé en consultation, voulut qu'on lui mit un sinapisme sur le coude-pied , et, du reste , qu'on continuât les remèdes que j'avais prescrits.

Ce traitement fut long et ne fut point heureux ; le malade éprouva des coliques fréquentes et rendit par les selles plusieurs calculs biliaires de divers volumes ; il en rendit un de la grosseur d'une noix que nous augurâmes avoir grossi dans l'intestin duodénum par de nouvelles couches d'une bile qui s'était concrétée sur un premier noyau formé dans le foie, ne pouvant d'ailleurs supposer qu'il eut pu passer tel qu'il était par le canal cholédoque. Le malade eut plusieurs fois des vomissemens ; la toux se renouvela avec expectoration d'une grande quantité

de matières glutineuses et blanchâtres, ce qui le soulagea beaucoup ; le malade avait de la soif et il buvait souvent. Il éprouvait parfois des palpitations de cœur violentes, son pouls était ordinairement dur et avec quelques irrégularités ; cependant ses urines, qui étaient
presque toujours rouges et peu abondantes , éprouvèrent
encore une prompte diminution. L'enflure des jambes
augmenta rapidement, et elle s'étendit dans toute l'habitude du corps.

Les sucs des plantes de bourrache, de cresson de fontaine, de cerfeuil avec l'oxymel , le vin scillitique et colchique étaient inutilement prescrits , l'hydropisie alla
toujours en augmentant , la difficulté de respirer fut extrême , le malade éprouva même plusieurs syncopes de
plus en plus intenses ; il mourut.

Voici ce qu'on trouva à l'ouverture du corps, qui fut
faite, le 18 juillet 1780 , par M. Lafite, chirurgien, ouverture à laquelle j'assistai.

1° L'épiploon était dépourvu de graisse et réduit à
ses membranes qui étaient racornies et desséchées ;

2° Le foie plus volumineux et beaucoup plus compacte
qu'il n'a coutume de l'être , contenait diverses concrétions rondes comme de petites noix, d'une couleur grisâtre et si dures, qu'on avait beaucoup de peine à les couper avec le scalpel ; il y avait dans l'intérieur de ce viscère un abcès considérable ; la vésicule du fiel était très
dilatée et pleine d'une bile noire dans laquelle il y avait
plusieurs petits calculs biliaires , et dont trois assez gros
étaient cunéiformes ; la pointe de l'un d'eux était enga-

gée dans l'endroit où cette vésicule est réunie au canal cystique.

3° A l'extrémité du conduit cholédoque et à l'embouchure de ce conduit, dans le duodénum et près de l'extrémité droite du pancréas, il y avait une espèce de kyste, qui faisait partie de cet organe, et qui communiquait au duodénum ; ce kyste était plein d'une matière purulente contenant plusieurs concrétions granuleuses, dures et inégales, dont quelques-unes me parurent être des calculs pancréatiques, et d'autres des calculs biliaires.

4° Le pancréas était atteint d'ulcération dans son extrémité droite ; le reste de sa substance parut plus ferme, plus compacte que cette substance n'est ordinairement ; elle avait dans quelques endroits la densité d'un cartilage.

5° Le tronc de la veine porte était prodigieusement dilaté. La veine cave inférieure, sur laquelle était le kyste dont on vient de parler, n° 3, était plus dilatée qu'elle ne l'est dans l'état naturel.

6° Le rein droit contenait une pierre du volume d'un œuf de pigeon. Le rein gauche renfermait plusieurs petites pierres ; il y en avait une de la grosseur d'une amande dans l'extrémité de l'urétère qui lui est continue.

7° Il y avait un peu plus d'eau épanchée dans les cavités pectorales qu'on n'en trouve ordinairement. Les poumons étaient considérablement gonflés par une sérosité écumeuse, et leur tissu était très ramolli dans la majeure partie de son étendue ; mais la membrane interne du larynx, de la trachée artère et des bronches, contenait un très grand nombre de concrétions pisiformes dures, dont les unes étaient rouges, comme enflammées, les autres étaient blanchâtres; il y en avait dans lesquels on apercevait quelques points d'ulcération. Les poumons adhéraient à la plèvre presque dans toute leur étendue (1).

Obs. N° 60.—M. Perr.., imprimeur en taille-douce, âgé d'environ 27 ans, vint me consulter, en 1785, dans le mois de décembre. Il avait le cou couvert de tumeurs scrofuleuses, était maigre et éprouvait des coliques violentes et très fréquentes, avec du dévoiement dans les saisons humides et froides, quelques soins qu'il eût d'ailleurs d'observer un bon régime. Il avait plusieurs fois rendu du sang par les selles et éprouvait des nausées fréquentes; son teint était d'un jaune plus ou moins foncé.

Le foie me parut considérablement gonflé au tact, tant dans la région épigastrique, au dessus de la petite courbure de l'estomac, qu'au dessus des fausses côtes droites; il paraissait se prolonger jusqu'au nombril et jusque vers le cœur. Je fis diverses questions au malade pour connaître la cause de sa maladie; il m'apprit qu'il était né de parens sains, et il assurait n'avoir jamais eu de maladies vénériennes. Je lui prescrivis en vain divers remèdes apéritifs, fondans, généralement employés, il éprouvait des coliques fréquentes; ses digestions étaient toujours troublées, la couleur de sa peau devint d'un jaune de plus en plus obscur, elle finit par être

(1) Portal, *Traité des Maladies du foie*, page 300.

d'un vert très foncé ; la fièvre fut continue , avec des redoublemens tous les soirs , quelquefois suivis d'une
abondante sueur ; ses extrémités se couvrirent d'une
croûte dartreuse ; le malade vécut ainsi trois ou quatre
mois en dépérissant de jour en jour. Il tomba dans un
affreux marasme et périt.

L'ouverture du cadavre fut faite par Innocent Martin,
mon prévot, et voici ce qu'il trouva : le cerveau était un
peu plus compacte qu'il n'est ordinairement à cet âge ;
il n'y avait aucun épanchement dans les cavités de la poitrine, et dans la cavité du péricarde, les poumons étaient
adhérens à la plèvre en divers endroits, et leur substance
était en général plus dure , surtout celle du lobe supérieur droit qui était très racorni ; le foie était plus volumineux que dans l'état naturel ; il était généralement
très compacte et dur, surtout dans son bord antérieur et
dans le petit lobe , il pesait neuf livres ; sa forme était
changée par diverses tumeurs qui s'élevaient sur sa surface, et l'une de ces tumeurs était aussi grosse qu'un œuf
de poule. Ces tumeurs, comme autant de loupes , contenaient des substances plus ou moins concrètes, dont les
unes blanchâtres, grisâtres ou rougeâtres, de plus ou de
moins de consistance, ressemblaient à des stéatômes, les
autres à des athéromes, quelques-unes à des méliceris :
il y avait, en outre , dans l'intérieur du foie des tumeurs
plus petites, tuberculeuses, dont les unes n'étaient pas
plus grosses qu'un grain de millet , et dont les autres
avaient le volume d'un pois , d'une noisette , d'un petit
œuf. Les petites étaient rouges, comme enflammées ; les
autres contenaient une humeur plus ou moins élaborée

ressemblant à du pus granuleux, blanchâtre, et, en un mot, on voyait dans le foie les mèmes altérations que j'ai dit ailleurs exister dans le poumon, à la suite de la phthisie scrofuleuse. Le canal cholédoque était très rétréci et comprimé à son entrée dans le duodénum, par des corps glanduleux de la mème nature que ceux du foie, ce qui seul eut pu produire la jaunisse. Le mésentère contenait quelques concrétions stéatomateuses ; la vessie était très racornie (1).

Obs. N° 61. — M. Déjardins, d'un tempérament bilieux, très sensible et irritable, s'était épuisé dans sa jeunesse par les plaisirs de l'amour. Il avait éprouvé plusieurs maladies vénériennes, caractérisées par des chancres, des bubons, etc., et fut mal traité ; des engorgemens dans le mésentère et dans le foie survinrent : des antiscorbutiques, des amers, réunis à de doux mercuriaux, lui furent prescrits inutilement. On lui conseilla les voyages de Baréges, d'Aix-la-Chapelle ; mais il le fit sans succès. Le malade éprouvait des douleurs obscures dans la région épigastrique, des coliques violentes ; il avait une toux fréquente et sèche. Je fus appelé en consultation avec M. Duffour et d'autres confrères qui crurent que le siége de la maladie résidait seulement dans les poumons, contre l'avis de M. Duffour qui le croyait aussi dans le foie, et fut également de mon opinion. Cependant la fièvre lente s'établit, la toux fut suivie d'une expectoration purulente. Le dévoiement colliquatif et des sueurs nocturnes survinrent, et le malade mourut dans le marasme le plus complet.

(1) Portal, *Traité des Maladies du foie*, page 386.

M. Duffour reconnut par l'ouverture du corps, que les poumons étaient pleins de concrétions stéatomateuses, dont quelques unes étaient blanches et solides comme du blanc d'œuf durci au feu ; d'autres contenaient un pus sordide. Il y avait dans les poumons plusieurs abcès. Les parois du péricarde étaient épaisses, pleines de concrétions stéatomateuses ; celles du cœur molles, relâchées. Le foie était très endurci dans son lobe gauche, et le lobe droit avait dégénéré en un fongus cancéreux très considérable, d'où s'était écoulé une humeur ichoreuse qui s'était épanchée dans le bas-ventre, et d'où découlait encore pareille humeur par la plus légère compression. Les glandes du mésentère étaient très gonflées par une substance stéatomateuse pareille à celle dont les glandes lymphatiques des poumons étaient pleines. Il ne paraît pas douteux que la mort de M. Desjardins n'ait été occasionnée par un vice scrofuleux qui a occasionné la phthisie pulmonaire et celle du foie ; phthisies qui ont été la suite du vice vénérien auquel on n'avait opposé que des remèdes mauvais ou insuffisans (1).

Obs. N°. 62. — Madame *d'Antragues*, âgée d'environ 70 ans, d'une constitution forte, plûtôt grasse que maigre, éprouva des lassitudes extraordinaires, sans cause apparente de maladies : elle avait peu d'appétit, presque point de sommeil, le pouls inégal, embarrassé, gros, mou ; ses gencives se gonflèrent, les dents qu'elle avait assez bien conservées, furent vacillantes dans leurs alvéoles, plusieurs tombèrent d'elles-mèmes; le voile du palais se gonfla, prit une couleur violette, les veines laissaient suinter dans la

____

(1) Portal, ouvrage cité, page 365.

bouche et l'arrière bouche un sang dissous, décoloré. On vit sur le corps plusieurs taches pourprées, qui furent d'abord jaunes, ensuite violettes et enfin très noires. Les digestions qui étaient laborieuses, étaient souvent troublées par des vomissemens ; le creux de l'estomac était douloureux ; la région épigastrique se tuméfia ; celle de l'hypocondre droit devint aussi très enflée, et l'on sentait au-delà de ses fausses côtes le foie qui faisait une énorme saillie au dessous de l'hypocondre gauche. On reconnaissait au toucher, on voyait même une tumeur qu'on crut être formée par l'épiploon. Les vomissemens augmentèrent au point que la malade ne pouvait presque plus prendre de nourriture sans la vomir. Bientôt après elle maigrit considérablement, les taches scorbutiques devinrent fort grandes, presque continues ; le corps en était presque tout couvert : il y eut de la difficulté de respirer ; la malade ne put se coucher horizontalement dans un lit ; les pieds s'œdématièrent, et malgré l'usage des remèdes antiscorbutiques les plus efficaces, elle périt dans un temps où on ne la croyait pas aussi proche de la mort.

L'ouverture du corps fut faite, et on reconnut qu'il y avait entre les membranes du cerveau, et dans les ventricules beaucoup d'eau rougeâtre ; qu'il y en avait aussi beaucoup dans la cavité de la poitrine, surtout dans la droite, et que les poumons étaient infiltrés de la même humeur, comme une éponge qui en aurait été pleine. Le cœur était d'un grand volume, quoique vide de sang, et d'une texture très relâchée ; la cavité du bas-ventre contenait aussi de la sérosité rougeâtre ; tous les viscères avaient une pareille couleur, à l'exception de la rate, qui était moins colorée qu'à l'ordinaire, mais plus grosse et plus compacte.

Le foie était d'un volume énorme; le lobe horizontal se prolongeait au loin dans l'hypocondre gauche, et le droit descendait jusque dans la région iliaque droite, et s'étendait jusqu'à la ligne blanche dans la région ombilicale. La couleur du foie était d'un violet clair en général, mais en quelques endroits, cette couleur était plus foncée et comme ecchymosée; sa substance était beaucoup plus molle qu'à l'ordinaire, coupée en divers endroits; il s'en écoula une grande quantité d'eau sanguinolente plutôt que du sang. La vésicule du fiel était pleine d'une bile jaunâtre, ayant peu d'amertume; la rate était d'un grand volume, très molle et d'une couleur blanchâtre; elle était placée beaucoup plus bas qu'elle n'est naturellement, et formait une intumescence vers la partie latérale gauche de l'ombilic, intumescence qu'on avait cru être formée par l'épiploon. Les autres viscères du bas-ventre étaient en bon état (1).

Les quatre observations que j'ai consignées dans cet article, sont des exemples de phthisie hépatique survenue à la suite, la première: d'une affection catarrhale; la deuxième, d'une diathèse scrofuleuse; la troisième, du virus vénérien; la quatrième, du scorbut. L'observation n° 39, page 209, aurait été regardée jadis comme un cas de phthisie hépatique dépendant de la répercussion d'une maladie cutanée. Les médecins anciens admettaient en-

(1) Portal, ouvrage cité, page 379.

core des phthisies hépatiques rhumatismales, rachitiques,
par affection morale, etc. ; mais, je le répète, la phthisie
hépatique de nos devanciers n'est autre chose que l'hépatite chronique, lorsque après avoir duré longtemps,
elle amène le dépérissement, la consomption et la mort.
Il est donc parfaitement inutile de continuer à en faire
une entité morbide particulière, et surtout d'entrer dans
de plus grands détails à son égard.

CALCULS BILIAIRES.

La connaissance des calculs biliaires remonte pour
ainsi dire à l'origine de l'art. Depuis *Hippocrate* jusqu'à nos jours, il n'est peut-être pas un auteur distingué qui ne parle de pierres ou de concrétions calcaires
qu'on a rencontrées soit dans le foie , soit dans ses annexes.

Les calculs qui occupent le foie proprement dit, se
développent tantôt dans les conduits excréteurs plongés
dans le tissu de cette glande, tantôt dans le parenchyme
hépatique lui--même. *Ruisch* assure n'avoir jamais vu de
calculs de cette dernière espèce ; mais les observations de
Portal ne permettent pas de révoquer en doute leur
existence. *Vurzer* parle d'une variété de calculs appar-
tenant au foie, qu'il a eu occasion d'observer dans le cadavre d'un homme de cinquante ans. Les pierres, au
nombre de deux et renfermées dans un kyste à parois très
dures, sans communication avec la vésicule et situé sous
e lobe de lSpigel, étaient grisâtres , dures , lamelleuses,

sans odeur ni saveur, pesant l'une, quatorze grains, l'autre neuf, et composées de carbonate de chaux et d'un peu de matière animale.

Les calculs biliaires qu'on trouve ailleurs que dans le foie, sont logés dans la vésicule du fiel, ou dans les canaux cystique et cholédoque. L'opinion générale est également que la plupart des pierres de l'estomac ou de l'intestin, ne sont que des calculs biliaires qui ont passé de la vésicule ou des canaux que je viens de nommer dans les voies digestives.

Le volume des calculs du foie ne dépasse guère celui d'un petit pois. On en a vu cependant de la grosseur d'un œuf de pigeon, et *Waller* prétend en avoir rencontré qui avaient depuis dix jusqu'à quinze lignes de diamètre. Lorsque ces sortes de concrétions ont acquis de pareilles dimensions, elles sont presque toujours contenues dans une poche particulière, un véritable kyste. Les pierres hépatiques sont ordinairement multiples ; leur nombre peut être même extrêmement considérable. *Chopart* a rencontré un foie tellement rempli de calculs, qu'il ne pouvait le couper avec le scalpel. *Thelesius* dit que dans l'espace de neuf ans, il sortit d'un abcès du foie qui s'édait ouvert à l'extérieur, de cinq à six cents petits calculs. tJ'ai moi-même vu un individu qui, à la suite d'un abcès semblable, en rendit une grande quantité dans l'espace ue quatre à cinq mois par une ouverture qu'on avait pratiquée dans la région hypocondriaque droite.

Les corps de cette nature que renferment la vésicule ou les canaux cystique et cholédoque, sont aussi le plus souvent multiples et plus ou moins variables sous le rapport de leur volume.

La forme des calculs hépatiques est en général ronde. Les pierres des canaux cystique et cholédoque ressemblent quelquefois à un pois, à une olive ; d'autres fois, elles sont triangulaires ou rétrécies et allongées à leur extrémité la plus rapprochée du duodénum. Quant à celles de la vésicule, s'il n'y en a qu'une, elle est le plus communément sphérique. S'il y en a plusieurs, la pression et le contact les rendent prismatiques, cubiques, quadrilatères, etc. ; leur surface presque toujours lisse, est dans certains cas surmontée d'inégalités, de lignes plus ou moins saillantes, ou de tubercules. *Richter* a décrit un calcul de la vésicule qui avait la forme de ce réservoir, mais qui était deux fois plus volumineux que ne l'est cette poche dans son état naturel (1).

Les calculs biliaires sont pour ainsi dire susceptibles d'affecter toutes les couleurs. *Morand* parle d'une pierre de ce genre dont la surface extérieure était luisante, d'un blanc sale (2). On en a vu de grisâtres, de rouges, de bleues, de transparentes comme du cristal, de brillantes comme une escarboucle, de jaunes comme du safran, de vertes comme des émeraudes, d'opaques, de rayonnées en diverses couleurs, ou par des couches lamellées.

La consistance de ces sortes de pierres varie également. Certaines sont très dures ; d'autres friables, se réduisant facilement quand on les touche, en petits frag-

(1) *Dictionnaire de Médecine* en 18 vol., tome iv, page 60.
(2) *Académie des Sciences*, 1741, pages 261 et 351.

mens ; il en est qui tombent en poussière au moindre contact. Les couches extérieures sont pour l'ordinaire plus solides que celles du centre. Les unes et les autres sont quelquefois molles comme de la cire. *Kœhler* a vu un calcul dont le centre offrait une cavité remplie en partie par une masse savonneuse ; il était revêtu d'une écorce qui ressemblait tant par la couleur que par la consistance à de la cire blanche.

D'après M. John, on obtient des pierres biliaires chez l'homme de l'adipocire cristallisée, de la matière jaune de la bile, un principe biliaire sucré, une matière grasse et verte, une matière alcaline, une matière noire, de l'eau. M. Chevreuil n'a retiré des calculs biliaires qu'il a analysés, qu'une matière blanche cristalline, analogue à l'adipocire, qu'il a nommée *cholestérine*, une matière jaune et une petite quantité de picromel. M. Caventou a rencontré le picromel dans une pierre du poids de 12 à 13 décigrammes. M. Thénard, au contraire, l'a cherché inutilement ; il pense que les calculs qui nous occupent sont formés de 88 à 94 pour cent de cholestérine, et de 6 à 12 de principe colorant ou matière jaune de la bile. M. Henry, fils, a cité un exemple de calcul biliaire formé en grande partie de carbonate de chaux, sans cholestérine. Les travaux des chimistes n'ont pas eu, comme on voit, des résultats parfaitement identiques, mais on peut en conclure cependant que la cholestérine et la matière jaune font la base de tous les calculs biliaires.

La plupart de ces corps qu'on trouve hors du foie viennent de cet organe ; il n'y en a qu'un très petit nombre qui se développent primitivement dans la vésicule ou dans les canaux avec lesquels ce réservoir communique.

Des observations bien circonstanciées prouvent que les calculs biliaires peuvent se former et acquérir un volume très considérable, sans produire un trouble sensible dans les fonctions ; mais si l'on en croit les médecins qui ont écrit sur les maladies du foie, il n'en est que rarement ainsi. Suivant eux, les personnes qui ont des pierres biliaires, commencent généralement par digérer les alimens avec beaucoup de difficulté ; leur bouche est amère, leur salive abondante, surtout si le pancréas est atteint de quelque engorgement. Elles ont quelquefois de l'inappétence, d'autres fois un appétit dévorant, et éprouvent même de la faim peu de temps après avoir mangé. Quand la maladie est plus avancée, des tiraillemens, des douleurs, se font sentir dans la région épigastrique, au-dessous du cartilage xiphoïde, et se renouvellent au commencement du repas, ou lorsqu'on est resté plusieurs heures sans rien prendre, et que l'estomac est vide d'alimens. Bientôt après, des douleurs plus ou moins fortes, constantes, longues ou passagères se déclarent dans l'hypocondre droit. Les vents ou les gaz, ramassés dans les intestins, les distendent au point qu'il y a des coliques très vives. Les garde-robes perdent leur régularité, elles sont tantôt très fréquentes, tantôt très rares ; bilieuses, liquides, sèches ou dures. La jaunisse survient souvent, mais c'est principalement quand les calculs obstruent le conduit hépatique ou le canal cholédoque que ce fait a lieu.

Tels sont les symptômes qui, assure-t-on, dénotent la présence d'un ou de plusieurs calculs dans l'appareil biliaire. Mais, outre que ces symptômes n'appartiennent pas tous à l'irritation du foie, et qu'il en est beaucoup parmi eux qui expriment une phlegmasie des organes digestifs, je ferai remarquer qu'on n'est nullement en droit d'établir que les douleurs violentes dans l'hypocondre, la tension, le gonflement de cette partie, sont occasionnés par les corps qui nous occupent, car ces divers phénomènes morbides se manifestent également quand l'hépatite dépend des causes qui la produisent ordinairement. Ainsi donc, tant que les malades n'offrent que les signes renfermés dans le tableau que je viens de tracer, rien n'autorise à affirmer qu'ils ont des calculs biliaires : on peut en soupçonner l'existence, voilà tout.

Les calculs qui passent du foie dans le tube intestinal, peuvent oblitérer ce dernier, s'ils sont gros, ou si les matières fécales s'agglomèrent et se durcissent autour d'eux. Dans ce cas, comme dans les précédens, on n'est sûr qu'il existe des pierres biliaires qu'après qu'on les a vues ; mais ici, du moins, quand on les a vues, on ne peut rapporter à une autre cause les accidens qui accompagnent leur expulsion. Les obstructions intestinales de ce genre se terminent toujours par la mort, lorsque la nature ou la médecine ne parviennent pas à les détruire. Il en fut ainsi dans le cas suivant.

Obs. N° 63. — Un homme, âgé de 60 ans, et qui n'avait jamais eu de maladies graves, éprouva des étouffemens accompagnés de toux, dont l'intensité alla toujours en augmentant, ce qui ne l'empêcha pas de se livrer à un travail pénible. Il commença subitement à vomir dans la nuit du 24 janvier 1827. Un peu de dévoiement survint, mais ne tarda pas à être remplacé par une consti-

pation opiniâtre. Les vomissemens se renouvelèrent, devinrent de plus en plus fréquens. Le malade dépérit
rapidement. Il entra à l'infirmerie le 30 janvier, et mourut après avoir constamment vomi, sans que sa constipation eût cessé, et après avoir présenté les symptômes de
la gastro-entérite. Le ventre était en outre plat en bas,
et tuméfié dans la région épigastrique. A l'autopsie, on
trouva les marques d'une violente gastro-entérite, et de
plus un calcul biliaire, ayant un pouce trois lignes de
hauteur et un pouce deux lignes de largeur. Ce calcul,
engagé dans le tégument, l'oblitérait entièrement. La
vésicule biliaire était squirrheuse ; le tissu cellulaire qui
l'unissait au foie était le siége d'une suppuration chronique (1).

Les faits tels que celui-ci sont heureusement fort rares. Il arrive presque toujours qu'on réussit à déplacer
les corps qui bouchaient le canal digestif, et à les faire
sortir par l'anus : alors les souffrances cessent pour ainsi
dire sur le champ.

J'ai dit que les calculs biliaires peuvent se former et
acquérir un volume considérable sans produire de trouble sensible dans les fonctions. J'ajouterai que souvent
ils n'entraînent aucune altération matérielle ou de structure du foie. Il arrive presque tonjours aussi qu'on n'a-
perçoit pas le moindre changement dans les propriétés
physiques ou dans la composition de la bile.

Les femmes, les hommes de cabinet, en général les
personnes qui mènent une vie sédentaire, sont plus su-

(1) *Annales de la Doctrine physiologique*, août 1827, 8ᵉ numéro

jettes aux calculs biliaires que celles qui font beaucoup d'exercice ou qui se livrent à des travaux pénibles. *Sandorf* assure que les individus très gras en souffrent plus souvent que les maigres. *Haller* et *Sœmmering* prétendent que les prisonniers en sont très fréquemment atteints. *Hoffmann* a cru remarquer qu'ils se développent principalement chez les personnes âgées, et *Walter* va jusqu'à établir presque comme une loi, qu'on ne les observe pas chez l'homme avant trente ans. Mais cette règle souffre de nombreuses exceptions, car Walter lui-même parle d'une femme âgée de vingt-cinq ans chez qui on trouva vingt-huit calculs biliaires ; et *Beverhoyt* en a rencontré chez une fille de vingt-quatre ans, sur le corps d'un enfant de treize ans, et même chez un sujet beaucoup plus jeune.

Une chose sur laquelle les pathologistes n'ont pas insisté, ou de laquelle, du moins, ils n'ont tiré aucune conséquence, c'est que tous les malades qui rendent des calculs biliaires par les selles ou par les vomissemens, souffrent depuis longtemps de coliques intestinales et de douleurs à l'hypocondre droit. Or, comme chez presque tous ces individus les coliques intestinales ont constamment paru les premières, et s'étaient déjà renouvelées plusieurs fois quand l'hypocondre est devenu douloureux, on peut avec assez de raison penser que les calculs se sont développés alors sous l'influence de l'irritation qui a été transmise au foie par les voies digestives. Il n'en est pas de même pour les pierres biliaires qui ne se font pas jour à l'extérieur, et qui ne déterminent aucun trouble sensible dans les fonctions. Je sais bien qu'on pourrait alléguer à la rigueur, que l'irritation hépatique bornée à son premier degré préside à leur formation ; mais ce ne serait là qu'une hypothèse : mieux vaut avouer franchement que nous ignorons quel est dans cette circonstance le mécanisme de leur production.

Les médecins de tous les temps ont administré une infinité de remèdes aux malades atteints de calculs biliaires. Les uns, sans trop connaître la nature et la composition de ces calculs, ont cherché les moyens de les dissoudre, et ont préconisé pour cela les solutions de muriate d'ammoniaque, de sous-carbonate de potasse, d'acétate de potasse, etc. ; les autres, croyant avoir observé que les pierres biliaires qui se forment chez les animaux, et particulièrement chez les bœufs, ne se rencontraient que pendant l'hiver, au printemps, et disparaissaient en été, ont attribué la disparition de ces corps au changement de nourriture, à l'influence des herbes fraîches, et ont recommandé en conséquence les alimens végétaux, les sucs extraits du pissenlit, du trèfle d'eau, de la chicorée, de la fumeterre, de la saponaire, du cerfeuil, etc. ; la décoction de ces mêmes plantes ; les fruits bien mûrs, tels que les pommes, les poires, le raisin, etc. D'autres enfin, dans le but de provoquer l'expulsion des calculs dont il s'agit, ont prescrit les purgatifs, les éméto-cathartiques, tous les prétendus foudans, et notamment le remède de *Durande*, qui est un mélange de trois parties d'éther sulfurique et de deux parties d'huile essentielle de térébenthine.

Pour moi, je n'hésite pas à avancer que les pierres biliaires n'exigent pas de traitement particulier. Si l'on réfléchit, en effet, 1° que l'existence de ces pierres ne peut être constatée que lorsqu'elles se font jour à l'extérieur ; 2° qu'on n'est pas toujours alors en droit de leur attribuer les accidens avec lesquels leur expulsion coïncide ; 3° que dans cette dernière hypothèse, les médicamens qu'on dirigerait contre elles ne pourraient qu'exaspérer la maladie qu'elles ont occasionnée, et qui est, comme on sait, une irritation très vive du foie et de la membrane muqueuse gastro-intestinale. Si l'on réfléchit, dis-je, à ces diverses circonstances, on restera convaincu qu'il est beaucoup plus rationel de combattre l'affection que je viens de nommer, que de s'occuper de corps que nous n'avons d'ailleurs aucun moyen de dissoudre ou d'expulser. Non seulement les agens thérapeutiques dont j'ai parlé plus haut ne jouissent ni de l'une ni de l'autre de ces propriétés, mais la plupart sont des stimulans très énergiques, et qui, par cela seul, doivent être rejetés.

COLIQUE HÉPATIQUE.

Obs. N° 64. — M. D'Ormesson, premier président du parlement de Paris, d'une forte constitution, d'un teint fleuri, quelquefois légèrement couperosé, gros mangeur et ne faisant, comme la plupart des parlementaires, qu'un seul repas, toujours levé de grand matin et presque toute la journée assis dans son cabinet ou dans des comités de jurisprudence, était sujet à des hémorrhoïdes qui fluaient quelquefois. Il avait eu des nausées, du dégoût, de légères coliques dont le siége n'avait pas été bien prononcé. Etaient-elles occasionnées par un en-

gorgement du foie, ou dépendaient-elles de légers graviers dans les voies urinaires? C'est ce qu'on n'osait
décider. Le teint couperosé et quelquefois un peu jaune
paraissait en faveur de la première opinion ; mais ce magistrat avait eu de la douleur vers la région lombaire
droite, avec quelque légère difficulté d'uriner passagère.
Il avait même rendu des graviers, avec les urines. De plus,
M. D'ormesson avait éprouvé quelques douleurs rhumatismales, goutteuses, ce qui rendait le diagnostic de ces coliques plus difficile tant pour leur nature que pour leur
siége. Un traitement momentané anodin que le médecin
Cosnier avait même difficilement pu faire exécuter, avait
almé ces accidens. Cependant la cause n'en était pas
détruite ; des douleurs vives se firent de nouveau ressentir dans l'hypocondre droit, et se propagèrent dans la
région lombaire droite ; les dérangemens dans les organes de la digestion augmentèrent ; il y eut des nausées
continuelles, du dégoût, surtout pour tous les alimens
gras. Le malade maigrit ; de légères coliques, dont le
siége n'était pas toujours bien fixe, se firent encore ressentir de plus en plus et avec violence. Le visage prit une
teinte plus foncée ; il y eut de l'amertume à la bouche.
Les selles furent irrégulières ; tantôt le malade était très
constipé et quelquefois rendait des matières jaunes et liquides comme de la bile pure. Cependant ce magistrat
infatigable et qui venait d'être nommé à la place de
premier président, continua de se livrer aux pénibles occupations de son état : il fit plus qu'il ne pouvait. Des in-
quiétudes sur le sort de la vieille monarchie qui tombait
de toutes parts en dissolution, l'approche des états gé-

néraux vinrent encore le troubler. Ses coliques augmentaient, la douleur devint plus fixe, elle se faisait alors
principalement ressentir vers la vésicule du fiel, et se
propageait souvent jusqu'au nombril, et d'autres fois dans
la région épigastrique qui était tendue et gonflée. Les
vomissemens se rapprochèrent, devinrent presque continus ; la fièvre s'alluma ; les urines prirent la teinte d'un
rouge très foncé et diminuèrent beaucoup en quantité.
Les selles furent suspendues. Cependant le malade
éprouva quelques légères douleurs vers le genou droit,
et qui se firent ressentir au pouce du pied du même côté.
C'est dans cet état que je le trouvai lorsque je fus appelé,
le 23 janvier 1789, pour lui donner des soins avec mon
confrère Cosnier. La plénitude du pouls, la vivacité de
la douleur, la tension et la rénitence de la région du foie,
m'engagèrent à conseiller la saignée du bras. Mais la
disposition hémorroïdale du malade, que mon confrère
Cosnier me fit observer, nous détermina à préférer l'application des sangsues à l'anus, ce qui fut fait deux fois.
Cependant le malade fut encore après saigné du bras,
les symptômes étant devenus fort aigus. Il prit ensuite
en boisson du petit lait clarifié, de l'eau de poulet qu'on
coupait avec de l'infusion de tilleul. Il prenait aussi de
temps en temps quelques verres d'une tisane de chiendent
et de pariétaire nitrée ; les lavemens émolliens, et les
fomentations sur le ventre de même nature, les bains ne
furent pas négligés. Quelques potions légèrement narcotiques furent prescrites tous les soirs. Ce traitement an-
ti-phlogistique et sédatif réussit d'abord ; la fièvre dimi-
na, les vomissemens s'éloignèrent, disparurent même ;

le malade, cependant, continuait d'éprouver des nausées
de loin en loin, et une répugnance absolue pour les bouillons gras les plus légers : mais la région épigastrique
était plus souple. Il y eut quelques selles bilieuses ; les
urines étaient plus abondantes et moins colorées ; enfin,
on commençait à concevoir des espérances sur l'heureuse
terminaison de cette maladie inflammatoire, lorsque de
nouveaux orages survinrent. Les nausées augmentent et
sont suivies de vomissemens qui se rapprochent ; le pouls
devient plus fréquent, serré, irrégulier ; les urines se
suspendent de nouveau. Plus d'évacuation par les selles ;
les yeux du malade deviennent très jaunes, et bientôt la
peau est sur tout le corps d'un jaune obscur ; des hoquets
surviennent, d'abord faibles et éloignés, mais ils deviennent plus forts et plus fréquens. Les vésicatoires aux jambes, mis pour faire une révulsion de l'humeur arthritique
ou rhumastismale qu'on eût pu raisonnablement inculper
sont sans effet salutaire. Les potions apéritives et légèrement calmantes, avec les eaux de tilleul, de *gallium lu-
teum*, de cerises noires, et l'éther nitreux, à la dose d'un
demi-gros sur huit onces de liquide, sont inutilement
prescrits ; on y joint les gouttes anodines de Sydenham,
à la dose de huit, douze, quinze gouttes, mais sans aucun
fruit. Des médecins appelés en consultation ne craigni-
rent pas, dans ce temps d'irritation, d'inflammation
même, de proposer un traitement contraire. Ils prescri-
virent l'huile de térébenthine avec l'éther sulfurique, ou
le remède de Durande , médecin de Dijon, remède dont
nous parlerons plus au long ailleurs; mais ce remède ne
produisit que de malheureux effets : des syncopes sur-

viennent, la sueur froide, le délire, et le malade meurt.

A l'ouverture du corps, qui fut faite par *Dessault*, premier chirurgien de l'Hôtel-Dieu, on trouva le foie d'un volume plus gros que de coutume. Il était dans divers endroits d'une grande densité et comme squirreux ; dans d'autres, très ramolli et d'une couleur violacée et ecchymosée. Il y avait dans l'intérieur de ce viscère quelques traces de suppuration ; sa face postérieure était très noire. La vésicule du fiel contenait une bile noire, poisseuse, avec des calculs biliaires petits et assez nombreux. Il y avait aussi des concrétions bilieuses dans la substance du foie. La portion de ce viscère contiguë à la vésicule du fiel, était en putréfaction ; l'estomac avait un grand volume ; le pylore était gonflé dans son contour, et son ouverture était un peu rétrécie ; les vaisseaux sanguins de l'estomac étaient pleins d'un sang noirâtre, et étaient comme injectés ; la rate était fort grosse sans être dure, mais elle était pleine d'un sang noir et épais. Le rein droit était gros et très rouge, mais l'autre rein, les urétères, la vessie, étaient dans l'état naturel, ainsi que tous les autres organes de l'économie (1).

Obs. N° 65. — M. l'abbé Bonafos, connu sous le nom de Fontenai, ex jésuite, et mon ancien régent à Alby, étant venu à Paris après la suppression de son ordre, vint me consulter, à peu près vingt ans après que j'avais été son écolier. M'ayant décliné son nom et son ancien état, on doit juger de l'intérêt que je mis à sa consultation.

M. de Fontenai paraissait d'une forte constitution par

(1) Portal, *Traité des Maladies du foie*, page 171.

l'habitude extérieure de son corps, mais son visage était pâle et un peu bouffi ; ses mains et ses pieds étaient légèrement œdématiés ; le blanc des yeux était un peu jaune, et la caroncule lacrymale était d'un jaune blanchâtre.

Il m'apprit qu'il était malade depuis longtemps ; il l'attribuait à des chagrins et à de mauvais alimens dont il avait été forcé d'user dans divers voyages qu'il avait faits. Il avait éprouvé du dégoût pour les alimens de toute espèce, de l'amertume à la bouche, des nausées, quelques vomissemens, et une jaunisse très intense.

Les eaux de Cransac, ferrugineuses, l'avaient rétabli, mais étant venu à Paris, son inappétence, les nausées et les vomissemens étaient revenus ; il s'était déclaré des douleurs d'estomac, ou du moins qu'il attribuait à cet organe, et parfois des coliques ou des douleurs transversales au-dessus du nombril, qui cessaient ordinairement par des évacuations alvines jaunes , plus ou moins concrétées.

Je voulus m'assurer , par le toucher , de l'état des viscères du bas-ventre, et je reconnus facilement que cette cavité était le siége de plusieurs engorgemens. La rate débordait considérablement les fausses côtes et paraissait dure au toucher ; la portion du foie épigastrique, était gonflée, dure, douloureuse quand on la comprimait avec le bout des doigts ; la totalité du foie me parut plus volumineuse, car on sentait ce viscère au-dessous des fausses côtes, où il faisait même une saillie d'environ deux travers de doigt, et soulevait les muscles abdominaux. On distinguait au toucher, vers les extrémités antérieures des deuxième et troisième côtes, une élévation superficielle circonscrite, un peu molle, qui me parut être formée par la vésicule du fiel un peu dilatée et contenant de la bile. Le malade me dit qu'il lui arrivait quelquefois d'éprouver dans cet endroit une espèce de douleur, comme si des vents la produisaient, et d'aller quelquefois bientôt après à la garde-robe avec un peu de colique, ce qui le soulageait ; mais que si cette évacuation n'avait pas lieu, alors la douleur était fort vive et longue, et revenait à plusieurs récidives, jusqu'à ce qu'enfin les évacuations alvines, des matières jaunes, verdâtres ou noirâtres eussent lieu. Les urines étaient habituellement rougeâtres, et le malade avait aussi des hémorroïdes, mais qui ne fluaient plus depuis longtemps. M. de Fontenai avait alors environ cinquante-cinq ans. Il me parut que les engorgemens de la rate et du foie étaient la cause de la maladie, qui pouvait facilement se terminer, et bientôt, par une hydropisie funeste.

La saison était favorable pour prescrire les sucs des plantes, je conseillai ceux des feuilles de chicorée, de pissenlit, de cerfeuil, de marrube et de cresson de fontaine bien dépurés, avec addition d'un gros de terre foliée de tartre, pour être pris le matin, à la dose de 4 onces, en deux prises, ou en une seule, s'ils passaient facilement, et cela eut lieu. Le malade prit ces sucs des plantes avec quelque succès. Je fis ajouter trois gros de vin scillitique, le vingtième jour de leur usage, et ils furent ainsi continués une quinzaine de jours. Les urines étaient plus abondantes ; il y avait une expectoration bien plus copieuse de matières muqueuses ; les facultés digestives paraissaient se rétablir ; l'œdématie diminua et la couleur de la peau devenait plus naturelle. J'ajoutai qu'aux repas le malade prendrait des potages gras, aux racines et aux herbes potagères, des viandes rôties principalement, et qu'il userait de bon vin rouge et d'un petit verre d'absinthe avant ou après son dîner.

Ce traitement parut le rétablir. Il fit ensuite usage des eaux de Vichy pendant environ un mois, à la dose de deux à trois verres tous les matins, ajoutant un demi-gros, un gros, jusqu'à deux de terre foliée de tartre, sur les trois verres; un doux purgatif fut prescrit vers le milieu de l'intervalle du temps que ces eaux furent prises, et quelque temps encore après qu'il en eut fini l'usage. Les coliques ne se faisaient plus ressentir qu'à de longs intervalles et étaient moins violentes, les digestions continuaient à être bonnes; il n'y avait plus d'enflure, d'œdématie, le teint devenait naturel; cependant la rate était toujours très dure, et le foie paraissait conserver son excès de volume; on palpait le malade sans lui faire aucun mal, ni dans la région épigastrique, ni dans celle de la vésicule du fiel. Les sucs des plantes, la terre foliée de tartre furent réitérés. L'automne suivant et pendant l'hiver, M. de Fontenai prit constamment tous les matins quatre à six pilules appelées de Saiffert, qu'on faisait avec l'extrait de gentiane, deux gros; scammonée et diagrède, demi-gros de chacun; fiel de bœuf, un gros; ingrédiens qui entrent dans ces pilules, et auxquels j'ajoutai demi-gros de mercure doux; le tout bien mêlé pour en faire des pilules de quatre grains chacune. Le malade buvait sur ces pilules une tasse d'infusion de feuilles de scolopendre et de marrube blanc. La

guérison , moyennant ce traitement ainsi continué, parut complète. Les coliques ne survenaient plus et les digestions étaient bonnes, mais la rate était toujours énormément gonflée et dure ; le foie l'était beaucoup moins
qu'il ne l'avait été ; mais , comme j'avais observé de pareilles intermittences de la rate sans aucun accident , et
que je savais que plusieurs personnes en avaient porté
d'aussi grosses et peut-être davantage sans suites fâcheuses , je crus pouvoir rassurer le malade sur les suites : je
lui conseillai cependant de réitérer en partie son traitement les saisons suivantes, d'observer un bon régime,
et de faire de doux exercices. La santé du malade s'est
soutenue, il a émigré, et est retourné en France, où il est
mort quelque temps après (1).

Obs. N° 66. — Une dame, âgée de 59 ans , d'un tempérament bilieux et sanguin, naturellement maigre ,
ayant eu cinq enfans, et cessé d'être réglée depuis sa
quarante-huitième année , fut sujette depuis cette époque à des accès de colique accompagnés d'une teinte
jaune de toute la surface de la peau. Cette couleur se
dissipait en même temps que la colique , qui elle-même
se terminait par d'abondantes évacuations alvines.

Il y a trois ans que je fus appelé dans un de ces accès
de colique , parce qu'il était plus long que les précédens.
Une potion opiacée et des lavemens émolliens apportèrent
le plus grand calme, et procurèrent une abondante évacuation de matières bilieuses. La couleur jaune de la peau
qui, comme je vous l'ai dit, se manifestait toujours avec

(1) Portal , maladies du foie, page 181.

la colique , m'engagea à prescrire une purgation à l'usage d'une tisane apéritive et diurétique; mais le malade ne prit ni l'un ni l'autre.

Vers la fin de juin 1828 , cette dame éprouva de nouveau un violent accès de colique. Cette fois il y avait fièvre , chaleur brûlante à la peau , teinte jaune dans toute son étendue , langue enduite d'un mucus aussi jaunâtre , soif extrème. Après avoir calmé la colique par les moyens précédemment employés , je combattis la fièvre par les purgatifs, auxquels elle céda. Ce fut alors que la malade me dit que dans les coliques qu'elle avait eues autrefois, elle avait rendu par les selles de petites pierres de la grosseur d'un pois. Elle en avait ramassé une douzaine qu'elle me fit voir. Je jugeai que c'étaient des calculs biliaires , et la cause de la couleur jaune qui se manifestait à la peau à chaque accès de colique.

Pendant la durée de la fièvre que la malade éprouvait, je m'étais aperçu , en palpant l'abdomen d'une tumeur aux environs de la fosse iliaque gauche, très dure , sans douleur, ayant à peu près la grosseur d'un œuf de poule d'Inde. La malade me dit qu'elle s'était aperçue de cette grosseur depuis longtemps, sans néanmoins préciser l'époque. Je lui prescrivis les moyens que je crus appropriés à cet état : le petit lait avec le suc des plantes chicoracées, les bains, et les pilules de savon avec le calomel. Quoique chaque pilule ne contint qu'un grain de calomel , et que la malade n'en prit que deux le matin et autant le soir, il survint , vers le douzième jour, une salivation très abondante. Je fis suspendre toute médication. Cette salivation dura près de quinze jours, après lesquels la malade prit encore du petit lait avec le suc d'herbes et les bains. Pendant tout ce temps la tumeur de l'abdomen n'avait éprouvé aucun changement. Je conseillai à la malade d'aller respirer l'air natal. Revenue chez elle vers le mois d'octobre, elle se trouvait bien quant à la santé en général : la tumeur avait bien fait quelques progrès, mais toujours sans douleur. Comme cette dame n'était pas dans son lit, je ne palpai pas l'abdomen.

Dans les premiers jours de janvier dernier, je vis cette dame très agissante dans son ménage. Il ne fut nullement question de sa tumeur. Le 19 février suivant, elle me fit appeler, parce qu'elle se trouvait très faible et que ses pieds étaient enflés. En la voyant, je fus extrêmement surpris de son état. Elle était d'une maigreur effrayante. Les pieds, les jambes, et même les cuisses étaient très enflés. Ayant examiné l'abdomen, ce n'était plus une tumeur indolente dans la fosse iliaque gauche, mais une masse dure s'étendant sur tout l'abdomen, et principalement vers l'hypocondre droit. Point de fièvre, ventre libre et les urines assez abondantes. Dans cet état, mon pronostic ne pouvait pas être consolant. Je demandai une consultation. MM. Dutrouilh et Gintrac furent appelés le 25.

Après le rapport que je fis de tout ce qui avait précédé l'état actuel, et l'examen exact qui en fut fait, l'étendue de cette tumeur, qui semblait avoir commencé par la partie inférieure et gauche de l'abdomen, qui était insensible, qui n'avait porté aucun dérangement aux fonctions des organes contenus dans l'abdomen, nous ne pûmes supposer que l'état squirreux de l'épiploon, lequel ne présentait aucun espoir de guérison. Notre jugement était d'autant plus fondé, que cette malade était parvenue à cet état de maigreur et de faiblesse dans l'espace d'une vingtaine de jours. Elle mourut le 28 au matin. L'autopsie fut faite le 29.

La tumeur observée pendant la vie appartenait au foie. Cet organe remplissait la presque totalité de l'abdomen. La face supérieure, devenue antérieure, offrait une large dépression , puis elle se relevait vers la partie inférieure et gauche. Le poids de ce viscère était de neuf livres et demie , sa circonférence de deux pieds deux pouces. Sa surface était parsemée de saillies, de bosses , dans l'intérieur desquelles se trouvait une substance d'un jaune grisâtre , homogène et consistante. L'altération la plus remarquable était celle qu'avait subie la vésicule biliaire. Cette partie ne se distinguait plus par sa couleur, ni par des parois minces et demi-transparentes. Celles-ci avaient acquis environ deux pouces d'épaisseur : elles étaient d'un gris rougeâtre. La cavité de la vésicule , réduite à quelques lignes de diamètre, contenait encore six petits calculs anguleux , jaunâtres , et ayant l'apparence de l'adipocire.

L'estomac était sain et d'une petite capacité. Le duodénum offrait intérieurement une rougeur prononcée. Quelques anses de l'intestin grêle paraissaient phlogosées. L'épiploon, très mince , était sain (1).

L'opinion la plus généralement répandue sur le mode

(1) *Journal de médecine pratique* , de la société royale de médecine de Bordeaux , tome 1er, page 387.

de production de la colique hépatique est qu'elle reconnaît pour cause des pierres qui , logées dans le foie ou dans ses annexes , tendent à passer dans le duodénum. D'après cela , il est clair qu'on ne doit désigner sous le nom de colique hépatique que les cas où l'appareil biliaire est primitivement affecté. Or, si l'on examine avec attention les observations qui portent ce titre dans l'ouvrage de Portal, c'est-à-dire non seulement les faits de ce genre qu'il a recueillis lui-même , mais la presque totalité de ceux que les auteurs nous ont transmis, on ne tardera pas à s'apercevoir que, dans toutes celles qui ont reçu un développement convenable, ou dont on peut du moins tirer quelque conséquence , les dérangemens avaient commencé par la membrane muqueuse digestive. Les premiers phénomènes morbides qui se manifestèrent chez le président d'Ormesson (obs. n° 64), ainsi que chez l'abbé Bonafos (obs. n° 65), provenaient d'une lésion du tube alimentaire; ce ne fut que par la suite que la région hypocondriaque droite devint douloureuse. Que conclure de là? Que l'état morbide qui nous occupe n'existe pas? Non, certes, car rien ne s'oppose à ce que des pierres renfermées dans le foie n'irritent cet organe et ne déterminent *une douleur plus ou moins gravative, lancinante ou piquante, sans fièvre aiguë, qui a son siège principal dans l'hypocondre droit, et qui s'étend du parenchyme hépatique dans les parties voisines, l'estomac, le colon. etc.* (1) ; mais ce qu'on

______

(1) C'est la définition que Portal donne de la colique hépatique, ouvrage cité, page 187.

ne saurait s'empêcher de m'accorder, c'est que nous ne possédons peut-être qu'un seul fait (l'obs. nº 66, p. 324) d'où l'on puisse déduire rigoureusement l'existence de cet état morbide. Que, si l'on me demande maintenant quelle est la maladie avec laquelle on l'a confondu si souvent, je répondrai que les auteurs ont donné le titre de colique hépatique à diverses affections, mais que l'espèce d'irritation intestinale, qu'on appelle vulgairement colique, me paraît l'avoir reçu toutes les fois que, par ses retours fréquens et le degré d'intensité qu'elle avait acquis, elle s'était propagée à l'appareil biliaire, et qu'à cette circonstance se joignait celle de l'expulsion de calculs par les selles ou par les vomissemens.

M. Andral a publié dernièrement que la colique hépatique n'est autre chose, dans certains cas, qu'une névralgie ayant son siége dans le plexus hépatique. Cette manière de voir, si elle était fondée, apporterait nécessairement quelques modifications à celle que je professe; mais sans nier la possibilité des névralgies du foie, je ferai remarquer que parmi les observations avec autopsie que Portal a consignées dans le premier chapitre de son ouvrage, et qui constituent, si je ne me trompe, presque tous les exemples d'hépatalgie que les auteurs nous ont transmis jusqu'ici, il n'en est pas une qu'on soit en droit de considérer comme un cas de névrose de l'appareil biliaire. Dans toutes ces observations, en effet, la douleur du foie provenait, soit d'une inflammation aiguë ou chronique de ce viscère, soit de la présence dans l'intérieur de son parenchyme ou de ses annexes de calculs, d'hydatides, etc. Ce n'est donc que par analogie, par supposition que M. Andral admet des névralgies hépatiques ; or, une théorie qui n'a pas d'autre base n'est en réalité qu'une pure hypothèse.

Pour ce qui est de la conduite qu'il convient de tenir dans la colique hépatique , elle est absolument la même que celle que j'ai conseillé de suivre dans les cas où les malades rendent des calculs par les selles ou quelque autre voie. Il est donc parfaitement inutile que j'insiste davantage sur ce point.

HYDATIDES DU FOIE.

Obs. N° 67. — Un chantre d'église , âgé de 31 ans , avait fait abus depuis plusieurs années de liqueurs alcooliques. Trois ans avant son entrée à l'hôpital, il eut la variole. Avant l'invasion de cette maladie, il avait constamment joui d'une bonne santé. Pendant les cinq mois qui suivirent la convalescence de l'exantème, il eut un dévoiement accompagné de douleurs abdominales peu vives. Sous l'influence d'un régime approprié et de quelques applications à l'anus , ce dévoiement, qui d'abord avait été abandonné à lui-même, ne tarda pas à disparaître ; mais quelque temps après, une douleur sourde commença à se faire sentir vers l'hypocondre droit ; elle était habituellement plus vive pendant la nuit. Cette douleur ne fut accompagnée d'aucun autre symptôme grave pendant l'espace de deux années environ. Au bout de ce temps , le malade commença à perdre de son embonpoint et de ses forces ; la douleur de l'hypocondre ne devint pas d'ailleurs plus vive pendant six mois ; il dépérit ainsi sans

qu'aucun autre symptôme local se manifestât. De temps
en temps seulement il y avait des retours de diarrhée ;
l'appétit était bon , et , pour rappeler ses forces qui se
perdaient, cet individu augmentait chaque jour les doses
de vin et de liqueurs fortes qu'il était habitué à boire depuis longtemps. Enfin, six mois avant l'entrée à la charité, le malade s'aperçut qu'il devenait jaune. L'ictère,
léger d'abord, et borné à la face, devint ensuite général
et très prononcé. Tels furent les renseignemens que nous
donna le malade ; voici maintenant dans quel état il se
présenta à notre observation.

Il avait une remarquable gaîté, et était plein d'espoir
dans l'avenir. Cependant, il était déjà parvenu à un degré
considérable de marasme ; la teinte verdâtre de la peau
annonçait une lésion grave vers le foie. Vers le niveau
des dernières côtes droites et dans l'hypocondre existait
une sorte de pesanteur , une sensation pénible plutôt
qu'une véritable douleur. Le malade exprimait lui-même
cette sensation , en disant qu'il éprouvait un embarras
dans ces parties. Le palper n'y faisait d'ailleurs reconnaître aucune tumeur ; partout ailleurs l'abdomen était souple et indolent ; l'appétit était conservé. Depuis plusieurs
mois il y avait plus habituellement de la constipation que
de la diarrhée. On ne trouvait aucune trace d'hydropisie. Le pouls était sans fréquence, la peau sans chaleur,
les urines étaient rouges et rares. On ne prescrivit autre
chose que quelques tisanes délayantes ; on donnait la
demi portion, que le malade mangeait avec plaisir.

Pendant le mois suivant le malade ne présenta aucun
changement dans l'état qui vient d'être décrit ; mais alors,

sans point de côté préalable, sans que des crachats caractéristiques apparussent, la respiration devint tout à coup gênée. L'auscultation fit reconnaître d'abord du râle crépitant, et ensuite une respiration bronchique très prononcée dans l'espace compris entre la clavicule droite et le sein du même côté, et en arrière dans les fosses sus et sous-épineuses. Son mat dans la même étendue. En même temps, l'altération subite et profonde des traits; pouls misérable; apparition d'un érysipèle à la face, qui coïncide avec une augmentation de prostration; mort le sixième jour de l'apparition de la dyspnée.

Ouverture du cadavre. — Grande maigreur, parois abdominales rétractées, teinte jaune vert très prononcée de toute la peau; aucune trace d'hydropisie. Vu extérieurement, le foie paraît sain; il a son volume et sa couleur ordinaires; mais à peine y a-t-on enfoncé de huit à dix lignes le scalpel, immédiatement à droite du grand ligament suspenseur, qu'on voit jaillir avec force un liquide limpide comme de l'eau de roche, et bientôt on reconnaît qu'il est sorti d'une poche assez grande pour admettre une orange, et qui est remplie par sept à huit acéphalocystes, dont une est beaucoup plus volumineuse que les autres. Cette hydatide plus volumineuse est creuse, et c'est d'elle que parut être sorti le liquide limpide qu'a fait jaillir l'incision. En effet, celui qui entoure les hydatides et qui est contenu dans la poche elle-même est jaunâtre et trouble. Les parois de cette poche sont constituées par une membrane fibreuse, dense, résistante, épaisse de plusieurs lignes, en contact par sa surface externe avec le parenchyme même du foie, auquel elle n'est unie que par quelques filamens cellulo-vasculaires. Lisse à sa surface interne, où elle présente une organisation séreuse, elle est baignée par le liquide dans lequel nagent les hydatides. Dans le reste du foie, on ne trouve aucune altération appréciable.

La rate paraît également saine à l'extérieur; mais par l'incision, on en fait jaillir un liquide semblable à celui qui est sorti du foie. Ce liquide provient d'une grosse acéphalocyste qui en contient plusieurs autres, et qui est contenue au sein d'une cavité creusée dans le parenchyme splénique. Cette cavité diffère de celle trouvée dans le foie, en ce que les parois ne sont tapissées que par une membrane celluleuse très mince.

Etat parfaitement sain de l'estomac, du duodénum et des quatre cinquièmes supérieurs de l'intestin grêle. Dans le cinquième inférieur, on trouva les glandes agminées de Peyer plus développées que de coutume, inégales à leur surface, les unes d'un blanc grisâtre, et les autres noirâtres. On trouva aussi, dans cette même portion d'intestin, des follicules isolés très apparens, présentant un point noir central et un cercle de même couleur à leur pourtour. La surface interne du cœcum et d'une portion du colon offre une teinte ardoisée; on y trouva aussi de nombreux follicules.

Rien de notable dans les autres viscères de de l'abdomen. Hépatisation grise du lobe supérieur du poumon droit; quelques flocons blanchâtres dans la plèvre du même côté, avec rougeur de celle-ci (1).

(1) **Andral**, *clinique médicale*. page 307.

Obs. N° 68. — Une femme, âgée de 27 ans, entra à la Charité avec tous les symptômes d'une phthisie pulmo-monaire déjà très avancée : caverne, reconnue par l'auscultation dans le lobe supérieur du poumon, diarrhée, fièvre hectique, peu d'appétit, sans autres symptômes du côté de l'estomac ; abdomen souple, indolent dans tous ses points. Cette femme approchait lentement du terme fatal, lorsqu'elle fut prise tout à coup, sans cause connue, d'une vive douleur abdominale, que la moindre pression exaspérait. Pendant les quatre jours qui suivirent l'invasion de cette douleur, on vit l'abdomen se tuméfier en restant toujours très douloureux ; le pouls prendre une grande fréquence, et devenir de plus en plus misérable ; l'affaiblissement arriver au dernier degré. La mort eut lieu pendant que la malade vomissait de la bile ver-dâtre.

Ouverture du cadavre. — Sérosité trouble, floconneuse dans le péritoine ; anses intestinales, unies entre elles par des pseudo-membranes blanches, inorganiques, de formation récente. En soulevant le foie, nous ne fûmes pas peu surpris de trouver à la face inférieure, un peu à droite de la vésicule, une solution de continuité qui aurait pu admettre l'extrémité de trois doigts réunis, et qui conduisait dans une vaste cavité remplie d'hydatides rompues. Nous pensâmes alors que la péritonite reconnaissait pour cause l'ouverture du sac hydatifère dans la cavité de la séreuse. Un nouvel examen nous fit en effet découvrir des débris de membranes hydatiques nageant dans la sérosité péritonéale.

Traces d'inflammation dans la membrane muqueuse

gastro-intestinale ; tubercules à divers degrés dans les poumons (1).

Obs. N° 69. — Un homme, de moyen âge, entra à la Charité dans l'état suivant : une tumeur considérable occupait l'hypocondre droit, ainsi que l'épigastre, s'avançait un peu vers le niveau de l'ombilic ; en haut, elle semblait se continuer et se perdre derrière les côtes. Cette tumeur était lisse, ne présentait aucune bosselure ; le palper, une pression même fortement exercée n'y produisaient aucune douleur. Le malade nous raconta que depuis deux ans à peu près il s'était aperçu de l'existence de cette tumeur, qui avait été constamment indolente, et qui s'était accrue peu à peu, sans qu'il y eut jamais trouble appréciable pour lui des fonctions digestives ; mais peu à peu il avait maigri et il avait perdu ses forces. Le pouls était sans fréquence ; la peau sèche, mais sans chaleur ; il n'y avait aucune trace d'ictère, et le malade nous donna l'assurance que jamais il n'avait été jaune. Les fonctions respiratoires paraissaient être dans leur état normal ; la langue était blanchâtre ; la soif nulle ; l'appétit assez bon ; les selles ordinaires. D'après la situation de la tumeur, sa forme, ses rapports, nous fûmes porté à penser qu'elle n'était autre chose que le foie insolitement développé. L'absence de tout autre symptôme grave nous fit croire qu'il n'était que simplement hypertrophié.

L'état du malade resta à peu près le même pendant un mois. Plusieurs applications de sangsues furent faites, soit sur l'hypocondre droit, soit à l'anus ; des frictions

(1) Andral, *Clinique médicale*, page 314.

stimulantes sur la peau furent prescrites; on donna des pilules purgatives.

Un jour, nous fûmes frappés de l'altération qu'avaient éprouvée les traits de la face. Assez bien colorée jusqu'alors, elle était devenue d'une très remarquable pâleur ; les yeux étaient entourés d'un cercle blanchâtre très prononcé. Nous tâtames le pouls, et nous le trouvâmes fréquent ; la peau n'était pas généralement chaude ; toutefois, la paume des mains offrait une chaleur sèche, acre, désagréable au toucher. Le malade nous dit alors que depuis quelques jours il ressentait dans l'hypocondre droit, jusqu'alors indolent, une douleur habituellement peu vive, et qui s'exaspérant par intervalles, devenait alors lancinante ; la pression ne l'augmentait pas. Les voies digestives ne présentaient pas d'ailleurs de troubles nouveaux dans leurs fonctions ; aucun autre organe ne nous paraissait souffrant, et il était bien évident que la cause du changement en mal des traits de la face et du petit mouvement fébrile, dépendait d'un nouveau travail morbide établi dans le foie ; travail dont la douleur récemment apparue annonçait d'ailleurs l'existence. Une nouvelle application de sangsues fut faite sur l'hypocondre, que l'on couvrit ensuite de cataplasmes émolliens et narcotiques.

Nonobstant l'emploi de ces moyens, nous trouvâmes le lendemain la douleur de l'hypocondre plus forte et le mouvement fébrile plus intense. Une saignée fut pratiquée et l'hypocondre fut couvert de sangsues. Les neuf jours suivans, on fit encore une saignée du bras ; on appliqua trois fois les sangsues à l'anus ; on plaça des vésicatoires aux jambes, puis on frictionna l'hypocondre droit avec un mélange d'une once d'axonge et d'un gros de tartre stibié.

Pendant le mois suivant, nous vîmes peu à peu le malade s'affaiblir : en même temps persistance du mouvement fébrile, faible dans la journée, mais très fort chaque soir, avec frisson par intervalles et sueurs. L'hypocondre droit resta douloureux, l'appétit se perdit, une abondante diarrhée s'établit, et le malade succomba quelques jours après son apparition.

Ouverture du cadavre. — Le foie occupait tout l'espace compris entre le rebord des fausses côtes droites en haut, et une ligne qui, supposée partie de la crête supérieure et antérieure de l'os des îles, irait aboutir vers l'ombilic. Ainsi c'était bien lui qui constituait la tumeur reconnue pendant la vie. En un point de sa face convexe, vers le milieu de son lobe droit, il présentait une fluctuation manifeste ; là où celle-ci existait, on trouva à la place du parenchyme du foie, une cavité qui aurait pu admettre deux oranges, et qui contenait deux matières distinctes. 1° du pus blanc, crémeux, bien lié, inodore ; 2° au milieu de ce pus, des hydatides dont quelques unes seulement étaient encore entières, et dont le plus grand nombre, crévées, ne consistaient plus qu'en des débris de membranes roulées sur elles-mêmes. Celles qui étaient entières présentaient cette circonstance remarquable, que plusieurs points de leurs parois étaient opaques et d'un blanc laiteux. Après qu'on eut vidé cette cavité de diverses matières qui la remplissaient, on vit que ses parois n'étaient tapissées que par une simple couche de pus con-

cret, et qu'au-dessous de cette couche existait le parenchyme du foie, plus rouge et plus friable dans l'étendue
de quelques lignes autour de la cavité , que partout ailleurs. Vers le centre du lobe gauche on trouva une seconde cavité remplie d'hydatides encore entières ; les
parois de cette cavité étaient tapissées par une véritable
membrane fibreuse , et autour d'elle on ne trouvait aucune altération appréciable du parenchyme hépatique.
Rate peu volumineuse et molle ; ramollissement blanc
de la membrane muqueuse gastrique vers le grand cul
de sac ; plaques rouges éparses dans le gros intestin (1).

Obs. N° 70. — Un charbonnier, âgé de 32 ans,
très robuste , éprouva, en janvier 1832, une douleur à
l'épigastre avec envies de vomir. Deux ou trois jours après,
il se fit recevoir à *Norfolk Hopital* pour la même maladie, qui s'était compliquée d'ascite. On lui fit un traitement mercuriel et son ventre diminua à vue d'œil ; mais
bientôt après , l'hydropisie se reproduisit. Il consulta
M. Cox et présentait l'état suivant :

Jaunisse; pouls 75, assez fort ; dérangement des voies
gastriques ; langue couverte et humide : pas de douleur,
excepté à la région ombilicale et aux lombes lorsqu'on
presse fortement.

On lui prescrit calomel et scille ; frictions de pommade
stibiée ; boissons diurétiques ; pas de mieux. Le ventre
prend un développement énorme. On le ponctionne le
24 octobre, et l'on tire 21 pintes d'eau bilieuse. Une
once de ce liquide, ayant été soumise à l'évaporation, a

____

(1) Andral, *ouvrage cité* tome 4, page 316.

donné demi-once de fibrine coagulée et de matière colorante, soluble en grande partie dans l'esprit de vin.

L'examen fait après la ponction a fait reconnaître le foie dans un état d'hypertrophie considérable. M. Cox met le malade à l'usage intérieur de l'iode et des frictions externes de la même substance sur la région hépatique. L'iode a été donné conjointement au nitrate de potasse et à des boissons diurétiques ; on lui a donné en même temps de petits purgatifs et un régime plus substantiel. L'urine est devenue abondante et fort claire, de sédimenteuse qu'elle était ; elle ne se trouble pas à l'action du calorique. L'abdomen ne fait plus de progrès. Quelques semaines après, le foie paraît moins volumineux ; les selles sont teintes de bile ; les reins fonctionnent toujours activement et régulièrement ; pas de sensibilité abdominale à la pression ; le malade prend de la force, a de l'appétit, devient aussi bien portant qu'auparavant, et reprend son état de charbonnier.

En avril 1836, il réclame de nouveau les soins de M. Cox. Il dit s'être bien porté jusqu'aux deux derniers mois, lorsqu'il a été saisi de douleur intense à l'hypocondre droit, avec toux, expectoration noire et fièvre. Il expectore de gros coagulum noirs, fétides, quelquefois puriformes, et aussi du sang noir, liquide. Pouls mou, plein et plutôt fréquent ; frissons et sueurs habituels, maigreur. La percussion au thorax donne généralement un son clair, mat, vers la partie inférieure du côté droit. Respiration puérile, profonde à gauche, avec râle sibilant à droite et en haut ; gargouillement en arrière dans un espace circonscrit vers la racine du poumon. Résonnance caverneuse de la voix et de la respiration. M. Cox diagnostique une solution de continuité vers la partie postérieure de la base du poumon droit, jointe probablement à une altération de la face supérieure du foie. On lui fait subir un traitement en conséquence, et les symptômes se dissipent ; sa santé s'améliore au point qu'il peut reprendre les occupations de son état.

Deux ou trois mois après, l'hémoptysie reparait : nouveau traitement, nouvelle guérison ; autre rechute ; il vomit tout d'un coup deux grands bassins de sang, et meurt le 4 novembre 1837.

Nécropsie. — Poumons un peu affaissés. Tubercule à la partie supérieure des poumons, surtout à gauche. Fluide sanguinolent et écumeux dans le parenchyme pulmonaire, excepté à la base qui est dûre, non crépitante et adhérante au diaphragme, à l'aide des brides ligamenteuses. En disséquant cette partie du poumon, on découvre une petite cavité, redoublée d'une membrane dure, presque cartilagineuse, contenant des grumeaux sanguins noirs, de la matière puriforme et des morceaux de fibrine coagulée. Cette cavité offre le diamètre de deux travers de doigt, et se continue avec une bronche dilatée dont la muqueuse est épaissie et ulcérée. Un ou deux vaisseaux sanguins s'ouvrent dans cette cavité. La portion environnante du poumon est épaissie, de couleur grisâtre, mais ne contient pas de tubercule.

En ouvrant l'abdomen, le premier objet qui se présente est un énorme kyste, à surface lisse, occupant la région de la vésicule biliaire, et offrant les apparences

de cette poche morbidement dilatée ; la dissection attentive a fait connaître que c'était un kyste à part, adhérant
seulement par un point à la face externe de la vésicule
biliaire. Ses adhérences ne sont pas très fortes. Ayant
été enlevé, il a une figure ovale, et quatre fois plus grand
que la vésicule biliaire ; vers son milieu, il est contracté
et présente un point cartilagineux. Il est élastique, semi-
transparent lorsqu'il est regardé contre la lumière. Dans
son intérieur, il contient de la matière molle, gélatineuse, jaune et transparente, moulée sur la forme du
kyste.

Les parois résultent de plusieurs couches concentriques faciles à disséquer : leur épaisseur est de deux lignes, les couches externes sont plus transparentes que
les autres. Vers l'intérieur, elles deviennent opaques,
jaunes, moins consistantes et disséquables. Entre ces couches, il existe un fluide bilieux. Les couches externes
sont si résistantes qu'on ne peut les déchirer aisément, la
chaleur augmente cette résistance, elles deviennent molles et plus transparentes par leur immersion dans les acides nitrique et sulfurique, et reprennent ensuite leur
consistance en les plongeant dans l'eau. Entre ces couches, on rencontre aussi des dépôts de matière adipo-
cireuse et biliaire adhérens, de couleur vermeil brillant.
La face interne du kyste est lisse et séreuse, tachée sur
quelques points par de la matière biliaire que la macération aqueuse ni alcoolique n'ont point enlevée (1).

(1) Cette observation est de M. William travers Cox, et a été
extraite de la Gazette médicale de Paris, n° 47, novembre 1838,
page 741, qui elle même l'avait empruntée au Journal anglais *the*

Les observations que l'on vient de lire sont des exemples de cette espèce d'hydropisie du foie qu'on appelle *hydatique*, et qu'il est malheureusement à peu près impossible d'apprécier pendant la vie. M. Récamier, dit-on, en a plusieurs fois constaté l'existence dans sa clinique, mais il ne donne pour signes de cette affection que la *fluctuation* et le *frémissement hydatique*. Or, le premier de ces symptômes peut être produit par une foule de lésions différentes de celle qui nous occupe, et quant au second, c'est-à-dire à cette espèce de vibration ou d'oscillation qu'on ressent en posant la main sur la tumeur, et qui est très analogue à celle qu'éprouve le doigt qui percute le timbre d'une montre à répétition et les fauteuils à ressorts élastiques, je ne le crois pas plus positif. Nous avons la manie depuis quelques années de comparer les sensations que nous procurent le toucher et l'ouie appliqués à l'organisme, à celles qui résultent de ces mêmes sens appliqués à des objets purement physiques et matériels ; mais on ne réfléchit pas que les sensations dont il s'agit doivent varier suivant les individus, la finesse de leurs sens, leur habitude d'observer, et que là, par exemple, où M. Récamier annonce le frémissement hydatique, d'autres ne trouveront que les phénomènes ordinaires que

medico-chirurgical review. — M. Cox pense que l'hydropisie ascite qu'il a ponctionnée n'était autre chose que le kyste dont on a retrouvé les restes dans un état de ratatinement particulier, et qui, selon lui était un kyste hydatique. Il déduit de là et d'autres faits analogues publiés par MM. Brodie et Haukins, les avantages qu'on peut retirer de la parancentèse dans le traitement des tumeurs hydatiques du foie.

détermine le palper sur des parties souples, molles, mais accidentellement distendues. Nous ne possédons, quoiqu'on en dise, aucun moyen de reconnaître avant la mort, la présence des hydatides dans le foie, et pour mon compte je n'hésite pas à avancer que, si le médecin célèbre dont je viens de parler a rencontré juste dans les cas où son diagnostic s'est vérifié, c'est en quelque sorte par *intuition*, ou si l'on aime mieux, par le plus grand des hasards.

Nous n'en savons pas davantage sur les circonstances qui favorisent leur développement. Toutefois, si l'on réfléchit qu'il *existe entre les kystes ou vésicules séreuses qui tiennent au tissu cellulaire par leur surface externe, et les vers hydatiques des transitions insensibles entre lesquelles il est très difficile d'établir une démarcation tranchée* (1), on sera très porté à penser avec moi, que la mole hydatique ou en grappes, et les trois espèces d'acéphalocystes dont l'animalité, suivant Béclard, peut encore être révoquée en doute, appartiennent aux kystes, et ne sont par conséquent, dans le cas qui nous occupe, qu'un résultat de l'irritation hépatique. Une autre chose qui ne contribue pas peu à me confirmer dans cette opinion, c'est qu'il existe souvent une identité parfaite de symptômes et de causes occasionnelles entre l'hydropisie hydatique du foie et la plupart des altérations organiques dont ce viscère est susceptible. C'est ainsi que, sur quatre individus observés à la Charité,

(1) *Dictionnaire de médecine* en 18 volumes, page 529, tome 12.

chez lesquels le point de départ de l'affection du foie semblait avoir été également une violence extérieure, et chez lesquels il y avait eu également au début de la maladie, douleur dans la région hèpatique, le premier offrit un abcès creusé dans le parenchyme du foie ; le second, des hydatides ; le troisième, des masses cancéreuses ; le quatrième, une diminution de volume de l'organe (1).

Les kystes hydatiques du foie peuvent séjourner longtemps dans cet organe sans en troubler les fonctions. Mais en général ils deviennent le siége d'un travail morbide qui débute par la phlegmasie', et aboutit à des dégénérescences diverses. Il aboutit aussi à l'érosion des parois du kyste, qui, après avoir contracté des adhérences avec l'un des viscères qui l'avoisinent, finit par s'y ouvrir. C'est ainsi qu'on a vu des poches hydatiques se vider par l'anus, par l'estomac, par les poumons. M. Cruveilhier parle d'une femme, chez qui une poche hydatique située à la face inférieure du lobe gauche du foie, s'ouvrit dans l'estomac. Collet rapporte qu'une femme qui avait eu une tumeur dans la région du foie, vomit dans l'espace d'un an, 133 hydatides d'un volume variable, depuis un pois jusqu'à un œuf de poule (2). Mérat a consigné dans le dictionnaire des sciences médicales (tom. 16, pag. 139) l'observation d'une femme, qui portait à droite dans l'hypocondre, une tumeur volumineuse, et qui ayant tout à coup éprouvé la sensation d'une déchirure, rendit chaque jour par les selles, pendant plusieurs

---

(1) *Clinique médicale*, tome 4, page 5.
(2) Commentarii de rebus in scient. natur. vol. 19, pages 222.

semaines, trois ou quatre hydatides grosses comme des
œufs. M. Husson présenta à l'Académie, le 24 août 1824,
une quantité considérable de débris d'hydatides venant
du foie et rendus par l'expectoration.

Les kystes hydatiques ne s'ouvrent pas toujours à l'intérieur : il en est qui de même que les abcès se fraient une
issue au travers des parois abdominales et se vident au
déhors. Plater nous a transmis l'histoire d'une jeune fille
de 20 ans, chez qui une tumeur s'ouvrit à la région du
foie, et donna lieu à la sortie d'un certain nombre d'hydatides (1). Rivière rapporte un cas semblable. Guettani
cite également le fait d'un homme, âgé de 40 ans, qui
avait depuis neuf mois une tumeur à droite de l'ombilic.
Après une fluctuation longtemps incertaine, cette tumeur
s'ouvrit tout à coup spontanément, et plus de 300 hydatides en sortirent (2).

Les kystes qui nous occupent ne contractent pas toujours des 'adhérences avec les organes voisins; et alors
leur rupture, si elle a lieu, s'opère dans la cavité du péritoine. Le journal de Corvisart (tome 1er) contient l'observation d'un homme qui ayant fait une chute de cheval,
mourut six heures après. Un kyste hydatifère énorme
existait à la face inférieure du foie, et sa déchirure avait
déterminé l'écoulement des hydatides dans la cavité péritonéale, qui était le siége d'une inflammation excessive.
M. Andral rapporte un cas dans lequel la rupture s'effec-
tua d'une manière spontanée. La jeune femme phthisique

(1) Obser. select., obs. 18.
(2) de ext. aneurys., page 109, rom. 1772.

qui en fait le sujet, n'avait jamais rien manifesté qui annonçât une affection du foie.

La cicatrisation des abcès hépatiques a été, comme on sait, vivement contestée, mais celle des kystes hépatiques n'est révoquée en doute par personne ; il y a même des auteurs qui pensent que les transformations de ces kystes en masses d'apparence athéromateuse, stéatomateuse, plâtreuse, etc., ne sont autre chose que des modes de guérison.

L'impossibité où nous sommes de constater l'existence des hydatides lorsqu'elles ne se font pas jour au dehors, soit naturellement, soit par une ouverture artificielle, ne permet pas de tracer des règles fixes de traitement dans le but d'y remédier. Toutefois, je rappellerai que Percy et Laënnec proposaient les bains de mer dans ces sortes de cas, se fondant sur ce que les moutons qui paissent dans les prés salés, ne sont jamais affectés du *tournis* (polycéphale du cerveau), et que ceux qui en offrent les premiers symptômes guérissent quand ils sont conduits dans ces pâturages, d'où l'on a conclu que le sel marin jouissait de la propriété d'empêcher et même d'arrêter la formation des hydatides.

Je rappellerai également que M. Récamier, encouragé par les cas de guérison survenus à la suite de la sortie spontanée des hydatides au travers des parois abdominales, a pratiqué dans ces derniers temps l'ouverture de plusieurs kystes hydatiques, et a cinq fois réussi complètement.

Ce médecin fait d'abord une ponction exploratrice au moyen d'un trois-quarts presque capillaire dans le point le plus proëminent de la tumeur, afin de s'assurer si elle est bien réellement un kyste hydatique. Il place ensuite sur la canule une ventouse pour tirer le liquide contenu dans la tumeur ; et si ce liquide consiste dans une sérosité plus ou moins limpide, il met sur le milieu de la saillie formée par le kyste un large morceau de pierre à cautère. L'escarre une fois produite, on la fend, puis on en fait une seconde, puis une troisiéme, jusqu'à ce que les tissus, successivement détruits, la potasse caustique ait enflammé le péritoine et déterminé son adhérence avec la tumeur. Ce résultat obtenu, on incise un point des parois du kyste, ou l'on attend qu'il s'ouvre de lui-même et livre passage aux hydatides. M. Récamier a soin, en outre, pour empêcher l'entrée de l'air, qui a été très souvent funeste dans le cas de rupture spontanée, de maintenir le foyer constamment rempli d'un liquide d'abord émollient, et plus tard légèrement irritant et antiseptique.

M. Bégin, redoutant l'emploi du caustique, a proposé de pratiquer dès l'abord une incision de deux ou trois pouces sur le point le plus saillant de la tumeur. Il divise ensuite avec précaution les couches musculeuses, et une fois qu'il est arrivé au péritoine, il l'ouvre en déflolant, après l'avoir soulevé avec des pinces à disséquer. Le péritoine incisé, on panse à plat, et le malade est mis au régime des opérations graves. Deux ou trois jours après, l'appareil est levé, et si le kyste a contracté des adhérences avec les bords de la plaie, on y plonge le bistouri, puis on évacue le liquide contenu, et l'on introduit dans l'ouverture une mèche de linge effilé, afin de l'empêcher de se fermer trop tôt.

Je ne m'étendrai pas davantage sur les procédés opé-
ratoires à employer pour ouvrir les kystes hydatiques :
j'en ai dit assez pour diriger le médecin qui voudra recourir à une opération, qui, selon moi, devrait être généralement délaissée. Les quelques succès, en effet, que M. Récamier a obtenus, n'autorisent pas à l'introduire
définitivement dans la thérapeutique, et je n'hésite pas
à avancer que la prudence veut qu'on s'abstienne de la
pratiquer.

Mode de production de l'ascite dans les maladies du foie.

L'ascite n'est point une maladie du foie ; mais comme
elle se développe très souvent pendant le cours des affections de ce viscère, je suis bien aise de dire ici quel est
dans ce cas son mode de production. Lorsqu'un individu, après avoir présenté tous les signes d'une hépatite
aiguë devient hydropique, il est clair que l'épanchement
de sérosité dépend d'une cause sthénique : c'est un surcroît d'activité sécrétoire du péritoine qui la détermine.
Pour ce qui concerne l'ascite qui se forme à la suite
d'une obstruction hépatique, il était encore généralement
admis, au commencement de ce siècle, que les collections aqueuses abdominales qu'on observe en pareille occurence provenaient *de ce que le foie étant obstrué, et
par ce fait, imperméable à la lymphe pompée par les
bouches des absorbans, ce liquide s'accumulait dans
le bas-ventre* (1). Aujourd'hui que nous sommes mieux

______

(1) *Dictionnaire des sciences médicales*, tome 22, page 378.

fixés sur la nature et les causes des maladies, la plupart des médecins pensent que la variété de l'ascite qui nous occupe, est occasionnée par une phlegmasie chronique de l'organe sécréteur de la bile. La dernière de ces propositions est, sans contredit, beaucoup plus rationnelle que la première : cependant elle ne donne pas une idée parfaitement juste du mécanisme par lequel s'opère alors l'hydropisie. D'abord on aurait tort de se figurer qu'elle pourrait avoir lieu si les désordres morbides se bornaient au parenchyme hépatique. Le foie n'est point susceptible d'exhaler de la sérosité, comme semble l'insinuer M. Itard, et à moins qu'il n'y ait en même temps oblitération de la veine porte, ce n'est jamais que lorsque l'irritation s'est communiquée au péritoine que les fluides s'épanchent dans l'abdomen. D'un autre côté, tout le monde ne croit pas à la nature sthénique des obstructions, et il est beaucoup de personnes qui pensent que l'ascite dépend, en pareille occurence, de l'obstacle que le foie dur et engorgé met à la circulation veineuse. Cette explication certainement en vaut bien une autre, mais on peut objecter avec raison que l'hydropisie survient assez souvent à la suite des altérations de texture qui ont reçu le nom d'obstructions hépatiques, sans que la veine porte se trouve oblitérée. Toutefois, il est vrai de dire que, lors même qu'il y a irritation du péritoine, l'endurcissement et le gonflement du foie mettent un obstacle puissant à l'abord du sang dans son parenchyme.

Il me semble donc qu'on devrait regarder les épanchemens de sérosité qui se forment dans ces sortes de cas, comme provenant en partie de l'irritation du péritoine sus-hépatique, qui est toujours alors primitivement ou consécutivement surexcité, et en partie de l'oblitération de la veine porte.

DOUVE DU FOIE.

Cette espèce d'helminthes (*dittoma hepaticum* de Rudolphi, *fasciola humana* de Bréra,) est très commune chez certains animaux , tels que les moutons , les bœufs, les cochons, les lièvres. On l'a également observée chez l'homme , mais beaucoup plus rarement.

La douve séjourne dans la vésicule du fiel, les conduits hépatiques, au milieu même du parenchyme. Celle qu'on trouve chez l'homme est de la longueur d'une à quatre lignes, de la largeur d'une demi-ligne à une ligne , et ressemble à une lancette dont les extrémités seraient obtuses.

Plusieurs auteurs disent l'avoir rencontrée sur des cadavres d'individus morts de maladies différentes. Néanmoins, on doit la considérer comme une affection très rare ; j'ajouterai que nous n'en connaissons ni les symptômes ni les moyens curatifs.

MALADIES DES VOIES D'EXCRÉTION DE LA BILE.

Obs. N° 71. — Un marchand fripier, âgé de 54 ans, d'un tempérament lymphatique et sanguin , ayant la respiration gênée dès l'enfance , toussait et crachait depuis deux ans, quand il fut admis à l'hôpital de la Charité, le 9 avril 1823. Dès le début, l'oppression habituelle était devenue beaucoup plus considérable , le malade s'était plaint de douleurs entre les épaules , qui avaient conti nué d'être plus ou moins vives depuis; d'autres douleurs s'étaient manifestées à l'épigastre et sous les fausses côtes; la jaunisse s'y était jointe, huit à neuf fois, dans les premiers onze mois; depuis elle n'avait pas reparu, et le malade n'avait éprouvé de douleur à l'épigastre que par intervalles; avec celles-ci son appétit avait diminué. Il racontait encore qu'avant le début de la toux et des crachats il était sujet, depuis trente ans, à des coups de sang, indiqué par une faiblesse subite dans les membres, des rougeurs à la face, et des étourdissemens qui disparaissaient promptement. Jamais il n'avait perdu connaissance, et les accès qui, dans les premiers temps, ne se montraient que de loin en loin, s'étaient répétés plus fréquemment dans la suite, toutes les deux ou trois semaines suivies, dans les six mois qui précédèrent la phthisie, de faiblesse et d'engourdissement dans l'un ou l'autre des côtés du corps, pendant une demi-heure ou une heure, après quoi les mouvemens reprenaient toute leur liberté.

Le 10 avril, figure maigre et pâle : ni céphalalgie, ni douleurs dans les membres; parole un peu brève, mouvement du thorax peu accéléré, toux rare, crachats applatis, verts et opaques; du côté gauche, et antérieurement. la poitrine ne rendait aucun son, le bruit respiratoire était presque nul, il y avait un râle sec, ou une grosse crépitation sans pectoriloquie : à droite, la respiration semblait se faire comme dans l'état naturel. Le pouls était petit et faible. battait 88 fois par minute : les frissons qui, depuis trois semaines, revenaient régulièrement tous les jours à dix heures du matin, suivi de chaleur et de sueurs, avaient manqué la veille. La langue était humide, sans rougeur ; la bouche un peu pâteuse, l'anorexie presque complète, la soif nulle, tout le ventre indolent ; il n'y avait pas eu de diarrhée. (Riz, sir. de gr., vésic. ag. de la poitrine, trois riz, deux bouillons).

Les jours suivans, l'état de la circulation et de la respiration ne changèrent pas d'une manière sensible ; il y eut de la chaleur dans la soirée, sans frissons préalables, sans chaleur consécutive, et quelques selles liquides.

Dans la journée du 19, le malade éprouva du malaise, sans pouvoir en déterminer la cause ; la nuit suivante il y eut un peu de désordre dans l'exercice des facultés intellectuelles. Le 20, à l'heure de la visite, l'assoupissement était considérable, les facultés intellectuelles presque abolies, les pupilles très étroites, la parole extrêmement embarrassée, les mouvemens libres à droite et à gauche, la langue humide et non déviée ; le pouls à cent trente pulsations par minute, la respiration très lente. Les mêmes symptômes continuèrent jusqu'à dix heures du soir que le malade mourut.

Ouverture du cadavre, 34 heures après la mort. — En enlevant la paroi antérieure de l'abdomen, nous déchirâmes en partie le fond de la vésicule biliaire qui y adhérait d'une manière très intime. Cette poche membraneuse dépassait le bord des côtes d'un pouce et demi, contenait deux cents calculs, dont les plus gros avaient le volume d'un pois, et les plus petits celui d'un grain de millet ; sa membrane muqueuse était détruite dans l'espace d'un pouce carré, vis-à-vis de l'adhérence et dans une étendue un peu moindre près du col. Ces ulcérations semblaient avoir été faites comme par un emporte-pièce.

A leur pourtour et dans le reste de la surface, la membrane muqueuse était ferme, épaisse d'un demi-millimètre environ, et semblait formée d'un lacet de fibres entrecroisées en mille directions, de manière à offrir, sauf les dimensions, l'aspect des vessies à colonnes ; le tissu cellulaire sous-muqueux était épaissi, et celui qui faisait le fond des ulcérations très cassant. Le canal cystique était fort étroit près de la réunion avec l'hépatique, et contenait plusieurs calculs : le cholédoque était parfaitement sain.

Cette observation n'étant consignée ici que par rapport aux altérations de structure que présentait l'appareil biliaire, je crois devoir, pour ce qui concerne l'état des autres organes, renvoyer à l'ouvrage de M. Louis (1). Il en sera de même pour la suivante.

Obs. N° 72. — Un tailleur, âgé de 50 ans, d'une taille moyenne, d'une constitution peu forte, ayant le membre abdominal gauche plus court que le droit et paralysé du mouvement depuis l'âge de dix-huit mois, fut admis à l'hôpital de la Charité le 15 octobre 1825. Il était mal portant depuis quatre années, avait interrompu ses travaux et était beaucoup plus malade depuis dix-sept jours ; il attribuait le mauvais état de sa santé à la violence de son caractère et à des chagrins profonds. Depuis quatre ans les fonctions digestives étaient dérangées, l'apétit très irrégulier, alternativement assez considérable et très déprimé ; il y avait eu, par intervalles, de légères douleurs dans l'hypocondre gauche, rarement des nau-

____

(1) *Recherches sur la phthisie*, page 511, obs. 49.

sées et du dévoiement , et assez souvent des alternatives de maigreur et d'un médiocre embompoint. Au début de l'affection nouvelle, chaleur sans frissons, couleur jaune de toute la surface du corps, anorexie complète, douleurs assez vives à l'épigastre et dans l'hypocondre gauche, oppression légère. Ces symptômes avaient persisté jusqu'au moment de l'admission du malade à l'hôpital, et dans les huit derniers jours il s'y était joint du dévoiement et quelques nausées. Il n'y avait point eu de toux ni de douleurs dans l'hypocondre droit.

Le 15 octobre, les conjonctives, le palais, les bords de la langue, la partie postérieure des lèvres et toute la surface du corps étaient d'un jaune foncé ; il y avait une céphalalgie intense, des douleurs dans les membres et dans les reins. La langue était rousse et médiocrement humide en arrière ; l'anorexie complète, la soif vive, la douleur épigastrique légère et gravative ; on sentait au-dessous des fausses côtes droites, dans la hauteur de deux pouces, une résistance qui partait de la région de la vésicule biliaire, et se continuait du côté gauche dans la région épigastrique. La respiration était accélérée, fréquemment suspirieuse ; le bruit respiratoire rare, comme s'il n'y eût qu'un petit nombre de vésicules bronchiques perméables à l'air, et dont la moitié supérieure et antérieure des deux côtés de la poitrine ; au-dessus de la mamelle gauche, on entendait une crépitation fine. Le pouls était très accéléré (120), assez fort et dur, la chaleur sèche et élevée. Il n'y avait pas eu de selles depuis trente-six heures. (Saignée de dix onces ; solut. d'oxym. simple bis ; pot. gom. , lavement émoll., diète).

Jusqu'au 30 du même mois, jour de la mort, voici ce que nous observâmes : la couleur ictérique continua, et dans la matinée du 17, le malade accusa une douleur assez vive dans la région de la vésicule biliaire, douleur qui fut ensuite à peu près constante, sans être considérable. La langue fut naturelle dans les trois derniers jours, et jusque là villeuse, blanchâtre et jaunâtre ; la bouche pâteuse, l'anorexie complète, la douleur épigastrique rare et très obtuse, la soif plus ou moins vive, les évacuations alvines éloignées et provoquées par des lavemens. Il n'y eut ni nausées, ni vomissemens ; l'urine fut abondante et facile, d'une couleur foncée. Le malade se plaignit quelquefois d'éprouver des douleurs à l'hypogastre.

L'oppression fut considérable jusqu'au 25, et augmenta beaucoup les jours suivans. Une nouvelle saignée de dix onces, pratiquée le 17, n'eut pas d'influence marquée sur elle, et il en fut de même d'un vésicatoire appliqué sur la poitrine le lendemain. La toux ne parut très incommode en aucun temps, et la matière expectorée fut peu abondante ; on entendit toujours un peu de crépitation dans la moitié inférieure et antérieure du côté gauche de la poitrine ; le 19, elle existait aussi à droite, et à compter du 24 nous la rencontrâmes en arrière des deux côtés du thorax. ·

Le pouls fut parfois irrégulier, diminua de fréquence jusqu'au 26 ; il battait seulement alors quatre-vingt-huit fois par minute, puis devint successivement plus accéléré.

Il y eut un peu de délire dans la nuit du 28 au 29. Le 30 au matin le malade avait toute sa connaissance, ses traits étaient décomposés, et à trois heures il expira.

Ouverture du cadavre, 17 heures après la mort. — Le foie semblait avoir un volume un peu plus considérable que dans l'état sain, et offrait dans différens points de sa surface, des taches jaunâtres qui tranchaient médiocrement avec sa couleur un peu livide. Il présentait à l'intérieur une foule de petits abcès enkystés, de quatre à cinq lignes de diamètre, beaucoup plus nombreux proportionnément à son bord obtus qu'à son bord tranchant : de manière qu'ils occupaient la moitié de son épaisseur dans le premier sens, et peut-être la dixième partie seulement dans le second. Le pus était épais, d'un jaune verdâtre, et la membrane qui le contenait, blanchâtre, épaisse d'un demi millimètre, molle et susceptible néanmoins d'être enlevée par fraction. Partout le tissu du foie était ramolli, et d'autant plus qu'on approchait davantage de sa grosse extrémité, où on le trouvait aussi plus rouge que partout ailleurs, et ecchymosé dans quelques points. La vésicule biliaire était fort petite, flétrie en quelque sorte ; contenait un peu de mucus et était oblitérée à son col. Les parois avaient plus d'une ligne d'épaisseur, sa membrane muqueuse était jaunâtre, épaisse d'un demi-millimètre, à part un pli de la largeur de deux lignes, perpendiculaire à son axe, dans toute la longueur duquel elle offrait la ténuité qui lui est naturelle. Le tissu sous-muqueux avait deux tiers de ligne d'épaisseur. était dur, homogène, blanchâtre, brillant à la coupe, comme la couenne du lard. Le canal cystique contenait un calcul de huit lignes de diamètre qui comprimait le canal hépatique, lequel avait une couleur jaune, était traversé par la bile, et, comme le cholédoque, parfaitement sain (1).

Obs. N° 73. — Un cordonnier, âgé de 35 ans, entra à l'hôpital de la Charité le 8 novembre 1821. Six jours auparavant, à la suite d'un excès de table, il fut pris d'une assez vive douleur à droite de l'épigastre, un peu au-dessous du bord des côtes. Le lendemain, il s'aperçut qu'il était jaune. Le 9 novembre, septième jour, il présenta l'état suivant : teinte jaune des conjonctives et de toute la surface de la peau ; douleur obtuse dans l'hypocondre droit, au-dessous de l'extrémité antérieure de la onzième côte, on sent une tumeur piriforme, mobile sous le doigt, indolente, dont la grosse extrémité dépasse un peu le niveau de l'ombilic, et dont la petite se perd derrière les côtes. La langue est naturelle, la soif peu vive, l'appétit nul, les selles rares et décolorées. Le pouls est fréquent, la peau chaude et sèche. Nous regardâmes la tumeur de l'hypocondre comme produite par la vésicule remplie de bile (sangsues à l'anus ; petit lait avec acétate de potasse ; diète). Les quatre jours suivans, la tumeur augmenta ; aucun autre changement n'eut lieu. Dans la journée du 13 novembre, onzième jour de l'invasion de la douleur de l'hypocondre, le malade fut pris tout à coup d'une douleur beaucoup plus vive, qui, partant de la région du foie, envahit bientôt la totalité de l'abdomen. Lorsque nous vîmes le malade le lendemain matin, cette douleur persistait ; son extrême acuité, son exaspération par la pression la plus légère, indiquaient

____

(1) Louis, *Mémoires et recherches anat. path.* page 386, observ. 1.

suffisamment qu'elle avait pour cause une inflammation péritonéale ; en même temps face pâle, grippée, profondément altérée ; anxiété générale portée au plus haut degré ; pouls petit, très fréquent ; extrémités déjà froides. Mort dans l'après midi.

Ouverture du cadavre. — Le péritoine était rempli d'un liquide purulent, dont la teinte généralement jaune, le devenait beaucoup plus dans le flanc droit. La surface interne du duodénum présentait une couleur rouge intense. Le point où s'ouvre le canal cholédoque, et qu'on ne trouve pas ordinairement sans l'avoir un peu cherché, était marqué par une petite tumeur arrondie, percée à son centre d'une sorte d'orifice capillaire, large d'une ligne au plus, et s'élevant de trois lignes environ au-dessus du niveau de la surface intestinale. Un stylet très fin, introduit par l'ouverture que cette tumeur présentait à son centre, ne rencontra pas d'abord de cavité. Toutefois, poussé avec force, il parut franchir un obstacle, et il s'engagea dans le canal cholédoque, qu'il parcourut avec peine dans toute son étendue, comme si la cavité ordinaire du canal se trouvait effacée, et que le stylet la reformât un peu, à mesure qu'on le poussait avec précaution de l'intestin vers le foie incisé en divers sens ; le conduit cholédoque ne présenta en effet qu'une cavité presque imperceptible ; ses parois étaient considérablement épaissies, elles avaient d'ailleurs une grande friabilité, et se déchiraient par la plus légère traction. Au contraire, les canaux hépatiques et cystiques présentaient une augmentation notable de capacité, ainsi que la vésicule. Un peu avant l'union de ces deux canaux, l'hépatique offrait une solution de continuité irrégulièrement arrondie, et assez large pour admettre un petit pois. Autour de cette perforation, la texture du canal ne paraissait point altérée ; la cause de la péritonite fut dès lors évidente. Le tissu du foie ne présenta rien de remarquable. L'estomac offrait quelques plaques rouges, dont la couleur résidait dans la muqueuse. Le reste du tube digestif et les autres organes parurent sains (1).

Obs. N° 74. — Un homme de 50 ans, adonné aux liqueurs alcooliques, fit, deux ans avant d'entrer à l'hôpital, une chute dans laquelle l'hypocondre droit fut violemment contus par une barre de fer. Depuis ce moment il dit ressentir une douleur sourde dans ce même hypocondre ; il ne peut pas assigner d'une manière précise l'époque à laquelle il a commencé à devenir jaune.

Etat du malade lors de son entrée à l'hôpital (août 1825): teinte très jaune des conjonctives et de toute la surface cutanée ; ascite, infiltration des membres inférieurs ; douleur sourde habituelle dans l'hypocondre, où l'on ne sent d'ailleurs aucune tumeur, non plus que dans le reste de l'abdomen ; anorexie ; pas de vomissemens, selles décolorées, urines noires.

Les jours suivans, même état ; pouls peu fréquent, faible, régulier ; puis affaiblissement graduel ; tendance à l'assoupissement. La veille de la mort, évacuation de matières noires liquides par les vomissemens et par les selles.

Ouverture du cadavre. — Sérosité limpide et jaune,

(1) Andral, *Clinique médicale*, tome 4, page 329.

sans aucune trace d'inflammation dans le péritoine. Foie d'un petit volume, d'une couleur verdâtre, d'une grande densité, présentant un grand nombre de granulations éparses à sa surface extérieure, ainsi que dans l'intérieur de son parenchyme. La vésicule du fiel est fortement distendue par un liquide séreux très légèrement teint en jaune ; son col, ainsi que le canal cystique, ne présentent plus aucune trace de cavité. Les principaux rameaux qui par leur réunion constituent le canal hépatique, et ce canal lui-même, sont extrèmement dilatés et remplis d'une bile jaune épaisse. A partir de la jonction des canaux hépatique et cystique, le canal cholédoque se rétrécit beaucoup jusqu'au duodénum ; un stylet peut cependant y être encore introduit et pénétrer dans le duodénum.

Un liquide très noir remplit l'estomac ; la surface interne est ardoisée dans une grande partie de son étendue, et sa membrane muqueuse est mamelonnée ; le duodénum est parsemé d'un grand nombre de petits points noirs. Tout l'intestin grêle est rempli par un liquide, qui en plusieurs endroits est noir comme celui de l'estomac, ailleurs est rouge et paraît être manifestement du sang. Au-dessous de ce liquide la membrane muqueuse est pâle. Rien de remarquable dans les autres viscères de l'abdomen.

Engorgemens sanguins partiels, avec couleur noire et dureté du parenchyme en plusieurs points du poumon (apoplexie pulmonaire de M. Laënnec) ; l'un de ces engorgemens a son siége tout à fait au sommet du poumon droit.

Infiltration rougeâtre du tissu cellulai re sous-arach-
noïdien de la convexité des hémisphères. Sérosité roussâtre dans le canal thoracique (1).

Obs. N° 75. — Un homme, âgé de 50 ans, entra à la
Charité vers le commencement du mois de décembre 1820.
Depuis sept mois il était affecté d'ictère ; il assurait n'avoir
jamais ressenti de douleur en aucun point de l'abdomen ;
depuis trois mois environ l'abdomen avait commencé à
se tuméfier. Lorsque ce malade fut soumis à notre examen, toute la pean, ainsi que la conjonctive, présentait
une teinte jaune, qui, à la face, tirait sur le vert. Une
énorme ascite existait : les membres abdominaux n'é-
taient que très légèrement œdématiés. Les fonctions digestives ne présentaient d'autre altération qu'un défaut
habituel d'appétit et une constipation opiniâtre. Les selles
étaient peu consistantes, tout à fait décolorées. L'urine
étaient peu abondante et verdâtre ; il y avait apyrexie
complète. Les organes thoraciques paraissaient être sains ;
la gène de la respiration, peu considérable, semblait dé-
pendre uniquement du refoulement du diaphragme par
le liquide du péritoine. Nous crûmes devoir rapporter
l'ascite à une affection du foie (tisane et potions diurétiques, pilules de calomel et de savon, frictions sur les
membres avec la teinture de digitale). Pendant les dix
jours suivans l'état du malade n'offrit aucun changement ; puis les traits de la face s'altérèrent tout à coup, et
il succomba inopinément.

Ouverture du cadavre. —Encéphale généralement

(1) Andral, *clinique médicale*, page 339.

mou, comme abreuvé de sérosité , sans autre lésion. Organes thoraciques très sains. — Péritoine rempli par une énorme quantité de sérosité limpide, d'un jaune citrin, n'offrant aucune trace d'inflammation.

Le foie est remarquable par son petit volume ; il est comme flétri, il offre assez la couleur grisâtre de l'olive : il a d'ailleurs sa consistance ordinaire, et son tissu ne présente aucune autre altération appréciable. Des orifices divisés des canaux biliaires, contenus dans l'intérieur du foie, découle en abondance une matière d'un beau vert, semblable à de la résine de la bile, lorsqu'elle a été isolée des autres principes constituans de ce liquide. Les branches principales , qui par leur réunion vont former le canal hépatique, ainsi que ce canal lui-même, sont considérablement dilatées et remplies de grumeaux de matière jaune, tels qu'on les obtient au moment où on les précipite de la bile par l'acide nitrique. Le canal hépatique présente une pareille dilatation jusqu'au point de sa réunion avec le cystique. Ce dernier conduit, ainsi que le cholédoque dans toute son étendue, est transformé en un cordon ligamenteux, dans lequel la dissection la plus exacte ne peut faire découvrir aucun reste de cavité. La vésicule du fiel, réduite à un très petit volume , est moulée sur une concrétion inégale, formée par de la matière jaune durcie. —La rate est très volumineuse ; tous les autres organes paraissent être dans l'état normal (1).

Obs. N° 76. — Un fort de la halle, âgé de 64 ans, entra à la Charité dans la dernière quinzaine du mois

(1) Andral, *clinique médicale*, , page 342.

de décembre 1821. Trois mois auparavant, cet homme avait été pris, sans cause connue, de vomissemens bilieux qui persistèrent pendant plusieurs jours. Ils cessèrent spontanément, mais ils furent remplacés par une diarrhée très abondante, qui dura pendant un mois environ, et épuisa le malade. Vers le milieu du mois de septembre, le flux de ventre diminua, mais les forces ne se rétablissaient pas ; l'appétit était à peu près nul, et les alimens étaient difficilement digérés. Le malade commença à s'apercevoir alors que les yeux et toute la surface du corps avaient une teinte jaune assez prononcée. Cependant, bien que perdant chaque jour de son embonpoint et de ses forces, il continua à travailler jusqu'avant les huit derniers jours qui précédèrent son entrée à l'hôpital. Il présenta alors l'état suivant.

Toute la peau était d'un jaune tirant un peu sur le vert ; la maigreur était considérable, la langue s'éloignait peu de son état naturel, mais il y avait anorexie complète, et le peu d'alimens qui étaient introduits dans l'estomac, causaient à la région de l'épigastre une sensation de pesanteur et de chaleur qui se prolongeait pendant plusieurs heures. Les selles étaient rares, d'une couleur gris cendré. L'abdomen, palpé avec soin, ne présentait aucune tumeur ; partout il était souple et indolent. Le pouls, sans fréquence le matin et dans le jour, s'accélérait un peu chaque soir. Des sangsues appliquées à l'épigastre ne rendirent pas les digestions plus faciles. Un vésicatoire placé sur cette région fut plus efficace. Le malade prenait pour toute nourriture du lait et quelques potages. Quinze jours environ après son entrée, l'état de l'estomac semblait s'être amélioré ; le mouvement fébrile du soir était beaucoup moins prononcé, mais l'ictère persistait ; les forces ne revenaient pas ; la maigreur augmentait. On donna l'eau de Vichy, le petit lait avec addition de crème de tartre, des pilules de mercure doux et de savon.

Un matin, en se plaçant sur son séant, le malade ressentit tout à coup comme un *déchirement* (c'était son expression) dans l'hypocondre droit. Quelques minutes après, une vive douleur se manifesta d'abord dans le flanc droit, puis dans tout l'abdomen. Lorsque le lendemain nous vîmes le malade , il présentait d'une manière non douteuse tous les symptômes d'une péritonite aiguë. La manière brusque dont elle avait débuté, la sensation de déchirement bien caractérisée qu'avait éprouvée le malade, nous portèrent à penser qne cette péritonite reconnaissait pour cause une perforation intestinale (trente sangsues furent appliquées sur l'abdomen). Dans la journée le malade s'affaissa rapidement ; il succomba dans la nuit.

Ouverture du cadavre. — Une grande quantité de liquide d'un gris sale, comme bourbeux , était épanchée dans le péritoine, que des concrétions membraniformes couvraient déjà en plusieurs points. L'estomac et le reste du tube digestif, examinés avec soin, ne présentèrent aucune perforation ; mais la vésicule du fiel , réduite à un très petit volume, et comme atrophiée, offrait à sa face inférieure, non loin de sa grosse extrémité, une solution de continuité de la largeur d'une pièce de cinq sous environ. La surface interne de la vésicule ne présentait rien de remarquable, mais ses parois nous parurent être dans toute leur étendue remarquables par leur friabilité. En cherchant à pénétrer de l'intérieur de la vésicule dans le canal cystique, nous ne pûmes y parvenir. Incisant ensuite le canal cholédoque, pour remonter de ce canal dans le cystique, nous reconnûmes que la cavité de ces deux conduits était devenue si petite, qu'il était impossible d'y introduire le stylet le plus fin. Cette oblitération presque complète était le résultat de l'épaississement considérable qu'avaient subi leurs parois. Le canal hépatique, au contraire, était très dilaté et rempli de concrétions biliaires. Le tissu du foie n'offrait aucune altération appréciable. La membrane muqueuse de l'estomac était dans toute son étendue considérablement épaissie, d'un gris ardoisé et comme mamelonnée. Le tissu lamineux subjacent et la tunique musculaire participaient aussi d'une manière notable à cet excès d'épaisseur. La couleur ardoisée de l'estomac se continuait dans le duodénum. Le reste du tube digestif n'offrit point d'altération appréciable. Rien de remarquable dans les autres viscères des trois cavités, si ce n'est une couleur jaune très prononcée de la dure-mère (1).

Les voies d'excrétion de la bile sont susceptibles de s'enflammer, et leur inflammation peut se borner à l'un des tissus qui entrent dans leur structure, ou les affecter tous en même temps. M. Louis a vu la membrane qui tapisse leur surface interne ulcérée. M. Andral a eu occasion, au contraire, de la trouver très tuméfiée, épaissie,

(1) Andral (*Clinique Médicale*, tome IV, page 555.)

hypertrophiée. Suivant ces messieurs également, les tissus sous-jacens à cette membrane sont tantôt infiltrés de sérosité ou de pus, tantôt ramollis, profondément ulcérés. Dans certains cas, considérablement épaissis, indurés, squirreux ; ailleurs enfin transformés en tissus ligamenteux, fibreux, cartilagineux, ou parsemés de plaques osseuses (1).

Il arrive quelquefois que les calculs qui se forment ou s'engagent dans les voies biliaires, deviennent pour elles une cause de phlegmasie, mais le plus ordinairement leur irritation se déclare sous l'influence de celle du tube digestif, du parenchyme hépatique, ou des organes qui leur sont contigus.

La cavité des canaux cystique, hépatique ou cholédoque peut s'effacer complétement : ces canaux ressemblent souvent alors à de véritables cordons fibreux. Lorsque leur oblitération n'est que partielle, ce qui est le plus commun, la portion de la cavité qui n'est pas obstruée conserve son calibre normal ou acquiert plus d'ampleur. Dans un cas particulier, où un calcul bouchait l'orifice duodénal du canal cholédoque, M. Andral assure que celui-ci était tellement dilaté dans le reste de son étendue, que son diamètre égalait celui de la veine porte. On conçoit facilement que le même effet aurait pu avoir lieu si l'obstacle avait été dû à une autre cause.

La membrane muqueuse de la vésicule peut aussi épaissir au point d'en oblitérer entièrement la cavité. On a vu

---

(1) Les observations que j'ai consignées dans cet article nous fournissent des exemples de la plupart des lésions organiques que les voies d'excrétion de la bile sont susceptibles de présenter.

cette poche ne former plus qu'un petit corps plein auquel se terminait le canal cystique. Si l'on en croyait même les auteurs, elle aurait entièrement disparu quelquefois (1), et l'on n'aurait trouvé à sa place que du tissu cellulaire plus ou moins condensé.

J'ai parlé, dans l'un des articles précédens, des pierres qui passent du foie dans la vésicule, ou qui se développent primitivement dans celle-ci. Ce qu'il me reste maintenant à signaler à l'attention des praticiens, c'est que, lorsque le canal cholédoque est oblitéré et que les conduits hépatique et cystique ne le sont pas, la bile s'accumule dans son réservoir et donne lieu à une tumeur qui dépasse le bord tranchant du foie.

Cette tumeur, située presque toujours immédiatement au-dessous du rebord cartilagineux des côtes droites, s'é-

____

(1) M. Amussat communiqua en 1834, à l'Académie de Médecine, le fait suivant.—Une jeune fille de 24 ans fait une chute sur le genou droit; plusieurs années après tuméfaction, douleurs très vives en cette partie, pendant six mois de séjour à l'Hôtel-Dieu, on recourt, mais en vain, à de nombreuses applications de sangsues, de ventouses et de cautères actuels, le mal fait des progrès. Un chirurgien appliqua plus de 800 sangsues, et pour donner de la mobilité au membre, un jour, fléchit fortement la jambe sur la cuisse. Aussitôt craquement très douloureux dans le genou, accidens du côté du ventre et de la poitrine, et mort en quelques jours. — NÉCROPSIE. — dans l'articulation du genou, épanchement de sang considérable et récent; entre les condyles du fémur et le tibia, entre la face postérieure de la rotule et la face antérieure du condyle externe, traces d'une ankylose qui a été détruite; aux poumons, traces d'une pneumonie qui a causé la mort; *la vésicule biliaire manque entièrement,* le canal chalédoque est fermé par deux gros calculs hépatiques. (*Archives générales de médecine,* t. xv, année 1834, p. 569.)

tend parfois plus bas dans l'hypocondre, et sa direction
en pareille occurrence est tantôt perpendiculaire, tantôt
singulièrement inclinée en arrière ou en avant. M. Andral a rencontré un individu chez qui la vésicule avait
acquis des dimensions si extraordinaires, qu'elle touchait
la crête iliaque, et même descendait jusque dans la fosse
de ce nom.

Les tumeurs biliaires ont été prises assez fréquemment
pour des abcès hépatiques. Le célèbre J. L. Petit commit
cette méprise, et c'est ce qui le porta à chercher à déterminer les signes qui caractérisent chacune de ces affections, et à fournir ainsi le moyen de les distinguer
l'une de l'autre.

Suivant lui, l'intumescence qui dépend d'un abcès
hépatique est large, non circonscrite, et peut occuper tous
les points de l'abdomen qui correspondent au foie; celle
qui est occasionnée par la vésicule du fiel est circonscrite, et se manifeste le plus souvent au-dessous des fausses côtes droites. Dans le premier cas, les parties enflammées offrent longtemps une dureté profonde, à laquelle
succède un empâtement qui ne se dissipe qu'après que le
pus a été évacué ; la fluctuation ne se fait sentir qu'au
centre de la tumeur, et le pourtour en est constamment
dur et élevé. Dans le second cas, il n'y a ni dureté ni
empâtement ; la fluctuation est évidente partout. J'ajouterai que les abcès hépatiques, presque constamment
précédés de douleurs pulsatives, s'accompagnent d'a[illegible]
natives, de sueurs, de frissons, d'exacerbations [illegible]
foie, d'un état d'abattement qui n'est pas en rapport a[illegible]
la diminution des douleurs, etc. ; ce qui généralement n[illegible]
s'observe pas dans les tumeurs biliaires.

Lorsque la vésicule se trouve distendue outre mesure, la tumeur qu'elle constitue disparaît, si l'obstacle qui s'opposait à l'écoulement de la bile cesse d'exister. Cette tumeur se dissipe également quand la vésicule se rompt et donne issue au liquide qu'elle contient. Dans ce cas, si cette poche a contracté préalablement des adhérences avec les parois abdominales, la bile se fait jour à l'extérieur; ce fluide passe, au contraire, dans un autre organe creux, s'il s'est opéré entre cet organe et la vésicule quelque communication insolite. Ces deux circonstances exceptées, c'est toujours dans le péritoine que s'effectue l'épanchement.

Le réservoir de la bile peut se déchirer par le fait seul de sa distension; mais le plus communément sa rupture est due à ce que ses parois atteintes d'une inflammation chronique s'altèrent, s'amincissent et se perforent. Cette rupture, au surplus, n'est pas la conséquence nécessaire du non rétablissement du cours de la bile: il est des tumeurs qui persistent jusqu'à la mort; on prétend même qu'il y en a où les parois de la vésicule, loin de s'amincir en se distendant, comme il semble que cela devrait être, acquièrent plus d'épaisseur qu'elles n'en ont dans l'état physiologique, et présentent des fibres rougeâtres, d'apparence musculaire.

ICTÈRE.

On donne le nom *d'ictère*, *d'ictéricie*, de *jaunisse*, à la coloration en jaune de la peau. Cet état du derme est

presque toujours lié à une altération de texture apprè-
ciable de l'un des points de l'appareil biliaire, et c'est ce
qui fait qu'aujourd'hui on le regarde non comme une
maladie, mais comme un symptôme de maladie.

Lorsque l'ictère se développe chez un individu, il
commence par la conjonctive, vers l'angle interne des
yeux, d'où il se répand sur toute la portion de cette
membrane qui recouvre la cornée transparente. Bientôt
après, la peau des tempes, les commissures des paupières,
le pourtour des lèvres et des ailes du nez, se colorent en
jaune ; viennent ensuite le cou, la partie antérieure de
la poitrine, la peau des mains, le bout des doigts, les
ongles mêmes, et successivement toute l'habitude extérieure du corps. Les lèvres, quoiqu'en aient dit quelques
écrivains, restent constamment rouges chez les ictériques. La peau présente souvent, surtout dans ses plis
ou ses rides, des lignes jaunes, de petites taches jaunes
ou brunes, qui s'agrandissent, se confondent, et forment
des plaques plus ou moins étendues. La jaunisse peut
être partielle, et ce qui est assez remarquable, c'est qu'elle
se montre quelquefois alors sur des surfaces qui, dans
l'ictéricie générale, sont peu ou point colorées. M. Ferrus parle d'une femme de la Salpétrière chez qui la plupart des solides, à l'exception de la peau, furent trouvés
d'une teinte ictérique très intense ; le tissu sous-arach-
noïdien et le tissu adipeux de tout le corps étaient infiltrés d'une sérosité de couleur jaune safranée. Le foie
était gros et gorgé de sang, mais aucun obstacle appa-
rent ne s'opposait à l'excrétion de la bile. La vésicule en
contenait une grande quantité d'une teinte foncée ; la

moindre pression la faisait couler dans   um (1).
On a vu des sujets chez qui la face était colorée seule en
jaune. Une fille tourmentée depuis un mois par une démangeaison des tégumens des mamelles, eut ces parties
frappées d'ictéricie immédiatement après l'emploi de
quelques purgatifs. On lit dans les *Ephémérides des curieux de la nature* l'observation d'un homme dont le
côté gauche avait pris une couleur jaune, tandis que le
côté droit était noir et le visage vert.

Les auteurs prétendent que dans l'ictère les déjections
alvines sont pour l'ordinaire décolorées, grisâtres, presque blanches ; mais je crois pouvoir assurer qu'il est
beaucoup plus commun qu'on ne pense de les voir conserver leur couleur naturelle. Les urines, également,
n'offrent pas toujours d'altération notable. Lorsqu'elles
éprouvent quelques changemens, c'est d'abord sous le
rapport de leur limpidité, qui paraît plus grande que
dans l'état normal ; bientôt après elles deviennent d'un
jaune foncé et teignent en jaune le linge et le papier.
Vers la fin des accidens, c'est-à-dire à l'époque où la maladie qui occasionne l'ictère disparaissant, ce dernier
disparaît aussi, les urines sont assez souvent troublées par
un sédiment rougeâtre extrèmement ténu, qui se dépose très lentement, et c'est encore vers cette période
qu'elles présentent quelquefois à leur superficie une couche comme huileuse, qui donne des reflets assez vifs et
pour ainsi dire métalliques. Ce caractère, d'ailleurs, n'est
point propre à l'ictéricie : il se remarque toutes les fois

______
(1) *Dictionnaire de médecine*, en 18 vol. t. XII. p, 20.

que les urines se décomposent à l'air libre ; il est seulement ici moins tardif (1).

La Jaunisse peut ne s'accompagner que des symptômes que je viens d'énumérer. Quand, par exemple, elle reconnaît pour cause une vive émotion morale, la respiration et la circulation conservent fréquemment une intégrité parfaite ; il n'est pas rare même que, très peu de temps après son développement, les organes digestifs ne fournissent aucun signe d'irritation. Mais dans le plus grand nombre des cas d'ictère il n'en est point ainsi, et à l'ensemble des phénomènes dont il s'agit se joignent les symptômes suivans : dans le principe, dégoût, anorexie ; langue couverte d'un enduit jaunâtre qui s'étend quelquefois aux dents, aux gencives et à toute la membrane muqueuse buccale ; goût de bile, rapport de gaz acerbes, etc. A une époque plus avancée, nausées, vomissemens, fièvre, douleur dans l'hypocondre droit, etc.

Les médecins anciens pensaient généralement que la coloration en jaune de la peau provenait de la bile, qui, par une cause qu'ils ne connaissaient pas, se mêlait au sang et circulait avec lui. Plus tard, lorsque l'anatomie pathologique eut appris que, toutes les fois que le canal cholédoque est oblitéré, le phénomène qui nous occupe a lieu, on fut conduit à poser en principe que les nombreux absorbans du foie étaient le moyen par lequel la bile ou seulement quelques uns des élémens qui la composent passaient dans le torrent circulatoire. Vers la fin du siècle dernier, quelques pathologistes avancèrent qu'il

____

(1) *Dictionnaire de médecine*, p. 21.

y avait dans l'ictère *dissociation des élémens du sang,
et formation d'un liquide particulier, analogue à la
bile uniquement sous le rapport de la couleur, et qui
s'épanchait entre les lames du tissu cellulaire.* D'autres ayant cru remarquer 1° que l'espèce de spasme qu'on
appelle *chair de poule* donne quelquefois une teinte jaunâtre à la peau, 2° que ce genre de spasme cesse constamment avec la vie, et que la couleur ictérique disparaît
quelquefois aussi après la mort , conclurent de ces diverses circonstances, que la plus grande analogie existait
entre l'état spasmodique dont je viens de parler et la
jaunisse, et que par conséquent celle-ci n'était que le
résultat *d'une modification apportée à la circulation
dermique.* Deux ou trois écrivains de nos jours ont publié que *l'ictère dépend de ce que le foie cesse de séparer de la masse du sang les matériaux de la bile
que l'on suppose y exister* (1). Enfin, M. Dubreuil,
professeur à Montpellier, s'est cru en droit d'établir que
*la teinte ictérique est la suite d'une modification ma-
ladive des parties constituantes du sang, peut-être de
la matière colorante portée sur le sérum* (2).

Ces cinq opinions prouvent, d'une part, qu'on a de

(1) Audral, *Clinique médicale,* t. iv.

(2) *Éphémérides médicales,* 1826. — Les principes constitutifs
de la bile n'existent pas dans le sang normal. Quoique en disent
M. Andral et quelques autres médecins de nos jours, on ne les a
jamais rencontrés que dans le sang et les urines des ictériques.
Prétendre que *chez les individus sains ces principes ne peuvent être
découverts dans nos humeurs, parce qu'ils s'y trouvent en trop petite
quantité, éliminés qu'ils sont par le foie, c'est substituer une hypothèse à une réalité.* (Andral, même ouvrage, t. iv, p. 57.)

tout temps cherché à expliquer comment, à l'occasion
d'un état morbide existant dans le foie ou ailleurs, il arrive qu'une matière colorante jaune vient à imprégner
plusieurs de nos tissus et se montre en même temps dans
les liquides ; de l'autre, que les médecins ne sont pas
d'accord sur ce point de pathologie. Que si l'on me demande maintenant ce que je pense de chacune d'elles en
particulier, je répondrai que la 2ᵉ, la 4ᵉ et la 5ᵉ sont ba-
sées sur des suppositions purement gratuites (*la dissociation des élémens du sang, la présence des principes constitutifs de la bile dans le sang normal , le
transport de la matière colorante dans le sérum*);
que la troisième est également insoutenable, car il est
faux que la teinte que prend la peau dans ce qu'on appelle la *chair-de-poule* ressemble en rien à celle de la jaunisse, et personne n'ignore que cette dernière ne disparaît après la mort que très rarement. La théorie des anciens, telle qu'elle a été modifiée par les anatomo-patho-
logistes, mérite seule, à mon avis, d'être prise en considération. Je n'ignore pas qu'on a allégué que, dans cette
manière de voir, on n'expliquait pas la formation des
jaunisses qui dépendent d'une cause autre que l'oblitération du canal cholédoque ou du conduit hépatique, et
que d'ailleurs, si ce fluide, dont les propriétés sont si
marquées, était absorbé, il ne circulerait pas impunément dans les vaisseaux sanguins, où l'introduction des
substances les moins actives produit toujours des accidens
graves. Mais je ferai observer, relativement à la première
de ces objections, qu'il n'y a aucune raison de croire que
la bile n'est pas absorbée dans ce cas. Nous verrons plus

bas, en effet, que les diverses espèces d'ictère dont parlent
les auteurs n'ont lieu que tout autant que le foie est atteint d'irritation. Or, il ne répugne nullement d'admettre
que les absorbans contenus dans ce viscère, étant alors
surexcités, pompent la bile, ou s'emparent seulement de
quelques-uns de ses principes et les transportent dans le
torrent circulatoire. Quant à la seconde, ceux qui l'ont
avancée disent, à l'appui, que M. Magendie affirme qu'un
animal d'un volume moyen mourut après qu'on lui eut
injecté dans les veines sept grammes de bile; mais est-on
sûr que la bile que M. Magendie injecta n'avait pas acquis,
par le contact de l'air, des qualités plus âcres, plus cor-
rosives que celles qu'elle avait pendant qu'elle était ren-
fermée dans la vésicule? Et si l'on ne l'est pas, est-on
autorisé, je le demande, à regarder les conséquences
qui découlent de ce fait comme très rigoureuses? On a
tort d'assimiler les expériences plus ou moins imparfaites
des vivisecteurs aux opérations de la nature, et de se
figurer que les unes et les autres doivent avoir les
mêmes résultats. Pour que ceux-ci fussent identiques, il
faudrait qu'il y eut identité dans les procédés, et cela
n'est pas. De pareilles objections, au surplus, perdent
toute leur force devant les belles recherches de MM. Orfila, Chevreuil, etc., qui, comme on sait, ont démontré
que le sang et les urines des ictériques contiennent plusieurs des principes constituans de la bile.

De toutes les théories qui ont été émises sur la question qui nous occupe, celle des anciens, je le répète, est
la seule qui mérite d'être prise en considération. Fondée
sur la liaison presque constante d'une maladie apprécia-

ble du foie avec l'ictère, sur l'analogie de la teinte ictérique avec celle des tissus animaux, qui sont imprégnés de bile, sur la certitude qu'on a qu'un obstacle à l'excrétion de la bile, entraine toujours la coloration en jaune de la peau, sur la présence de ce fluide ou de quelques-uns de ces principes dans le sang chez les ictériques, tout concourt à lui donner l'apparence de la vérité et me détermine à l'adopter.

L'affection dans laquelle l'ictère s'observe le plus communément est l'hépatite aiguë ou chronique.

La gastro-entérite, que presque tous les pathologistes mettent au nombre des causes de la jaunisse, ne la produirait jamais si elle existait seule. Ce n'est que lorsque cette phlegmasie s'est communiquée au foie et que celui-ci est atteint d'irritation que la peau se colore en jaune.

L'anatomie pathologique nous a fait connaître depuis longtemps que les obstacles mécaniques à l'écoulement de la bile s'accompagnent constamment d'ictéricie. Ces sortes d'obstacles ont leur siége dans les canaux hépatique et cholédoque. Pour ce qui concerne la vésicule et le conduit cystique, leur oblitération ne détermine pas la coloration en jaune de la peau, sans doute parce qu'elle n'empèche pas la bile de continuer à passer dans les voies digestives. On s'accorde généralement à regarder les calculs qui se trouvent logés dans les canaux hépatique et cholédoque comme une cause fréquente de leur obstruction. Il arrive quelquefois que la membrane muqueuse du dernier de ces conduits s'enflamme sous l'influence d'une gastro-entérite, et s'épaissit au point de

l'oblitérer complétement ; on a vu aussi un ver s'introduire par son orifice duodénal et le boucher. Mais le plus
ordinairement, les obstacles qui nous occupent dépendent d'une compression exercée, soit par une tumeur du
foie, soit par des kystes, des masses squirreuses, développés dans les organes qui touchent les canaux excréteurs.
M. Portal cite un cas où la partie droite du pancréas tuméfiée et dure comprimait l'orifice du canal cholédoque ;
il parle également d'un notaire chez qui le même orifice
était oblitéré par une tumeur cancéreuse dans le duodénum (1).

Lorsque l'un des canaux hépatique et cholédoque est
obstrué, la bile s'accumule au dessus de l'obstacle, et, par
son séjour, devient un stimulant pour les vaisseaux biliaires et les derniers ramuscules de ces vaisseaux. De là
l'irritation se propage au parenchyme hépatique : c'est
alors seulement que la jaunisse se manifeste.

Il n'est pas rare de voir l'ictère survenir à la suite des
opérations chirurgicales longues et douloureuses, d'une
plaie d'arme à feu, d'une plaie par déchirement, d'une
hernie étranglée, d'une entorse, etc. « Les auteurs, dit
Portal, ont consigné dans leurs écrits des exemples de
ces jaunisses, et particulièrement Lazare Rivière, Hoffmann, Morgagni, Lallemand, qui a écrit un assez bon
traité sur les passions ; on y voit que des criminels ont
eu la jaunisse la plus intense dès qu'on leur a prononcé
leur arrêt de mort ; que d'autres personnes sont devenues
très jaunes en apprenant la perte d'un procès, la mort

(1) *Maladies du foie*, pages 124 et 127.

inattendue de quelqu'un tendrement aimé (1).» Les passions tristes longtemps prolongées favorisent aussi le développement de la teinte ictérique, et plusieurs médecins assurent que les passions gaies peuvent avoir le même résultat. Dans tous ces cas, la jaunisse a été regardée comme provenant d'une cause purement nerveuse; mais la vérité est que, si la réalité de cet ordre de causes ne peut être révoquée en doute, l'ictère n'a lieu le plus souvent que parce que la membrane muqueuse gastro-intestinale fortement surexcitée a fait participer le foie à son état de souffrance. Les accidens généraux qui accompagnent les grandes opérations de chirurgie, les plaies d'armes à feu, etc., débutent toujours par le tube alimentaire, et l'on peut sans crainte avancer que l'irritation du parenchyme hépatique n'est jamais alors que consécutive à celle des voies digestives. C'est généralement aussi par l'intermédiaire d'une irritation gastro-intestinale que les vives affections de l'âme, les passions tristes ou gaies, déterminent l'ictère. M. Andral n'est pas de cet avis, car il établit que le cerveau réagit toujours directement, en pareille occurrence, sur le plexus hépatique. Mais si l'on réfléchit : 1° que l'ictéricie, dite *spasmodique*, ne s'observe que chez les individus très irritables, très disposés aux maladies de l'appareil biliaire, qui présentent, en un mot, tous les caractères de ce que les anciens appelaient *pléthore bilieuse* ; 2° Que le cerveau et l'estomac sont liés par les sympathies les plus étroites, et qu'il n'est pas prouvé que le premier de ces

(1) *Maladies du foie*, page 141.

organes soit en rapport intime d'action avec le foie ;
3° Que les passions tristes coexistent, le plus souvent,
avec une gastrite chronique ; 4° Que l'hépatite, qui se
développe pendant le cours d'une phlegmasie cérébrale
non traumatique, a presque constamment été précédée
des symptômes de la gastro-entérite ; si l'on réfléchit,
dis-je, à ces diverses circonstances, on en conclura sans
peine que si l'état du foie qui produit l'espèce d'ictère
dont il s'agit est, chez quelques sujets, l'effet immédiat
de l'influence directe que le cerveau a exercée sur le parenchyme hépatique, il reconnaît le plus ordinairement
pour cause prochaine une lésion gastro-intestinale, qui,
elle-même, est survenue immédiatement après une émotion morale vive, telle qu'une grande frayeur, un accès
de colère, etc.

La jaunisse, qui se manifeste quelquefois chez les femmes enceintes, est due, suivant les uns, au développement de la matrice, qui, dans la grossesse, apporte une
gêne plus ou moins considérable à la sécrétion de la bile,
suivant les autres, au contraire, *ce phénomène doit
être rapporté à un nouveau mode d'action de tous
les viscères abdominaux, à une sorte de spasme
qui correspond à celui qu'éprouve l'utérus pendant
les premiers mois de la gestation* (1). Pour moi, je
pense que l'influence sympathique que la matrice exerce
sur les voies digestives dans la grossesse, nous donne une
raison très satisfaisante du mode de production de l'ictère dans ce cas. C'est encore ici presque toujours une irri-

(1) *Dictionnaire de médecine*, en 18 volumes, t. XII, p. 18.

tation gastro-intestinale, qui, transmise au foie, occasionne la coloration en jaune de la peau.

J'ai avancé, comme on sait, en réfutant l'une des objections qu'on a faites à la théorie de l'absorption de la bile, que nous verrions plus bas que l'ictère ne s'observe que tout autant que le foie est atteint d'irritation. Cette proposition se trouve démontrée maintenant, car il résulte de ce que je viens de dire sur les diverses causes que les auteurs ont assignées à la coloration en jaune de la peau que, quelles que soient les circonstances dans lesquelles ce phénomène ait lieu, la condition *sine qua non* de son existence est le développement antérieur d'une irritation du foie, tantôt légère, et ne s'annonçant que par les signes qui dénotent une supersécrétion de bile, tantôt offrant les caractères d'une hépatite plus ou moins intense. Cela posé, si l'on se rappelle que les matériaux de la bile n'ont jamais été rencontrés que dans le sang et les urines des ictériques, on sera naturellement conduit à établir que, puisque d'une part la teinte ictérique ne commence à se manifester que lorsque le parenchyme hépatique est devenu le siége d'une surexcitation morbide, et que de l'autre les élémens de la bile n'existent pas normalement dans nos humeurs, la formation de la jaunisse est due en définitive à ce que, le foie étant atteint d'irritation chez les ictériques, les absorbans de ce viscère sont nécessairement alors doués d'une activité plus grande que de coutume, et pompent le fluide biliaire ou s'emparent seulement de quelques-uns de ces principes et les transportent dans le torrent circulatoire. On m'opposera sans doute qu'il ar-

rive souvent que la jaunisse n'accompagne pas l'irritation hépatique, et qu'elle devrait cependant en être insé-
parable, s'il était vrai qu'elle dépendit de ce que, le foie
étant atteint d'irritation, les absorbans qui entrent dans
la structure de ce viscère se trouvent surexcités et exer-
cent leur action sur la bile. Mais ici, comme dans beaucoup d'autres cas, il faut faire la part de ce qui nous
échappe dans l'étude des causes des maladies, et que,
dans notre ignorance, nous désignons sous le nom d'idio-
syncrasie, de disposition individuelle. Si tel sujet souffrant d'une hépatite ne devient pas ictérique, tandis que
tel autre affecté de la même phlegmasie, ou n'ayant
qu'une irritation du foie peu prononcée, voit la peau se
colorer en jaune, c'est que la constitution de ce dernier
l'y dispose davantage.

Les pathologistes ont appelé *symptomatique* l'ictéricie qui dépend d'une hépatite aiguë ou chronique, d'un
abcès ou d'une dégénérescence du tissu propre du foie ;
spasmodique ou *essentielle*, celle qui se développe après
une émotion morale vive, pendant la grossesse, etc. ;
calculeuse, celle qui survient lorsque des pierres ont produit l'obstruction du canal cholédoque ; par *compression*, celle qui résulte de l'oblitération des canaux excréteurs par une tumeur située dans leur voisinage. Mais je
ferai remarquer que, dès le moment qu'il demeure démontré que, quelles que soient les circonstances dans lesquelles la jaunisse ait lieu, son développement a toujours
été précédé d'une irritation du foie, il est clair qu'elle
n'est jamais qu'un symptôme de cette dernière, et que,
par conséquent, les titres de *spasmodique*, de *calcu-*

leuse, etc., ne lui conviennent nullement. Ces dénominations, d'ailleurs, ont cela de vicieux qu'elles ne donnent pas une idée exacte du mécanisme par lequel la peau se colore en jaune.

Lorsque l'ictère se déclare à la suite de l'une de ces irritations hépatiques ou gastro-hépatiques, qui sont occasionnées par un accès de colère, une vive frayeur, etc., il persiste, en général, plus ou moins longtemps après que tous les signes de l'affection simultanée du foie et du tube digestif ont disparu. Dans tous les autres cas, sa durée est le plus ordinairement subordonnée à celle de la maladie qui le détermine.

Quand les selles ont été pendant quelque temps peu foncées en couleur, et qu'il survient tout à coup une évacuation biliaire abondante par le vomissement ou par l'anus, il y a tout lieu de présumer que la cause immédiate de la maladie est détruite et que la jaunisse va se dissiper.

La jaunisse, n'étant qu'un symptôme, n'exige pas de traitement particulier. Cependant je crois que, quand elle survit à la cause qui l'a produite, on pourrait activer sa disparition par de légers purgatifs, les bouillons, les apozèmes amers et apéritifs, les sucs des plantes borraginées, chicoracées ; les tisanes de carotte, de chiendent, de cerfeuil, etc.

ALTÉRATIONS DE LA BILE.

J'ai dit au commencement de ce travail (p. 17) quelles sont les propriétés physiques et chimiques de la bile.

Je vais maintenant jeter un coup d'œil rapide sur les changemens morbides que ce fluide est susceptible d'éprouver par suite, soit de quelques maladies de l'appareil qui l'élabore, soit de certaines affections de la vésicule.

Portal assure que, lorsque ce viscère est ce qu'on appelle gras, et que les quatre cinquièmes de sa substance sont ainsi changés (1), la bile est claire, limpide, sans saveur, purement albumineuse, et n'a presque pas de sérum. Quand on la soumet à l'évaporation, elle se prend en masse et l'on n'y découvre que des atòmes de soude et de sels. M. Andral a eu occasion de rencontrer cet état de la bile, non seulement dans les dégénérations graisseuses du foie, mais dans quelques cas d'atrophie de cet organe portée à un haut degré, et dans quelques autres où le parenchyme hépatique était induré, ou présentait des cyrrhoses, des granulations rouges.

Nous avons vu que les Anglais pensent que l'asthénie hépatique amène la diminution de la sécrétion de la bile, ainsi que la perte plus ou moins grande de ses qualités stimulantes et de la matière qui la colore. Cette opinion qui est aussi la mienne, mérite d'être prise en sérieuse considération, car elle ouvre en quelque sorte la porte à une thérapeutique presque totalement négligée en France (les purgatifs) et qui pourtant pourrait être souvent d'une bien grande utilité.

Les altérations que la bile présente ne consistent pas toujours dans la diminution plus ou moins grande de sa matière colorante, de sa consistance, ou de sa quantité,

____

(1) *Maladies du foie,* page 83.

on la trouve quelquefois d'un jaune très prononcé et épaisse comme du blanc d'œuf ; d'autres fois, poisseuse et noire comme de l'encre ; il arrive souvent enfin que sa sécrétion est considérablement augmentée.

Mascagni parle d'un enfant mort d'une fièvre intermittente dont l'estomac et les intestins étaient remplis d'une bile qui donnait une teinte violette à l'instrument tranchant.

Bizio a retiré de la bile d'une personne morte à l'hôpital de Venise d'une maladie du foie accompagnée d'ictère une matière verte, qui, chauffée à l'air jusqu'à 50°, se volatilisait sous la forme d'une fumée rouge , et qu'il nomme à cause de cela *érythrogène*.

Les recherches auxquelles M. Hermann, chimiste de Moscou, s'est livré sur la bile des cholériques, lui ont démontré qu'elle est d'une densité de 1,043 , par conséquent plus grande que celle de la bile normale. Il en a extrait, au moyen de l'alcool et de l'éther, les mêmes principes que Tiedemann et Gmelin ont retiré de la bile normale. Mais , comme l'acétate de plomb lui a donné un précipité très abondant, et qu'il n'en a obtenu aucun par le sous-acétate , on pourrait en conclure que la bile des cholériques contient une plus grande quantité de résine que de bile saine. (Voyez, pour la composition de la bile normale, pag. 17).

Chez un individu atteint d'une fièvre bilieuse avec ulcération de la membrane muqueuse intestinale , et dont la bile fut analysée par M. Orfila , la matière résineuse était évidemment altérée , car elle avait une saveur excessivement amère et âcre. Il suffisait d'en mettre un atôme sur la lèvre pour faire naître des ampoules très douloureuses.

Deidier, l'un des médecins de Montpellier qui furent envoyés pour observer la peste de Marseille, trouva, chez tous les pestiférés, quels que fussent leur âge et leur sexe, la vésicule biliaire livide, noire ou attaquée par le charbon, toujours remplie d'une bile très verte ou noirâtre. Ce fluide versé sur une plaie faite exprès à différens chiens, les rendit d'abord tristes, assoupis, fort dégoûtés, puis ils moururent, au bout de trois ou quatre jours, avec tous les symptômes de la peste.

Un gros de la même bile, ayant été dissous dans deux onces d'eau de fontaine tiède, et injectée dans la veine jugulaire de quelques chiens, les fit périr en quatre heures. On rencontra à l'autopsie les caractères anatomiques de la peste.

La même quantité de bile injectée par la veine crurale, détermina, sur-le-champ, chez les mêmes animaux, un assoupissement d'une heure ; puis du dégoût, la perte de l'appétit. Le troisième jour, les symptômes de la peste se manifestèrent, et la mort ne tarda pas à avoir lieu.

Un chien qui suivait les chirurgiens lors des pansemens, et qui pendant trois mois avait impunément avalé les bubons putréfiés, léché le sang des pestiférés, mourut de la maladie par suite de l'injection qu'on lui fit dans l'artère crurale d'une drachme de bile dissoute dans deux onces d'eau.

Deux chiens auxquels on fit avaler de la bile de pestiféré en assez grande quantité, parurent tristes, dégoûtés, ils urinaient souvent, surtout dès qu'on les touchait; leur urine était trouble et les excrémens teints de la bile verte qu'ils avaient avalée, mais au bout de quelques jours, les accidens disparurent et tout rentra dans l'état normal.

Ces expériences, qui prouvent que ce n'est pas seulement de nos jours qu'il y a eu des médecins *canicides*, ne permettent pas de douter non plus que la bile ne subisse des changemens notables dans sa composition chez les individus atteints de la peste.

Vicq-d'Azyr, ayant été envoyé, en 1778, pour étudier une épizootie qui régnait dans plusieurs provinces, donna pour caractère le plus certain de la maladie et de sa contagion la propriété qu'avait la bile prise sur un animal infecté de la communiquer à un animal sain.

MM. Autenrieth et Zeller se sont assurés que le mercure administré en frictions se retrouve dans la bile des animaux tués par l'usage de ce métal, et même en quantité proportionnellement plus forte que dans leur sang.

M. Berllingeri s'est livré à des recherches qui le portent à penser que l'électricité du sang diminue avec l'âge, tandis que celle de la bile augmente.

MM. Emmert et Doering ont démontré, par des expériences faites sur des animaux, que l'injection d'une bile saine dans le péritoine ne produit pas toujours la mort. Ce liquide est absorbé par la membrane séreuse abdominale, et parfois avec une grande rapidité. C'est ce qui fait qu'il ne survient pas constamment alors une péritonite mortelle.

Enfin, Morgagni rapporte l'observation d'un homme qui était mort subitement, et chez qui la bile avait acquis une telle acrimonie, qu'il suffit d'en introduire une goutte avec la pointe d'un scalpel sous la peau de deux pigeons pour les faire périr en peu d'instans.

Les altérations de la bile dont il vient d'être question sont les seules qu'on ait observées jusqu'ici. Toutes, comme on voit, à l'exception de la dernière, se trouvent liées à une lésion de texture du foie. Quant à celle-ci, elle ne fut pas évidemment la cause de la mort chez le sujet dont parle Morgagni, et tout porte à croire que c'est aussi un état pathologique de l'appareil biliaire qui la détermine.

Le fluide qui nous occupe est-il susceptible de s'altérer spontanément? ou, en d'autres termes, y a-t-il des affections primitives de la bile? Cela peut être, mais nous ne possédons rien de certain à cet égard. Une chose que nous savons, par exemple, et que l'observation a mise hors de doute, c'est que la bile n'a pour ainsi dire pas de tendance à la putridité: il y a peu d'humeurs qui puissent soutenir aussi bien le contact de l'air sans se corrompre, et c'est probablement pour cette raison qu'elle modère ou qu'elle ralentit la putréfaction des substances qui y sont le plus disposées.

FIN

TABLE ANALYTIQUE

DES MATIÈRES.

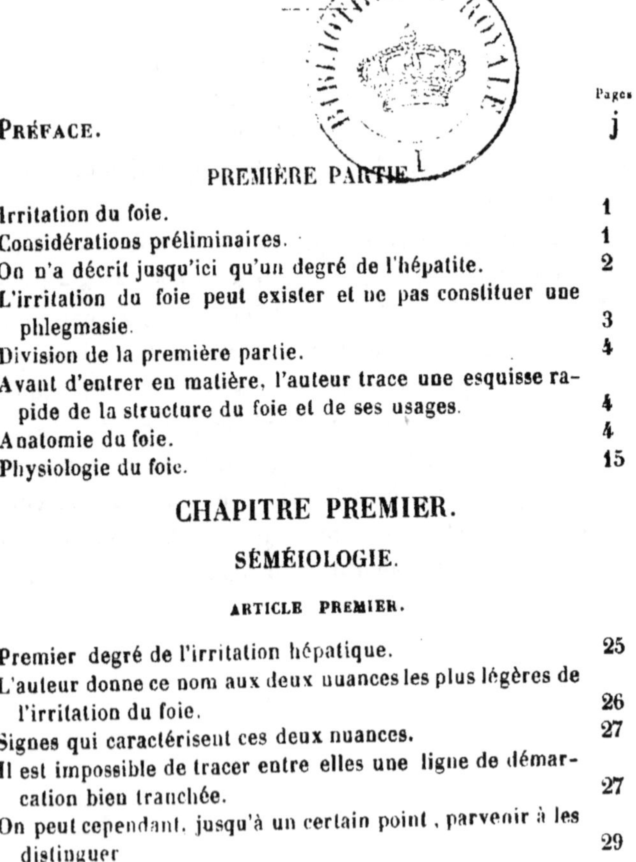

ARTICLE II.

ARTICLE III.

CHAPITRE II.

CARACTÈRES ANATOMIQUES.

CHAPITRE III.

ÉTIOLOGIE DE L'IRRITATION DU FOIE.

CHAPITRE IV.

CHAPITRE V.

MALADIES DU FOIE AUTRES QUE L'IRRITATION HÉPATIQUE.

FIN DE LA TABLE

AJASSON DE GANDSAGNE ET FOUCHÉ (*Professeurs de Physique*). MANUEL COMPLET DE PHYSIQUE ET DE MÉTÉOROLOGIE, 2ᵉ édit. revue et augmentée, ornée de pl. représentant près de 300 fig., 1835. 1 v. gr. in-18. 3 fr. 50 c.

Le but des auteurs, en publiant ce nouveau manuel de Physique et de Météorologie, a été de présenter dans un cadre assez peu étendu les points essentiels de cette science, qui tous les jours s'enrichit de nouvelles découvertes. Choisir les particularités réellement importantes, les disposer dans l'ordre le plus convenable, les exprimer dans le style le plus clair et le plus concis, voilà à quoi MM. Ajasson et Fouché se sont principalement appliqués; aussi l'accueil favorable qu'a reçu cet ouvrage, et le rapide succès de la première édition, font assez connaître le mérite de ce livre. Cette seconde édition a été mise entièrement au niveau de la science et enrichie d'un grand nombre de figures.

ANDRAL (*Professeur à la Faculté de Médecine de Paris*). COURS DE PATHOLOGIE INTERNE, Professé à la Faculté de Médecine de Paris, recueilli et rédigé par le docteur AMÉDÉE LATOUR, 1836, 3 v. in-8. 24 fr.

Le premier volume contient les maladies du tube digestif, de l'appareil circulatoire et de l'appareil respiratoire. Le deuxième est consacré aux maladies des appareils des sécrétions. Dans le troisième sont décrites les maladies des centres nerveux, des appareils des sens et des organes génitaux.

ARAGO (*Membre de l'Institut*). LEÇONS D'ASTRONOMIE, professées à l'Observatoire royal, recueillies par un de ses élèves, 1840, 1 v. in-18 avec pl. 2 fr. 50 c.

L'astronomie occupe, sans contredit, le premier rang parmi les sciences exactes; elle est le plus beau monument de l'esprit humain, le plus capable de faire comprendre jusqu'où le génie de l'homme peut s'élever. Aussi le goût du siècle pour les idées positives a-t-il passionné les esprits pour la culture de cette science, mais elle est hérissée, dans les livres, de difficultés qui en rendent l'accès impossible aux personnes peu versées dans les mathématiques. Il fallait donc, pour la mettre à la portée de toutes les intelligences, et satisfaire en même temps les esprits les plus rigoureux, lui donner une forme élémentaire, sans rien sacrifier du fond, la dégager des difficultés et des calculs, mais entrer dans tous les détails, aborder toutes les questions. Tel est le problème qu'a su admirablement résoudre le savant célèbre dont nous reproduisons les leçons.

AUBERT (*ex-médecin en chef de l'Hôpital des Troupes à Alexandrie*). DE LA PESTE OU TYPHUS D'ORIENT, documents et observations recueillis pendant les années 1834 à 1838, en Egypte, en Arabie, sur la Mer Rouge, en Abyssinie, à Smyrne et à Constantinople; suivis d'un essai sur le Hachisch et son emploi dans le traitement de la peste, 1840, 1 v. in-8. 5 fr. 50 c.

« La civilisation seule a détruit la peste en Europe, seule elle l'anéantira en Orient. »

Cet ouvrage, fruit de plusieurs années d'études et de recherches, est divisé en 4 parties.

1° De la peste en général sous le rapport de la contagion et de la non contagion, de son endémicité, de son incubation et des causes qui peuvent l'engendrer ou l'anéantir; précédé de la topographie d'Alexandrie, afin de mettre le lecteur au courant de ce qui se passe en Orient.

2° Clinique de la peste, formée d'observations faites au lit du malade et de recherches sur le cadavre; l'auteur, étant médecin en chef de l'Hôpital de Ras el-tin, ayant toute facilité pour faire ces études.

3° Observations pratiques sur le Hachisch et son emploi dans le traitement de la peste; suivi d'un formulaire des médicaments employés dans le traitement des pestiférés.

4° Observations météorologiques, et tableaux de la mortalité pendant les années 1834 à 1838.

BRICHETEAU (*Médecin de l'Hôpital Necker*). CLINIQUE MÉDICALE de l'Hôpital Necker, ou recherches et observations sur la nature, le traitement et les causes physiques des maladies; précédées de considérations sur l'art d'observer et de faire des observations en médecine. 1835, 1 v. in-8. 6 fr.

Ce volume traite de l'érysipèle, du rhumatisme aigu, des tubercules du cerveau, de la phthisie, de l'hypertrophie du cœur, de l'épanchement du sang dans la substance cérébrale, du ramollissement du cerveau, des hydropisies, de la péricardite, de l'anévrisme du cœur, des calculs biliaires, etc.

BOUILLAUD (*Professeur à la Faculté de Médecine de Paris*). ESSAI SUR LA PHILOSOPHIE MÉDICALE et sur les généralités de la clinique médicale, précédé d'un résumé philosophique des principaux progrès de la médecine, et suivi d'un parallèle des résultats de la formule des saignées coup sur coup avec ceux de l'ancienne méthode dans le traitement des phlegmasies aiguës, 1836; 1 v. in-8. 7 fr.

Dans cet ouvrage, l'un des plus remarquables de l'époque, l'auteur donne un résumé des progrès de la médecine depuis Hippocrate; il examine les écoles de Bichat, de Pinel, de Magendie, de Broussais et de Laennec; il donne ensuite la formule de sa nouvelle méthode, qu'il compare avec les résultats de l'ancienne.

BROC (*Professeur d'Anatomie et de Physiologie*). INTRODUCTION A L'ÉTUDE DE L'ANATOMIE, ou l'homme considéré en grand, sous le rapport des appareils et des fonctions. 1837; 1 v. in-8, avec un atlas de planches in-4. 12 fr.

Cet ouvrage facilitera considérablement à l'élève l'étude de l'Anatomie, en lui donnant une idée générale des grandes dispositions de l'organisation de l'homme, considéré sous le rapport des agents et des phénomènes. L'auteur termine par des considérations physiologiques et philosophiques sur l'entendement, sur les sens, les idées, les affections, les penchants, etc.

BROC (*Professeur d'Anatomie et de Physiologie*). TRAITÉ COMPLET D'ANATOMIE DESCRIPTIVE ET RAISONNÉE. 1837; 2 v. in-8, de 800 p. chacun, Prix : 16 fr.

Le premier volume est consacré à l'exposition en grand des organes, ainsi qu'aux considérations générales relatives aux divers tissus; le deuxième comprend la description des organes considérés jusque dans leurs derniers détails.

La science, ainsi présentée, rend l'étude de l'anatomie extrêmement facile, en ce que l'esprit, successivement fortifié par l'exercice, passe graduellement des dispositions les plus simples à celles qui offrent le plus haut degré de complication. Cet ouvrage est, sans contredit, regardé aujourd'hui comme le plus élémentaire et en même temps le plus complet qui existe sur la matière.

BROC (*Professeur d'Anatomie et de Physiologie*). ESSAI SUR LES RACES HUMAINES considérées sous les rapports anatomique et philosophique. 1836; 1 v. in-8. avec pl.   3 fr. 5o c.

M. Broc trace les caractères physiques, intellectuels et moraux de l'homme ; il recherche l'origine des races, les modifications qu'elles peuvent éprouver placées dans de nouveaux climats, et les causes susceptibles d'altérer leur origine ; il termine son ouvrage par l'influence que peuvent exercer sur elles l'état sauvage, le gouvernement, la religion et l'éducation.

CORDIER (*Docteur en médecine, membre de plusieurs sociétés savantes*). HISTOIRE ET DESCRIPTION DES CHAMPIGNONS alimentaires et vénéneux qui croissent sur le sol de la France ; contenant : La description des caractères particuliers de chacune de ces plantes ; des généralités sur leur emploi dans les arts, sur la préparation culinaire des espèces alimentaires, sur les moyens de distinguer ces espèces des espèces vénéneuses, sur les moyens de remédier aux accidents que produisent ces dernières, etc.; nouvelle édit. avec 11 pl. col. 1836 ; 1 v. in-18.   4 fr. 5o c.

En France, où le nombre d'espèces de champignons est assez considérable et où il se fait une assez grande consommation de cette plante, il était utile et presque indispensable, pour éviter des méprises toujours redoutables d'avoir un guide, un manuel qui servît à distinguer les espèces vénéneuses des espèces alimentaires, et qui indiquât les moyens de remédier aux accidents produits par les champignons délétères.
Tel est le livre qu'a fait M. le docteur Cordier, et qui a reçu dès sa publication l'accueil le plus encourageant.

COSTE (*Aide naturaliste au jardin du Roi*), et **DELPECH** (*Professeur à la faculté de Médecine de Montpellier*). RECHERCHES SUR LA GÉNÉRATION DES MAMMIFÈRES, suivies de recherches sur la formation des Embryons. Mémoire qui a obtenu une médaille d'or à l'Institut de France. 1834; un v. gr. in-4. avec pl. Prix :   20 fr.

Cet ouvrage, fruit de nombreuses expériences, est entièrement composé de recherches neuves propres à éclairer de nouvaux points de Physiologie. Il est remarquable aussi par la beauté de l'exécution.

COTTEREAU (*Professeur agrégé de la Faculté de Médecine de Paris, etc.*) FORMULAIRE GÉNÉRAL, OU GUIDE PRATIQUE DU MÉDECIN, DU CHIRURGIEN ET DU PHARMACIEN, contenant :
1° Mémorial thérapeutique médico-chirurgical ; 2° Classification méthodiqu des agents thérapeutiques d'après leur mode d'action ; 3° Notions posologiques; 4° formes et modes d'administration des médicaments ; 5° Art de formuler ; 6° Formulaire raisonné, ou choix de formules empruntées à la pratique des médecins et chirurgiens français et étrangers, avec les poids métriques en regard des poids anciens. 1840, 1 v. gr. in-32, de près de 5oo pages.   2 fr. 5o c.

COTTEREAU (*Professeur agrégé de la Faculté de Médecine de Paris, etc.*) TRAITÉ ÉLÉMENTAIRE DE PHARMACOLOGIE, contenant :
La description sommaire des substances médicamenteuses simples ; la préparation des médicamens officinaux et magistraux français et étrangers ; l'appréciation des propriétés physiologiques des médicaments, leurs modes d'administration et l'art de formuler, avec les formules en poids métriques en regard des poids anciens. Cours professé à la faculté de médecine de Paris. 1839, 1 fort vol. in-8.   9 fr.

Le Traité élémentaire de Pharmacologie de M. Cottereau est l'exposé des leçons faites par ce médecin, soit dans ses cours particuliers depuis longues années, soit à la Faculté de Médecine de Paris, en remplacement de M. le Professeur Deyeux, depuis 1830 jusqu'en 1836.
Cet ouvrage est divisé suivant le mode adopté par le plus grand nombre des pharmacologues de notre époque, en trois livres, consacrés : le premier, à la *Pharmacomathie*, ou matière médicale ; le deuxième, à la *Pharmactechnie*, ou art de préparer les médicaments; la troisième, à la *Pharmacodynamie*, ou appréciation des propriétés des unes et des autres.
L'ouvrage de M. Cottereau est le seul complet que possède la science ; la clarté de la méthode le rend précieux surtout à ceux qui commencent l'étude de la Pharmacologie, et il serait à souhaiter que tous les médecins et les pharmaciens le connussent bien; ils pourraient se dispenser d'une multitude de livres qui encombrent leur bibliothèque, ou qui surchargent inutilement leur mémoire.
    (*Compte rendu fait par M. Trousseau, dans le journ. des Conn. Méd. chirurg.*)

DEBOUT (*Docteur en Médecine de la Faculté de Paris*). RECUEIL DE PLANCHES pour faciliter l'étude de la pratique des accouchements, accompagnées d'un texte explicatif. 1 v. in-folio, gr. format, cart.   20 fr.

Ce volume renferme 27 planches anatomiques relatives à la théorie et à la pratique des accouchements; par l'exactitude et la dimension des dessins, elles sont d'une utilité réelle pour l'étude des accouchements ; le modicité de son prix et surtout son utilité doivent rendre cet ouvrage d'un usage général.

DE LARROQUE (*Médecin de l'Hôpital Necker.*) MÉMOIRE SUR LA FIÈVRE TYPHOÏDE, sur les diverses formes qu'elle peut présenter et sur le traitement qui lui est applicable, mémoire honoré d'une médaille d'or par la Société médicale de Toulouse. 1839, 1 v. in-8.   3 fr. 5o c.

Le mémoire de M. de Larroque a été couronné par la Société médicale de Toulouse; il est l'exposé du traitement par les purgatifs appliqué à la fièvre typhoïde. Ce travail est une œuvre de conviction profonde et à ce titre, il est recommandé à l'attention de tous les praticiens.

D'HUC (*Docteur en médecine, membre de plusieurs Sociétés scientifiques*). LE MÉDECIN DES ENFANS, guide pratique, contenant la description des maladies de l'enfance depuis la naissance jusqu'a la puberté, avec le traitement qui leur est applicable, suivi d'un Formulaire pratique. 1834, 1 v. gr. in-18.   5 fr. 5o c.

Les médecins praticiens sauront gré à M. le docteur D'Huc d'avoir su renfermer dans un volume portatif, la description et le traitement de toutes les maladies propres aux enfants; ils seront surtout flattés d'y trouver ce qu'on chercherait vainement dans les autres traités de ce genre, un Formulaire pratique enrichi de notes très utiles, et qu'on consultera toujours avec fruit.

D'HUC (*Docteur en Médecine, membre de plusieurs Sociétés scientifiques*). LE MÉDECIN DES FEMMES, manuel pratique, contenant la description des maladies propres aux femmes, et le traitement qui leur est applicable; suivi de l'hygiène des femmes, ou conseil sur leur santé aux diverses époques de la vie. 1841, 1 v. gr. in-18.   5 fr.

Le succès qu'a obtenu le Médecin des enfants a engagé le même auteur à publier un manuel pratique sur les maladies des femmes, qui présentât un Résumé complet de tout ce qui a été écrit sur cette matière. Fruit de longues observations, cet ouvrage contient une multitude de faits groupés avec concision et présentés avec clarté.

GAUTHERIN (*Docteur en Médecine de la Faculté de Paris*). L'ART DE FORMULER, ou tableaux synoptiques des doses des médicamens et des formes pharmaceutiques sous lesquelles ils doivent être administrés; 2ᵉ édition, augmentée d'un Formulaire pratique, contenant les formules le plus généralement employées dans les hôpitaux de Paris. 1838, 1 v. in-18.   3 fr.

Le jeune praticien est souvent arrêté par la difficulté de rédiger une formule d'une manière conforme aux règles de l'art; lui frayer une route facile à suivre, tel est le but qu'on s'est proposé d'atteindre en publiant ce travail, qui a été divisé en cinq parties; 1° Généralités sur les médicaments et sur les différentes formes pharmaceutiques; règles sur l'art de formuler, 2° Tableaux synoptiques des doses auxquelles sont administrées les substances pharmaceutiques. 3° Formules consacrées, c'est-à-dire, celles des principales préparations officinales etc. 4° Vocabulaire destiné à faire connaître certaines particularités intéressantes sur les agents thérapeutiques mentionnés dans les tableaux synoptiques, 5° Recueil de formules choisies parmi celles qui sont le plus souvent mises en usage dans les principaux hôpitaux de Paris.

GAY-LUSSAC (*Membre de l'Institut*). COURS DE CHIMIE, professé à la faculté des sciences, comprenant l'histoire des sels, la chimie végétale et animale. 1833, 2 v. in-8.   15 fr.

La chimie est devenue de nos jours une science si importante, on peut même dire si indispensable pour la plupart des professions, que les efforts faits pour en propager la connaissance ne pouvaient rester sans succès; aussi le cours d'un professeur aussi illustre que M. Gay-Lussac, en a-t-il obtenu un bien mérité. Cet ouvrage est traité avec une étendue et une perfection qui ne laissent rien à désirer. Toutes les découvertes faites récemment par les savants étrangers y sont surtout détaillées avec le plus grand soin, et l'on possède ainsi un tableau complet des parties les plus importantes de la Chimie en Europe.

GEOFFROY SAINT-HILAIRE (*Membre de l'Institut*). HISTOIRE NATU-RELLE DES MAMMIFÈRES, comprenant quelques vues préliminaires de philo-sophie naturelle et l'histoire des singes, des makis, des chauves-souris et de la taupe. 1834, 1 v. in-8, avec pl.   8 fr.

Aucun cours de sciences n'est susceptible de présenter plus d'intérêt que celui que fait au jardin du Roi M. Geoffroy Saint-Hilaire. La nature du sujet, si propre à intéresser même les moins doctes, la manière vraiment neuve dont il est traité, nous paraissent devoir assurer le succès des leçons de l'histoire des mammifères. En prenant connaissance des vues d'un des premiers zoologistes de l'Europe, on pourra se faire une idée des progrès qu'a faits la science depuis Buffon.

GUIBERT (*Docteur en Médecine de la Faculté de Paris*). ESSAI SUR LES ÉMISIONS SANGUINES ET LES ÉVACUANTS, précédé de quelques considé-rations générales sur la vie, la santé et la maladie. 1840, 1 v. in 8.   3 fr. 5o c.

Ce travail, qui a été parfaitement accueilli, est divisé comme il suit :
Première partie, de la vie et des forces vitales, de la santé et de la maladie.
Deuxième partie, de la composition du sang. Utilité et danger des émissions sanguines; altérations des humeurs; utilité et danger des évacuans; association de la saignée et de la purgation. Conclusion.

JULIA DE FONTENELLE (*Chimiste, membre de plusieurs Sociétés scientifiques*). RECHERCHES MÉDICO-LÉGALES sur l'incertitude des signes de la mort, les dangers des inhumations précipitées, les moyens de constater les décès et de rappeler à la vie ceux qui sont en état de mort apparente 1834, 1 v. 8.   5 fr.

Après avoir exposé les moyens les plus efficaces de rappel à la vie, et avoir signalé tous les vices de notre légis-lation sur les décès et les inhumations, l'auteur retrace un exposé du plus haut intérêt des nombreuses améliorations que réclame cette branche si importante de l'économie politique. Cet ouvrage se distingue aussi par la richesse des faits, la solidité du raisonnement et le noble but qui a dirigé l'auteur.

LAUGIER (*Professeur de chimie à l'école de Pharmacie et au jardin du Roi.*) COURS DE CHIMIE GÉNÉRALE. 1833; 3 v. in-8, avec atlas de planches et une table générale.   18 fr.

Cet ouvrage forme un traité élémentaire de Chimie des plus complet, utile aux élèves qui fréquentent les écoles de médecine et de Pharmacie, et à toutes les personnes qui, par leur profession, doivent avoir quelques notions de la Chimie.
On y trouve la description des substances connues depuis peu de temps. Cette description est faite avec toute la clarté et l'exactitude désirables, ce qui a fait adopter ce cours comme ouvrage classique.

MAISONABE (*Docteur médecin, fondateur et directeur d'un établissement ortho-pédique*). ORTHOPÉDIE. Clinique sur les difformités dans l'espèce humaine accompagnée de mémoires et dissertations sur le même sujet, par plusieurs médecins français et étrangers. 1834; 2 v. in-8, cartonnés, avec un très grand nombre de planches. 14 fr.

Tout ce que l'art de guérir possède de notabilités en France comme à l'étranger, connaît les succès obtenus par M. Maisonabe. On ne pourra donc que lui savoir gré d'avoir colligé ses travaux littéraires sur l'Orthopédie, en y joignant ceux de plusieurs médecins de France et de l'étranger qui ont traité le même sujet.

MELLET (*Docteur en chirurgie, directeur d'un Établissement orthopédique*). MANUEL PRATIQUE D'ORTHOPÉDIE, ou traité élémentaire sur les moyens de prévenir et de guérir toutes les difformités du corps humain. 1835; gr. in-18 avec un atlas de planches. Prix : 6 fr. 50 c.

Après avoir traité des difformités en général, M. Mellet s'occupe des difformités en particulier, qu'il divise en 4 parties : 1° difformités de la tête ; 2° difformités du tronc ; 3° difformités des membres supérieurs; 4° difformités des membres inférieurs. L'auteur a su réunir en un seul volume tout ce qu'il est indispensable de connaître sur cette branche si importante de l'art de guérir. Directeur, depuis très long temps, d'un établissement orthopédique, il a été à même d'apprécier la supériorité des moyens mécaniques employés jusqu'à ce jour, et ce n'est qu'appuyé d'un grand nombre d'observations qu'il affirme un fait. Les nombreuses planches dont il a accompagné son livre, et surtout l'exactitude de leur exécution, en font un ouvrage précieux.

PARCHAPPE (*Médecin en chef de l'asile des aliénés de la Seine Inférieure*). RECHERCHES SUR L'ENCÉPHALE, sa structure, ses fonctions, et ses maladies. *Premier mémoire*, Du volume de la tête et de l'encéphale chez l'homme, 1 v. in-8, avec 12 tableaux. 1836. Prix : 3 fr. 50 c. *Deuxième mémoire*, Des altérations de l'encéphale dans l'aliénation mentale. 1 v. in 8. 1838. Prix : 3 fr. 50 c.

Les mémoires de M. Parchappe se recommandent surtout par la scrupuleuse exactitude des descriptions, par la précision du style et par l'excellente logique qui a présidé à tous les raisonnements ; ils conviendront, on en a l'intime conviction, à tous ceux qui aiment les travaux connus et exécutés du point de vue de l'observation.

PIGEAUX (*Docteur en médecine de la faculté de Paris*). TRAITÉ PRATIQUE DES MALADIES DU COEUR, contenant des recherches historiques, anatomiques et physiologiques spéciales sur cet organe. 1839, v. in-8. 7 fr.

Depuis de longues années, l'auteur de l'ouvrage annoncé ci-dessus, s'est livré d'une manière exclusive à l'étude des maladies du cœur. Après avoir fait connaître l'anatomie et la physiologie de cet organe, il passe à l'étude de la pathologie générale, et sous ce titre il expose tout ce qui est relatif à l'anatomie pathologique, à l'étiologie, à la symptomatologie, à la marche, la durée, à l'influence locale et générale, à la terminaison, au pronostic, à la nature et à la thérapeutique des maladies du cœur, considérées en général, etc., etc; Fruit de recherches consciencieuses et des méditations profondes, l'ouvrage de M. Pigeaux réunit tous les éléments de succès, et on ne doute pas que l'accueil des praticiens ne vienne ratifier le jugement qui a été porté sur cette utile publication.

PINEL (S.) (*Médecin des aliénés de la Salpétrière.*) PHYSIOLOGIE DE L'HOMME ALIÉNÉ, appliquée à l'analyse de l'homme social. 1833. 1 v. in-8. 6 fr.

L'auteur s'est attaché à décrire les désordres de l'intelligence chez les aliénés, puis les maladies physiques de leurs cerveaux, les altérations trouvées sur leurs cadavres, pour arriver ensuite à l'analyse des fonctions humaines, de leurs nécessités morales, de leurs conséquences religieuses et politiques.
L'ouvrage de M. Pinel est écrit avec esprit et clarté ; il convient au médecin et au philosophe.

RÉPERTOIRE DE CLINIQUE MÉDICO-CHIRURGICALE, ou résumé de tout ce que les journaux de médecine et de pharmacie français et étrangers renferment de neuf et d'intéressant, pour les médecins, sous le rapport pratique. Rédigé par MM. les docteurs CARRON DuVILLARDS et COTTEREAU. 1833 à 1840; 6 v. in-8. Prix : 36 fr. — chaque volume séparé. 7 fr.

Les matières contenues dans chaque volume du *Répertoire de clinique* sont : 1° *Clinique interne ou médicale*, 2° *Clinique externe ou chirurgicale*, 3° *Thérapeutique générale ou pharmacologie*, 4° *Hygiène, toxicologie et médecine légale.*

RIBES (*Professeur à la faculté de Médecine de Montpellier*). DE L'ANATOMIE PATHOLOGIQUE considérée dans ses vrais rapports avec la science des maladies. 1834, 2 vol. in-8. 13 fr.

Les idées qui constituent le fond du livre du professeur Ribes sont neuves; elles sont la première tentative de fusion entre l'école de Bichat et l'école de Barthez, au moyen d'un *principe nouveau*, principe énoncé nettement par l'auteur. Il en fait clairement l'application, et se sert d'un langage propre à la conciliation qu'il poursuit et qu'il effectue. Cet ouvrage a un caractère original et une physionomie nouvelle. La doctrine proposée par l'auteur est celle de la vie universelle.

SERRE (*Professeur à la Faculté de Médecine de Montpellier*). TRAITÉ PRATIQUE de la réunion immédiate, et de son influence sur les progrès récents de la chirurgie dans toutes les opérations; ouvrage dans lequel on compare les principes suivis dans les diverses écoles et les résultats obtenus dans les grands hôpitaux de France, 1837, 1 vol. in-8, avec pl. 8 fr.

Un travail du genre de celui que M. le professeur Serre a livré au public ne pouvait reposer que sur des faits, aussi s'est-il livré de bonne heure à l'observation, en consacrant beaucoup de temps à cette étude.
Cet ouvrage est divisé en 8 chapitres, il ne faut que les indiquer pour faire connaître leur importance : 1° Recherches historiques. — 2° Considérations générales. — 3° Conditions nécessaires au succès de la réunion. — 4° Réponse aux objections contre la réunion immédiate.—5° Des avantages de la réunion immédiate.—6° De la réunion immédiate appliquée au traitement des plaies.—7° De la réunion immédiate appliquée aux grandes opérations. — 8° De la réunion immédiate appliquée aux opérations insolites.

SZERLECKI (*Docteur en médecine et en chirurgie*). DICTIONNAIRE ABRÉGÉ DE THÉRAPEUTIQUE, contenant les moyens curatifs employés dans toutes les maladies, par les praticiens les plus distingués de la France et de l'étranger. 1838, 2 vol. in-8. 14 fr.

Ce dictionnaire contient tout ce qu'on a publié depuis la seconde moitié du siècle passé jusqu'à nos jours, non seulement dans les journaux de médecine des différentes parties du globe, dans les traités de thérapeutique et de matière médicale, mais aussi dans une foule d'excellentes monographies et d'autres ouvrages classiques de médecine que le praticien n'a pas entre les mains, et qu'il ne pourrait, par conséquent, jamais consulter. Les maladies sont rangées d'après l'ordre alphabétique, et les traitements de chacune de ces maladies sont indiqués aussi par ordre alphabétique des auteurs qui les ont le plus spécialement étudiées.

VIREY (*De l'Académie royale de Médecine et du conseil supérieur de santé, etc.*). TRAITÉ COMPLET DE PHARMACIE THÉORIQUE ET PRATIQUE, contenant les éléments, l'analyse et les formules de tous les médicaments, leurs préparations chimiques et pharmaceutiques, avec l'explication des phénomènes, les propriétés, les doses, les usages, les détails relatifs aux arts qui se rapportent à la pharmacie.
Nouvelle édition, avec les formules en poids métriques en regard des poids anciens, 1840, 2 vol in-8, figures. 12 fr.

La position de l'auteur, et ses nombreuses relations pharmaceutiques, l'ont mis à même d'élever cette nouvelle édition à la hauteur des connaissances les plus modernes ; il s'est surtout efforcé d'atteindre ce perfectionnement graduel, mieux que dans tout autre traité du même genre, par les fruits de l'expérience, et de précieux renseignements qu'il a recueillis avec des soins judicieux, comme pharmacien et comme médecin; cet ouvrage est sans contredit le seul complet en ce genre. On y trouve aussi l'histoire de la pharmacie, car l'auteur décrit avec exactitude les anciennes et les nouvelles préparations; il sera facile de suivre ainsi les progrès de la pharmacie, et ce livre peut être regardé, à juste titre, comme le bréviaire du pharmacien.

AMONDIEU. La Minéralogie enseignée en 24 leçons, contenant la classification des minéraux d'après leurs propriétés chimiques et physiques, leur manière d'être dans la nature, l'état et la constitution du globe terrestre et l'opinion des savants sur les révolutions qui ont ravagé sa surface, enfin l'usage des minéraux dans l'agriculture et dans les arts. 1826, 1 vol. in-12, avec planches. 3 fr. 50

ANDRAL. Rapport sur le traitement de la fièvre typhoïde par les purgatifs, lu à l'Académie royale de médecine. 1837, gr. in-8. 1 fr. 50

ANDRY. Recherches sur la rage; nouvelle édition. 1780, in-12, rel. 3 fr.

AUDIBERT. Description du forceps indicateur, ou l'instrument mousse, présentant sur ses branches, d'une manière claire et précise, un petit Manuel d'accouchement anormal, avec planches. 1833, in-8. 1 fr. 50

BATIGNE. Traité de médecine pratique basé sur l'expérience et sur l'observation; 2e édit. 1835, 2 vol. in-8. 12 fr.

BAUDELOCQUE. Traité de la péritonite puerpérale, ouvrage couronné par la Société royale de médecine de Bordeaux. 1830, in-8. 6 fr. 50

— Mémoire sur le traitement de la maladie scrofuleuse, ou compte-rendu des moyens mis en usage et des résultats obtenus à l'hôpital des Enfants. 1833, in-8. 3 fr. 50

BAUDELOCQUE (neveu). Mémoire sur les moyens de diminuer la tête du fœtus dans les cas de forte déformation du bassin, et principalement sur le broiement, avec 2 gr. planches. 1834, in-8. 1 f. 50.

BAYLE. Traité des maladies du cerveau et de ses membranes (maladies mentales) 1826, in-8. 6 fr.

BÉDOR. Discours sur l'examen des esprits dans leur aptitude aux sciences. 1838, 1 vol. in-8. 1 f. 50

BEDOR. Précis des travaux du conseil de salubrité près l'administration municipale de Troyes. 1834, in-8. 1 fr.

BELL. Traité des plaies ou Considérations théoriques et pratiques sur ces maladies, trad. de l'anglais par le professeur Estor. 1825, in-8, avec planches. 6 fr.

BELLOC. Cours de médecine légale théorique et pratique ; 3e édit. 1819, in-8. 5 fr.

BENVENUTI. Essai sur la Lithotritie, mémoire présenté à l'Institut. 1833, in-8, avec planches. 1 fr. 50

BÉRARD. Doctrine médicale de l'école de Montpellier et comparaison de ses principes avec ceux des autres écoles d'Europe; nouv. édit. 1836, 1 vol. in-8. 6 fr.

BERGERON. Manuel pratique de vaccine, à l'usage des jeunes médecins, des chirurgiens, des officiers de santé et de toutes autres personnes chargées de cette opération. 1821, 1 vol. in-8, avec planches. Fig. noires. 3 fr. 50

— Coloriées. 5 fr.

BERMOND. Considérations pratiques sur les rétrécissements du canal de l'urètre, suivies d'un essai sur les tubercules d'après les travaux cliniques les plus récents de M. le professeur Lallemand. 1837, in-8. 3 fr.

BERNA. Magnétisme animal. Examen et réfutation du rapport fait par M. Dubois (d'Amiens). 1838, in-8. 2 fr.

BERTHE. Précis historique de la maladie qui a régné dans l'Andalousie en 1800, contenant un aperçu du voyage et des opérations de la commission médicale envoyée en Espagne par le gouvernement français, etc. 1802, in-8. 6 fr.

BERTHELOT. Observations de médecine pratique sur le choléra-morbus de Paris en 1832 et 1833. 1835, in-8. 5 fr.

BERTON. Recherches sur l'hydrocéphale aiguë, sur une variété particulière de pneumonie et sur la dégénérescence tuberculeuse. 1834, 1 vol. in-8. 4 fr.

BERTON. Réflexions sur les névroses et la fièvre intermittente. 1838, in-8. 50 c.

BEULLAC. Manuel de physiologie, ou Description complète des fonctions que remplissent les diverses parties qui constituent le corps humain ; in-18. 2 fr. 50

BICHAT. Traité des membranes en général et de diverses membranes en particulier ; nouv. édit., revue et augmentée de notes par Magendie. 1827, in-8. 4 fr. 50

BIENVILLE. La Nymphomanie, ou Traité de la fureur utérine, etc. 1778, in-12. 2 fr.

BLAUD. Nouvelles recherches sur la laryngo-trachéite, connue sous le nom de croup. 1823, in-8. 6 fr.

BOMPARD. Considérations sur quelques maladies de l'encéphale et de ses dépendances, sur leur traitement, et notamment sur les dangers de l'emploi de la glace ; 2e édit. 1827, in-8. 2 fr. 25

BONNAFOX-DEMALET. Traité sur la nature et le traitement de la phthisie pulmonaire. 1804, in-8. 5 fr.

BONNEFOY. Tableau chimique contenant les corps inorganiques et organiques; feuille in-plano. 1832. 1 fr. 50

BONNET. (Aug.) Traité des fièvres intermittentes. 1835, in-8. 7 fr.

BONNET (C.) .Considérations sur les corps organisés, où l'on traite de leur origine, de leur développement, de leur reproduction, etc.; 3e édit. 1776, 2 vol. in-8. 6 fr.

BORDEU. Recherches anatomiques sur la position des glandes et sur leur action. An VIII, in-12. 2 fr. 50

BOTTU-DESMORTIERS. Examen comparatif de l'influence de chacun des deux nerfs de la face sur la production de la sensibilité et des mouvements de cette partie, pour servir à l'histoire des paralysies locales. 1834, in-8. 75 c.

BOUILLON-LAGRANGE. Manuel d'un cours de chimie; 5e édit. 1812, 3 vol. in-8, avec planches. 6 fr.

BOUSQUET. Lettre d'un médecin à un magistrat sur le choléra-morbus; Conseils aux gens du monde. 1831, in-8. 1 fr. 50

BRACHET. Recherches expérimentales sur les fonctions du système nerveux ganglionaire, et sur leur application à la pathologie ; ouvrage qui, en 1826, a obtenu à l'Institut la valeur du prix de physiologie fondé par le baron de Montyon. 1830, in-8. 7 fr.

— De l'emploi de l'opium dans les phlegmasies des membranes muqueuses, séreuses et fibreuses ; suivi d'un Mémoire sur les fièvres intermittentes ; ouvrage couronné par la Société médico-pratique de Paris. 1828, in-8. 6 fr.

— Traité pratique des convulsions dans l'enfance, 2e édit. 1837, 1 vol. in-8. 7 fr.

— Recherches sur la nature et le siége de l'hystérie et de l'hypochondrie, et sur l'analogie et les différences de ces deux maladies. 1832, in-8. 3 fr. 50

— Mémoire sur l'asthénie, ouvrage couronné par la Société royale de médecine de Bordeaux. 1829, in-8. 3 fr. 50

— Essai sur l'hydrocéphalite, ou hydropisie aiguë des ventricules du cerveau. 1818, in-8. 3 fr.

— Statistique de Givors, ou Recherches sur le nombre des naissances, des décès et des mariages, et sur leurs rapports entre eux et avec les saisons, etc.; ouvrage couronné par l'Académie royale des Sciences de Lyon. 1832, in-8. 2 fr. 50

— Les merveilles de l'homœopathie, ou millionisme, discours académique. 1832. 1 fr.

BRESCHET et EDWARDS. Mémoire sur le mode d'action des nerfs pneumogastriques dans la production des phénomènes de la digestion, lu à la Société philomatique. 1825, in-8. 1 fr.

BRESSY. Cours de miasmatique, traduit de la nature. 1835, in-8. 3 fr.

— Du Grandinisme, pour répondre à la question de l'Académie royale des Sciences, sur la fièvre continue, etc. 1835, in-8. 2 fr.

BRICHETEAU. De la compression, de son usage dans les hydropisies et particulièrement dans l'ascite. 1831, in-8. 1 fr.

— Discours sur Philippe Pinel, son école, et l'influence qu'elle a exercée en médecine. 1828, in-8. 1 fr.

BRICHETEAU. La vérité sur les progrès récents de l'orthopédie, ou l'Art de corriger les difformités du corps humain. 1826. in-8.   1 fr.

BROQUA. Mémoire sur un accouchement laborieux, qui n'a pu être terminé que par les instruments. 1824. in-8.   2 fr.

BULLETIN BIBLIOGRAPHIQUE des ouvrages publiés en France sur les sciences médicales, naturelles et physiques, pendant les années 1835 et 1836, in-8.   3 fr. 50

BUREAUD-RIOFREY. Éducation physique des jeunes filles, ou Hygiène de la femme avant le mariage. 1835, in-8, avec pl.   6 fr.

CAFFE. Observation d'empoisonnement par la teinture vineuse des bulbes de colchique. 835, in-8.   50 c.

— Résumé du compte-rendu de la clinique ophthalmologique de l'Hôtel-Dieu et de l'hôpital de la Pitié, présenté au conseil général de l'administration des hôpitaux. 1837. gr. in-8.   75 c.

CANQUOIN. Traitement du cancer, exposé complet de sa méthode, excluant toute opération par l'instrument tranchant; suivi des modifications qu'il a apportées dans le traitement ordinaire des ulcères de l'utérus, et d'un très grand nombre d'observations; 2ᵉ édit. 1838.   6 fr.

CAPURON. Nova medicinæ elementa, editio secunda. 1813, 1 vol. in-8.   6 fr.

— De l'Accouchement lorsque le bras de l'enfant se présente et sort le premier. — Dissertation où l'on discute les raisons pour et contre la mutilation de ce membre, et où l'on prouve qu'elle n'est jamais nécessaire, mais toujours contraire aux principes de l'art. 1828, in-8.   2 fr.

CARRON DU VILLARDS. Guide pratique pour l'étude et le traitement des maladies des yeux. 1838, 2 vol. in-8, avec planches.   16 fr.

— Recherches pratiques sur les causes qui font échouer l'opération de la cataracte selon les divers procédés. 1835, 1 vol. in-8, avec pl.   7 fr.

— Guide pratique pour l'exploration méthodique et symptomatologique de l'œil et de ses annexes. 1836, in-8.   1 fr.

— Lettre à M. le professeur Maunoir de Genève, sur un nouvel instrument destiné à agrandir ou à rectifier l'incision de la cornée dans l'opération de la cataracte par extraction. 1834, in-8, avec pl.   1 fr. 25

— Notices nécrologiques sur Scarpa et Paletta. 1833, in-8.   1 fr.

CAUCANAS. Le Conservateur de la santé, contenant des préceptes sur l'air, les vêtements, les aliments. 1831, in-8.   6 fr.

CELSI. De Medicina, libri VIII, nova editio. 1826, 1 vol. in-8.   3 fr. 50

CENSEUR MÉDICAL. Mémoires de pratique et de philosophie médicales, par MM. Bricheteau, Coste, Pinel (Scipion), Dupuy, Ledain, Laurent, Pinel Grandchamps, etc. 1834, in-8.   5 fr.

CENTAZZI. Traité sur la manière de placer les os avec promptitude dans leur position respective. 1833, in-8.   1 fr.

CHAUSSIER. Observations chirurgico-légales sur un point important de la jurisprudence criminelle. 1790, in-8.   1 fr. 50

— Considérations sur les soins à donner aux femmes grosses. 1827, in-8.   1 fr. 25

— Discours sur la doctrine d'Hippocrate, prononcé à l'ouverture du cours de M. Mercy. 1825, in-8.   50 c.

CHEREAU. Nouvelle nomenclature pharmaceutique, avec tableaux, synonymie ancienne et nouvelle, et vocabulaire abrégé pour l'intelligence de la méthode; suivis du rapport fait à l'Académie royale de médecine. 1825, in-8.   2 fr. 50

CHERVIN, LOUIS, TROUSSEAU ET BARRY. Documents recueillis par la commission médicale française, envoyée à Gibraltar pour observer la fièvre jaune qui a régné dans cette place. 1830, 2 vol. in-8, avec cartes.   12 fr.

CHEVALLIER. Notice historique sur les eaux minérales d'Uriage, près de Grenoble, département de l'Isère. 1836, in-8.   75 c.

CHEVALLIER ET MÈZE. Fastes de la pharmacie française; exposé des travaux scientifiques publiés depuis quarante ans par les pharmaciens français, avec l'indication des ouvrages dans lesquels ces travaux ont été consignés; suivi d'un Dictionnaire des résultats obtenus de l'analyse des substances végétales. 1830, in-8.   4 fr. 50

CHEVALLIER ET TREVET. Recherches analytiques sur les différentes falsifications qu'on fait subir au sel de cuisine (chlorure de sodium), et instructions sur les moyens de les découvrir et de s'en garantir. 1833, in-8.   1 fr. 25

CLOQUET (Jules). Traité de l'Acupuncture. 1826, in-8.   5 fr.

COMET. Instruction sur les maladies des enfants et les défauts de conformation qu'ils peuvent apporter en naissant, ainsi que sur les moyens de curation les plus simples et les plus en usage. 1818, in-8.   2 fr. 50

COSTER. Manuel de Médecine pratique, d'après les principes de la doctrine physiologique, suivi de tableaux synoptiques des empoisonnements. 1829, in-18.   3 fr. 50

— Dictionnaire de Santé, ou Vocabulaire de médecine pratique, contenant, par ordre alphabétique, un Traité des médicaments, les principaux éléments d'hygiène, la description des maladies, leurs causes et le traitement qu'il convient de leur appliquer, d'après les principes des doctrines médicales modernes. 1829, 2 vol. in-8   10 fr.

COTTEREAU. Des modifications que la connaissance des causes des maladies peut introduire dans leur traitement. 1839, in-8.   2 fr. 50

COUDRET. Recherches médico-physiologiques sur l'Électricité animale, suivies d'observations et considérations pratiques sur le procédé médical de la neutralisation électrique directe, notamment appliquée au traitement de l'ophthalmie, de l'érysipèle de la face, de la céphalalgie, de la migraine, des dérangements de la menstruation, des affections rhumatismales de quelques affections névropathiques, etc. 1837, 1 vol, in-8, avec pl.   7 fr.

DALMAS. Recherches historiques et médicales sur la fièvre jaune; nouv. édit. 1822, in-8.   4 fr.

DARDONVILLE. Mémoires sur les fièvres en opposition à la nouvelle doctrine. 1821, in-8.   2 fr. 50

DAVAT. Du traitement curatif des varices par l'oblitération des veines, à l'aide d'un point de suture temporaire. 1836, in 8.   2 fr.

DE BORET. Notice sur la médecine homœopatique, ou Exposé de la nouvelle doctrine médicale. 1837, in-8.   1 fr.

DE LARROQUE. Recherches sur les maladies abdominales qui simulent, provoquent ou entretiennent des maladies de poitrine. 1838, 1 vol. in-8.   6 fr.

DELMAS-DEBIA. Considérations nouvelles sur l'ophthalmologie, ou sur le traitement des maladies des yeux. 1837, 1 vol. in-8, fig. col.   3 fr. 50

DELPECH et TRINQUIER. Observations cliniques sur les difformités de la taille et des membres, leurs causes et leurs divers moyens de traitement. 1833, 1 vol. in-8, avec un Atlas in-4 de planches.   12 fr.

DEMANGEON. Du pouvoir de l'imagination sur le physique et le moral de l'homme. 1834, in-8.   7 fr.

— Génération de l'homme, ou de la production des sexes, de la fécondité, de la stérilité et de la durée des gestations, d'après l'observation des phénomènes des reproductions naturelles. 1834, 1 vol. in-8.   5 fr.

— Plombières, ses eaux et leur usage, avec des considérations sur leur antiquité, leur composition naturelle, les principes de leur activité curative, les indications qui doivent en faire modifier l'administration, et une nouvelle théorie sur la cause de la chaleur des eaux thermales. 1835, in-12.   3 fr. 50.

— Mémoires sur l'œdème squirrhode, avec des réflexions critiques sur l'état actuel de la médecine en France, et sur l'usage des eaux thermales de Plombières pour la guérison des maladies chroniques. 1830, in-8.   2 fr. 50

— Tableau analytique et critique de l'ouvrage du docteur Gall sur les nerfs, le cerveau et leurs fonctions automatiques et intellectuelles. 1822, in-8.   3 fr. 50

DEMUSSY. Histoire de quelques affections de la colonne vertébrale et du prolongement rachidien de l'encéphale. 1812. in-8.   2 fr. 50

DENEUX. Recherches pratiques sur les tumeurs sanguines de la vulve et du vagin. 1835, in-8.   3 fr. 50

— Mémoires sur les bouts de seins ou mamelons artificiels et les biberons, lu à l'Académie royale de médecine de Paris, dans les séances des 12 et 19 février 1833. 1833, in 8.   2 fr.

DESPINE (fils). Bulletin des eaux d'Aix en Savoie, contenant des observations curieuses de névropathie, accompagnée de paralysie générale, guérie par les eaux, l'électricité et le magnétisme. 1838, in 8.   2 fr. 50

D'HUC. Hygiène de l'Enfance, ou des moyens de conserver la santé des enfants. 1839, in-8.   3 fr.

DOUBOVITZKI. Reproduction fidèle des discussions qui ont eu lieu sur la lithotripsie et la taille à l'Académie royale de médecine, en 1835, à l'occasion d'un rapport de M. Velpeau sur ces deux opérations. 1835, 1 vol. in-8.   3 fr. 50

DROUOT. Nouveau Traité des Cataractes, causes, symptômes, complications et traitements des altérations du cristallin et de la capsule *sans opérations chirurgicales.* 1840, 1 vol. in-8, avec pl.   7 fr.

DUGÈS. Traité de Physiologie comparée de l'homme et des animaux. 1838, 3 vol. in-8, avec pl.   24 fr.

DUGÈS. Manuel d'Obstétrique, ou Traité de la science et de l'art des accouchements, contenant l'exposé des maladies de la femme et de l'enfant nouveau-né, suivi d'un précis sur la saignée et la vaccination. 3ᵉ édit. 1840, avec pl.　8 fr.

DUMAS. Doctrine générale des maladies chroniques pour servir de fondement à la connaissance théorique et pratique de ces maladies; 2ᵉ édit., avec des notes de L. Rouzet et F. Bérard. 1824, 2 vol. in-8.　14 fr.

— Consultations et Observations de médecine, publiées par L. Rouzet. 1824, in-8.　7 fr.

DUPAU. Notice historique sur le docteur Edward Jenner, inventeur de la vaccine. 1824, in-8, avec portrait de Jenner.　1 fr. 50

— Notice historique sur Frédéric Bérard, professeur à la Faculté de médecine de Montpellier. 1828, in-8.　1 fr.

DUPONT. Du Charlatanisme médical en France; considérations philanthropiques. 1838, in-8.　50 c.

DUPUY, Procès-verbaux authentiques de l'ouverture des corps des rois de France depuis Charles IX jusqu'à Louis XVIII. 1829, in-8.　1 fr. 50

DURINGE. De l'Homœopathie, nouveau système en médecine, ses avantages et ses dangers. 1834, in-8.　4 fr. 50

— Monographie nouvelle des affections rhumatismales récentes, invétérées, externes et internes, nouvelle édition. 1835, in-8.　3 fr. 50

— Monographie de la goutte et examen critique de ses diverses méthodes de traitement, nouvelle édition. 1835. In-8.　4 fr. 50

DUVIVIER. Recherches philosophiques sur la Médecine, considérée comme science et comme art, suivies d'une dissertation médico-pratique sur la miliaire et sur les maladies épidémiques en général. 1839, 1 vol. in-8.　4 fr. 50

ENTOMOLOGIE, ou l'Histoire naturelle des Insectes, enseignée en 15 leçons, contenant les principes élémentaires de cette science, l'histoire des mœurs et des métamorphoses des insectes, la méthode de classification de Geoffroy, et une méthode analytique à l'aide de laquelle on peut seul, et en quelques minutes, connaître le nom générique de tous les insectes connus. 1827, 1 vol. in-12, avec fig.　6 fr.

ESQUIROL. Traité de l'aliénation mentale, ou de la nature, des causes, des symptômes et du traitement de la folie, comprenant des observations sur les établissements d'aliénés, par Ellis; ouvrage traduit de l'anglais, avec des notes et une introduction historique et statistique, par Archambault, enrichi de notes par M. Esquirol. 1 fort vol. in-8, avec planches. 1840.　8 fr.

FABRE-TERRENEUVE. Essai sur la manière et les moyens d'exercer la médecine honorablement. 1836, in-8.　4 fr. 50

FAVRE. De la Sophistication des substances médicamenteuses et des moyens de la reconnaître. 1812, in-8.　4 fr. 50

FÉE. Promenade en Suisse, nouvelle édition, ornée de gravures anglaises. 1840, 1 vol. in-8, cartonné.　8 fr.

— Cours d'Histoire naturelle pharmaceutique, ou Histoire des substances usitées dans la thérapeutique, les arts et l'économie domestique; 2 gros vol. in-8.　14 fr.

— Examen de la théorie des rapports botanico-chimiques. 1833, in-4.　3 fr. 50

— De la reproduction des végétaux. 1833, in-4.　2 fr. 50

FLOURENS. Cours sur la génération, l'ovologie et l'embryologie, fait au Muséum d'histoire naturelle en 1836, recueilli et publié par Deschamps. 1836, in-4, avec pl. 6 fr.

FODÉRÉ. Essai médico-légal sur les diverses espèces de folie vraie, simulée et raisonnée, sur leurs causes et les moyens de les distinguer; sur leurs effets excusants et atténuants devant les tribunaux, et sur leur association avec les penchants au crime et plusieurs maladies physiques et morales. 1832, in-8.　5 fr.

— Essai théorique et pratique de pneumatologie humaine, ou Recherches sur la nature, les causes et le traitement des flatuosités et de diverses vésanies, telles que l'extase, le somnambulisme, la magi-manie, et autres qui ont pour phénomène principal l'insensibilité, et qui ne peuvent s'expliquer par les simples connaissances de l'organisme. 1829, in-8.　4 fr.

— Traité de Médecine légale et d'hygiène publique, ou de police de santé, à l'usage des gens de l'art, de ceux du barreau, des jurés et des administrateurs de la santé publique, civils, militaires et de marine. 1813, 2ᵉ édit., 6 vol. in-8.　25 fr.

— Recherches expérimentales sur les fièvres d'accès et sur les succédanés de quinquina. 1 c, in-8.　2 fr.

FOUCQUERON. Essai topographique et médical sur la régence d'Alger; Extrait du recueil des Mémoires de médecine et de chirurgie militaire, publié par ordre du ministre de la guerre. 1833, 1 vol. in-8.　3 fr.

FOURCAULT. Lois de l'organisme vivant, ou Application des lois physico-chimiques de la physiologie, précédées de recherches sur les causes physiques des phénomènes d'attraction et de répulsion, considérés dans les molécules et dans les masses de la matière. 2 vol. in-8.   12 fr.

FOURCROY. Tableaux synoptiques de chimie, 2e édit. 1806, in-fol.   3 fr.

FOVILLE. Influence des vêtements sur nos organes. — Déformation du crâne résultant de la méthode la plus générale de couvrir la tête des enfants. 1834, in-8, avec planches.   3 fr. 50

FOY. Histoire médicale du choléra-morbus de Paris, et des moyens thérapeutiques et hygiéniques sur cette épidémie, appuyés sur des observations recueillies à Paris, en Pologne et en Angleterre. 1832, 1 vol. in-8, avec pl.   3 fr. 50

— Du Choléra-Morbus de Pologne, ou Recherches anatomico-pathologiques, thérapeutiques et hygiéniques sur cette épidémie. 1832, in-8, avec pl.   3 fr. 50

— Manuel de Pharmacie théorique et pratique, contenant les formules officinales et magistrales les plus usitées, un abrégé sur l'art de formuler, un tableau synoptique des substances incompatibles. 1827, in-18, avec pl.   3 fr. 50

FRAISSE et **FRANÇOIS.** Répertoire complet et analyse des diverses méthodes de traitement appliquées au choléra-morbus en France et dans les pays étrangers, avec une description des symptômes, de la marche, etc. 1832, 1 vol. in-8.   3 fr. 50

FRANC. Observations sur les rétrécissements de l'urètre par cause traumatique, et sur leur traitement. 1840, in-12.   3 fr.

FRAPART. Lettres sur le Magnétisme et le Somnambulisme. 1839, in-8.   2 fr. 50

FROISSENT. L'Art d'élever les enfants ; Considérations sur l'éducation physique et morale, dédié aux pères et mères. 1833. 1 vol. in-8.   5 fr.

GAIRAL. Recherches sur la Surdité, considérée sous le rapport de ses causes et de son traitement, et nouvelle Méthode pour le cathétérisme de la trompe d'Eustache. 1836, in-8, avec pl.   1 fr. 75

— Méthode opératoire pour l'amputation partielle de la main dans les articulations carpo-métacarpiennes. 1835, in-8, avec pl.   fr. 25

GALÈS. Mémoires et Rapports sur les fumigations sulfureuses appliquées au traitement des maladies cutanées. 1824. in-8, avec figures.   5 fr.

GAVARD. Traité de Myologie, suivant la méthode de Desault ; 2e édition. 1802, in-8.   4 fr. 50

— Traité complet d'Ostéologie, rédigé d'après les leçons de Desault ; 3e édit. 1805, 2 vol. in-8.   10 fr.

GENDRON. Traité des maladies des yeux, et des moyens et opérations propres à leur guérison. 1770, 2 vol. in-12, rel.   5 fr.

GILIBERT. Abrégé du Système de la nature, de Linné, histoire des mammaires ou quadrupèdes et cétacés. 1805, in-8, avec pl.   6 fr.

GLASS. Principes de clinique, concernant les maladies fébriles, tracés sur la doctrine d'Hippocrate ; traduit de l'anglais par Clanet. 1831. 2 vol. in-8.   7 fr.

GOHIER. Mémoire sur un nouvel appareil pour le traitement des fractures du col du fémur. 1835, in-8, avec planches.   2 fr. 50

GOLFIN. De l'occasion, ou de l'opportunité en matière de thérapeutique. 1839, in-8.   2 fr. 50

GONDRET. Des effets de la dérivation, avec de nouvelles observations sur la cataracte, 3e édit. 1835, in-8.   2 fr. 50

— Nouvelles observations sur la cataracte, quatrième appendice aux observations sur les affections cérébro-sensoriales. 1835.   50 c.

— Nouvelles observations sur le traitement de la cataracte sans opération, et examen critique de l'ouvrage de M. le docteur Sichel, contenant l'ophthalmie, la cataracte et l'amaurose. 1837 et 1839, in-8.   1 fr.

GOYRAND. Mémoire sur la fracture par contre-coup de l'extrémité inférieure du radius. 1836, 1 vol. in-8, avec pl.   2 fr.

GRIMAUD DE CAUX et **MARTIN SAINT-ANGE.** Physiologie de l'espèce, histoire de la génération de l'homme, précédée de l'étude comparative de cette fonction dans les divisions principales du règne animal. 1837, 1 vol. in-4, avec pl.   32 fr.

GRICOLLE. Mémoire sur la Pneumonie. 1830, in-8.   2 fr. 50

GROGNIER. Précis d'un Cours de multiplication et de perfectionnement des principaux animaux domestiques, où l'on traite de leurs services et de leurs produits ; 3e édit. 1840, in-8.   10 fr.

GROSOURDY, Traité de Chimie considérée dans ses applications à la médecine tant théoriques que pratiques ; ouvrage spécialement destiné aux médecins et aux élèves en médecine. 1838-39, 2 vol. in-8, avec beaucoup de fig.   14 fr.

GUILBERT. Moyens opposés au choléra pestilentiel ; fautes qu'on doit éviter. 1832, in-8   2 fr. 50

GUILLIÉ. Essai sur l'instruction des aveugles, ou Exposé analytique des procédés employés pour les instruire. 1817, in-8, avec un grand nombre de planches.   10 fr.

— Nouvelles recherches sur la cataracte et la goutte sereine. 1818, in-8.   3 fr.

HALLÉ. Rapport sur les effets d'un remède proposé pour le traitement de la goutte. 1810, in-8.   2 fr. 50

HALMAGRAND. Relation du choléra-morbus épidémique de Londres, avec un plan. 1832, in-8.   3 fr. 50

HATIN (Félix.) Recherches expérimentales sur l'hémaleucose ou coagulation blanche du sang, vulgairement appelée couenne inflammatoire. 1840, in-8.   1 fr. 75

HENRY. Précis descriptif sur les instruments de chirurgie anciens et modernes. 1825, 1 vol. in-8, avec pl.   6 fr.

Avec l'ouvrage de M. Henry on donne les deux brochures suivantes : 1° Notice sur les instruments de chirurgie modifiés ou confectionnés par M. Charrière, présentée à l'exposition de l'industrie et à l'Institut; 2° Description de la scie à molette et du trépan, par MM. Thompson et Charrière, in-8, avec pl.

HILDENBRAND. Médecine pratique, traduit du latin, avec un discours sur l'histoire des cliniques et des notes, par Gauthier. 1828, 2 vol in-8.   8 fr.

HIPPOCRATIS. Aphorismi, coacæ, prænotiones; nova editio. 1811, in-32. 2 fr. 50

— De Morbis vulgaribus, etc.; editio nova, edente PARISET. 1811, in-32.   2 fr. 50

JAMET. Traité des dents, manière de diriger la deuxième dentition des enfants, conseils aux pères et mères de famille sur les soins qu'ils doivent apporter dans la manière d'élever leurs enfants. — Hygiène de la bouche et des dents en général. 1839, in-8.   2 fr. 50

JOURNAL HEBDOMADAIRE des progrès des sciences et institutions médicales, rédigé par MM. Bouillaud, Forget, Latour (Amédée) et Vidal (de Cassis), années 1834, 1835 et 1836. — Chaque année formant 4 vol. in-8. Prix de chaque.   20 fr.

JULIA DE FONTENELLE. Guide pour les recherches et observations microscopiques, contenant la description du microscope, la préparation des infusions végétales et des solutions salines, la manière d'obtenir et de préparer les animalcules et les objets divers, enfin les meilleurs documents propres à appliquer, avec succès, ce précieux instrument à l'étude des sciences et des arts, etc. 1836, in-8, avec pl.   1 fr. 75

— Recherches historiques, chimiques et médicales sur l'air marécageux, ouvrage couronné par l'Académie royale des sciences de Lyon. 1825, 1 vol. in-8.   2 fr. 50

KLEINIUS. Interpres clinicus sive de morborum indole; edente Haller. 1769, petit in-8.   2 fr. 50

KUHNHOLTZ. Cours d'histoire de la médecine et de bibliographie médicale. 1837, 1 vol. in-8.   6 fr.

LACHAISE. Précis physiologique sur les courbures de la colonne vertébrale, ou Exposé des moyens de prévenir et de corriger les difformités de la taille, particulièrement chez les jeunes filles, sans le secours des lits mécaniques à extension, orné de planches 1827, in-8.   3 fr. 50

LAFAYE. Principes de chirurgie, 11e édition, avec de nombreux changements, publiée par Ph. Mouton. 1811, in-8 de plus de 500 pages   3 fr. 50

LARREY. Considérations sur la fièvre jaune, 2e édition. 1822, in-8.   1 fr. 50

LASSIS. Réflexions relatives à la question des quarantaines élevée devant l'Académie royale des sciences, in-8.   50 c.

LATOUR. Essai sur le rhumatisme. 1803, in-8.   3 fr. 50

LEBLOND et RENDU. Botanique, ou Notions élémentaire et pratiques sur l'histoire naturelle des plantes. 1835, in-8.   3 fr. 50

LECONTE. Des secours à donner dans les différents cas d'empoisonnement, de piqûres et de morsures venimeuses, et dans les différentes espèces d'asphyxies. 1840, in-12.   2 fr. 50

LEFÉVRE. Recherches médicales sur la nature et le traitement de la maladie connue sous le nom d'asthme; mémoire couronné par la Société de médecine de Toulouse. 1835, in-8.   2 fr. 50

LEGALLOIS. Expériences physiologiques sur les animaux, tendant à faire connaître le temps durant lequel ils peuvent être sans danger privés de la respiration, soit à l'époque de l'accouchement, lorsqu'ils n'ont point encore respiré, soit à différents âges après leur naissance; imprimé sous les auspices de l'Académie royale des sciences de l'Institut de France. 1835, in-4.   5 fr.

LÉLUT. Inductions sur la valeur des altérations de l'encéphale dans le délire aigu et dans la folie. 1836, in-8.   3 fr.

LEMAOUT. Expériences chimico-microscopiques sur le miasme du choléra. 1833, in-8.   1 fr.

LESSON. Manuel d'histoire naturelle médicale et de pharmacographie, ou Tableau synoptique, méthodique et descriptif des produits que la médecine et les arts empruntent à l'histoire naturelle. 1823, 2 vol. in-18.   5 fr,

LEVACHER. Guide médical des Antilles et des régions intertropicales, à l'usage de tous les habitants de ces contrées, contenant des études spéciales sur les maladies des colonies en général, et en particulier sur celles qui sont propres à la race noire, avec le traitement qui convient à chacune de ces affections, et un Formulaire approprié à la médecine pratique de ces pays; 2e édition. 1840, 1 vol. in-8.   6 fr.

LINNÉE FRANÇAIS, ou Tableau du règne végétal d'après les principes et le texte de cet illustre naturaliste, contenant les classes, ordres, genres et espèces; les caractères naturels et essentiels des genres les phrases caractéristiques des espèces; la citation des meilleures figures; le climat et le lieu natal des plantes; l'époque de leur floraison; leurs propriétés et leurs usages dans les arts, dans l'économie rurale et la médecine; auquel on a joint l'éloge historique de Linnée, par Vicq-d'Azyr. 1809, 5 vol. in-8, avec fig.   24 fr.

LIPPI. Recherches sur le système lymphatico-chylifère et ses communications avec les systèmes artériels et veineux, traduit de l'italien par Julia de Fontenelle, ouvrage couronné par l'Académie royale des sciences de Paris. 1830, in-8.   1 fr. 50

LISFRANC. Quelques recherches sur l'histoire chirurgicale des anévrismes, en réponse à M. Dézeimeris, 1834, in-8.   1 fr. 25

LONDE. Gymnastique médicale, ou l'exercice appliqué aux organes de l'homme, d'après les lois de la physiologie, de l'hygiène et de la thérapeutique. 1821, in-8. 3 f. 50

LORDAT. De la perpétuité de la médecine, ou de l'identité des principes fondamentaux de cette science, depuis son établissement jusqu'à présent. (*Leçons de physiologie faites et la Faculté de médecine de Montpellier*). 1837, in-8, fig.   5 fr.

— Exposition de la doctrine médicale de Barthez, et Mémoires sur la vie de ce médecin. 1818, in-8.   5 fr. 50

LOUIS. Dictionnaire de Chirurgie, communiqué à l'Encyclopédie. 1789, 2 vol. in-8.   10 fr.

LUCAS. Tableau méthodique des espèces minérales, présentant la série complète de leurs caractères et la nomenclature de leurs variétés. 1808-1813, 2 vol. in-8, avec planch.   10 fr.

LUZARDI. Essai physiologique sur l'iris, la rétine et les nerfs de l'œil. 1831, in-8.   2 fr. 50

MAIGNE. Du toucher, considéré sous le rapport des accouchements. 1839, in-8. 3 fr.

MALLE. Histoire médico-légale de l'aliénation mentale. 1836, in-4.   4 fr. 50

— Mémoire sur les tumeurs ganglionaires de la région cervicale. 1836, in-8.   1 fr. 50

MARQ. De l'état actuel de l'enseignement médical en Belgique, et des moyens de l'améliorer. 1821, in-8.   1 fr. 50

MARIE DE SAINT-URSIN. Manuel populaire de santé, ou Instruction sommaire sur les maladies qui règnent le plus souvent, et les moyens les plus simples de les traiter; suivi de notions chirurgicales et pharmaceutiques. 1808, in-8.   4 fr. 50.

MARTINET. Du traitement de la sciatique et de quelques névralgies par l'huile de térébenthine; 2e édit. 1829, in-8.   2 fr. 50

MAURY. Traité complet de l'art du dentiste, d'après l'état actuel des connaissances; nouvelle édit, avec un atlas de 40 planches. 1833, in-8.   16 fr.

MAYOR. Mémoire sur l'hyponarthécie ou sur le traitement des fractures par la planchette, avec une nouvelle manière de la suspendre et d'y assujettir les membres, et la description d'un appareil particulier. 1833, in-8, avec planches.   2 fr. 50

MERAY. Recherches géologiques et philosophiques sur le refroidissement animal, improprement appelé choléra-morbus; sa cause essentielle, ses effets, son traitement. 1833. 1 vol. in-8.   2 fr. 50

MICHU. Doctrine médicale expliquée d'après les théories enseignées depuis Hippocrate jusqu'à M. Broussais. 1824, in-8.   4 fr. 50

MIGUET. Recherches chimiques et médicales sur la créosote, sa préparation, ses propriétés, son emploi. 1834, in-8.   2 fr. 50.

MOJON. Lois physiologiques, traduit de l'italien avec des additions et des notes, par le baron Michel. 1834, in-8.   5 fr.

— Conjectures sur la nature du miasme producteur du choléra asiatique, traduit de l'italien par Julia de Fontenelle. 1833, in-8.   2 fr.

MONDAT. De la stérilité de l'homme et de la femme, et des moyens d'y remédier. 5e édit., 1840, in-8, avec planches.   5 fr.

MONGELLAZ. Monographie des irritations intermittentes, ou Traité théorique et pratique des maladies périodiques, des fièvres larvées, locales ou topiques, des fièvres pernicieuses, des fièvres rémittentes et intermittentes bénignes des auteurs, et en général de tout ce qui offre de l'intermittence ou de la périodicité en pathologie; nouvelle édit., 1839, 2 vol. in-8.　　14 fr.

MOREAU (Joseph). Les facultés morales considérées sous le point de vue médical, de leur influence sur les maladies nerveuses, les affections organiques, etc. 1836, 1 vol. in-8.　　3 fr.

MOREL. Aperçu général sur l'inflammation. (*Médecine vétérinaire*). 1823, in-8.　　1 fr. 50

MOSCHIONIS. De mulierum passionibus liber. 1793, gr. et lat., in-8.　　5 fr.

MOUTON DE FONTENILLE. Traité élémentaire d'ornithologie, contenant : 1° les principes et les généralités de cette science ; 2° l'analyse du système de Linné sur les oiseaux ; 3° la synonymie de Buffon ; 4° les caractères des genres ; 5° la description et l'histoire des espèces européennes ; suivi de l'art d'empailler les oiseaux, avec planches. 1811, 3 vol. in-8.　　8 fr.

MULSANT. Lettres à Julie sur l'entomologie, suivies d'une description méthodique de la plus grande partie des insectes de la France ; ornées de planches. 1830. 2 vol. in-8.　　12 fr.

MUNARET. Du Médecin de campagne et de ses malades, mœurs et science. 2 vol. in-8.　　7 fr.

MURAT. Traité sur la nature et les propriétés des eaux minérales de *Cransac*, manuel à l'usage des personnes qui fréquentent ces eaux, 2e édit; 1834, in-18. 1 fr. 50

NEPPLE. Traité sur les fièvres rémittentes et intermittentes, leurs symptômes et leur traitement. 1835. in-8.　　4 fr.

NIEL. Recherches et observations sur les effets des préparations d'or, du docteur Chrestien, dans le traitement de plusieurs maladies, et notamment dans celui des maladies syphilitiques. 1821, in-8.　　6 fr.

PALAIS. Traité pratique sur la colique métallique, connue vulgairement sous le nom de *colique des peintres*. 1825, in-8.　　2 fr. 50

PARCHAPPE. Discours d'introduction sur un cours d'histoire de la médecine. 1833, in-8.　　1 fr. 25

PARENT-DUCHATELET. Essai sur les cloaques, ou égouts de la ville de Paris, envisagés sous le rapport de l'hygiène publique et de la topographie médicale de cette ville. 1824, 1 vol. in-8.　　4 fr. 50

PARENT et MARTINET. Recherches sur l'inflammation de l'arachnoïde cérébrale et spinale, ou Histoire théorique et pratique de l'arachnitis. 1821. 1 vol. in-8. 7 fr.

PARKES. Chimie des gens du monde; trad. de l'angl. sur la 9e édit., par Riffault. 1822, 2 vol in-8.　　10 fr.

PATRIX. Philosophie thérapeutique médico-chirurgicale, ou la physiologie, la pathologie, l'anatomie pathologique et la thérapeutique, éclairée, par les lois de l'anatomie transcendante. 1834, 1 vol. in-8, fig.　　5 fr.

— Traité sur le cancer de la matrice et sur les maladies des voies utérines, avec planches. 1820, 1 vol. in-8.　　6 fr.

— Traitement des affections cancéreuses de la matrice et des mamelles, et des maladies de la peau réputées cancéreuses. 1836, 1 vol. in-8.　　2 fr. 25

PELASSY DES FAYOLES. Nouvelle question de médecine légale : « L'introduction d'un placenta et de son cordon dans les parties génitales de la femme est-elle possible hors le temps de l'accouchement, et peut-elle, dans certains cas, faire supposer un accouchement réel? » 1838, in-8.　　1 fr. 50

PELLETAN. Dictionnaire de Chimie générale et médicale. 1824, 2 vol. in-8, avec planc.　　15 fr.

PÉRIER et COUDOUGNÉS. Note sur la présence d'un fluide aériforme découvert dans le système vasculaire des cholériques. 1835, in-8.　　50 c.

PETIT. Essai sur la médecine du cœur; 2e édit. 1828, - vol. in-8.　　3 fr. 50

PEYRE. Considérations et Règlement concernant la santé publique et l'exercice de la médecine. 1833, in-8.　　60 c.

PEYRILHE. Tableau méthodique d'un cours d'histoire naturelle médicale. 1804, 2 vol. in-8.　　6 fr.

PHARAMOND. Description des causes et des effets de la maladie connue sous le nom de diabètes. 1829, in-8.　　4 fr. 50

PIGEAUX. Nouvel examen des principes sur lesquels reposent les diverses théories qui ont été émises sur les bruits du cœur ; in-8.　　1 fr.

PIRONDI. De la tumeur blanche du genou et de la manière de la guérir, spécialement par le muriate de baryte. 1836, 1 vol. in-8. 2 fr. 50

PHILIPPE (de Metz). De l'inflammation de la membrane muqueuse, des bronches, etc. 1835, in-8. 1 fr. 50

PISONIS. Selectorium observationum et conciliorum de prætervisis hactenus morbis affectibusque præter naturam, ab aqua seu serosa colluvie et diluvie ortis. 1768, in-4. 5 fr.

POLINIÈRE. Études cliniques sur les émissions sanguines artificielles. 1817, 2 vol. in-8. 10 fr.

PORTAL. Observations sur la nature et le traitement de la phthisie pulmonaire. 1809, 2 vol. in-8. 15 fr.

POUGENS. L'Art de conserver la santé, de vivre longtemps et heureusement, avec une traduction en vers français des vers latins de l'école de Salerne, 1825, in-8. 6 fr.
— Dictionnaire de Médecine pratique mise à la portée des gens du monde, ou moyens les plus simples, les plus modernes et les mieux éprouvés, de traiter toutes les infirmités humaines; 4e édition, augmentée d'un Traité complet sur le choléra asiatique. 1838, 4 vol. in-8. 28 fr.

POUJOL. Essai de thérapeutique basée sur la méthode analytique, suivi d'une Notice sur le choléra-morbus et ses méthodes curatives, et d'un coup d'œil sur l'emploi des antiphlogistiques. 1832, in-8. -6 fr.

PROST. Médecine éclairée par l'observation et l'ouverture des corps. 1804, 2 vol. in-8. 8 fr.

PUGNET. Mémoire sur les fièvres de mauvais caractère du Levant et des Antilles, etc., in-8, avec pl. 5 fr.

RECAMIER. Recherches sur le traitement du cancer par la compression méthodique simple ou combinée, et sur l'histoire générale de la même maladie; suivies de notes sur les forces et la dynamétrie vitales, et sur l'inflammation et l'état fébrile. 1835, 2 vol. in-8, avec pl. 10 fr.

REID (Thomas). Essai sur la nature et le traitement de la phthisie pulmonaire, avec un supplément sur l'usage et les effets de l'émétique fréquemment répété. 1792. 1 vol. in-8. 5 fr.

RICHARD (de Nancy). Essai sur l'éducation physique des enfants du premier âge, dédié aux jeunes mères. 1829, in-32. 3 fr.

RICORD. Recueil de Mémoires et Observations sur les maladies vénériennes. 1834, in-8. 2 fr. 50

RODERICA CASTRO. De universâ muliebrium morborum medicinâ. Hamburgi. 1672, in-4. 10 fr.

ROEMER. Delectus opusculorum ad omnem rem medicam spectantium. 1791, in-8. 5 fr.

ROSE DE L'ÉPINOY. Avis aux mères qui veulent allaiter. 1785, in-12, 50 c.

ROUCHER. Traité de Médecine clinique, etc., etc. An VI, 2 vol. in-8. 7 fr.

ROUZET. Recherches et Observations sur le cancer. 1818, 1 vol. in-8. 3 fr. 50

SALMADE. Précis d'observations pratiques sur les maladies de la lymphe, ou affections scrofuleuses et rachitiques, etc.; 2e édition, 1810, in-8. 3 fr. 50

SALNEUVE. Essai sur les eaux minérales de Châteauneuf, et leurs propriétés physiques, chimiques et médicales. 1834, in-8. 2 fr.

SANDERS. Essai sur la digitale pourprée, trad. de l'anglais, par Murat, avec des notes et des réflexions sur la matière médicale. 1812, in-8. 1 fr. 50

SARCONE. Histoire raisonnée des maladies observées à Naples pendant le cours entier de l'année 1764, traduite de l'italien par Bellay. 1804, 2 vol. in-8. 6 fr.

SARLANDIÈRE. Vade-Mecum, ou Guide du chirurgien militaire; 2e édition, in-18, avec planches. 2 fr. 50

SAUCEROTTE. Tableau synoptique des races humaines, montrant leur origine, leur distribution géographique, leurs caractères distinctifs, etc. 1836. Une feuille in-plano
Noir. 5 fr.
Colorié. 7 fr.

SELLE. Liber de curandis hominum morbis; 7e édit., revue par Sprengel. 1798, 1 vol. in-8, avec portrait. 9 fr.

SENAC. Traité des maladies du cœur; 2e édit. 1778, 2 vol in-12. 3 fr.

SENN. Recherches anatomico-pathologiques sur la méningite aiguë des enfants et ses principales complications (Hydrocéphale aiguë des auteurs). 1825, in-8. 3 fr.

SERRE. Recherches sur l'origine et les progrès futurs de la clinique, et sur la méthode à suivre dans l'enseignement de la partie chirurgicale de cette science. 1833, in-8. 3 fr. 50

SERRE (d'Alais). Mémoire sur l'inflammation de la peau, du tissu cellulaire, des veines et des vaisseaux; application d'un nouveau traitement spécial. Mémoire qui a obtenu une mention honorable à la Société de Médecine de Strasbourg. 1837. 1 vol. in-8.　　2 fr. 50

SESTIER. Jusqu'à quel point la percussion et l'auscultation ont-elles éclairé le diagnostic des maladies aiguës et chroniques du cœur? in-4.　　2 fr.

SICARD (Adrien). Des préparations d'argent et de leur utilité dans le traitement des maladies vénériennes. 1839, in-8.　　1 fr. 50

SICHEL. Mémoire et Observations sur la choroïdite. 1836, in-8.　　1 fr. 25

SPRENGEL. Institutiones medicæ. Médiol., 1817, 11 vol. in 8.　　40 fr.

— Amstelod. 1809 à 1816, 5 vol. in-8.　　30 fr.

STOLL. Médecine pratique et aphorismes sur la connaissance et la curation des fièvres; nouvelle édit., trad. par le professeur Mahon. 1809, 3 vol. in-8.　　8 fr.

SURUN. Nouvelle Doctrine physiologique et médicale, ou le Vitalisme expliqué; 2e éd. 1833, in-8.　　6 fr.

— Coup d'œil sur l'état actuel de la médecine. 1826, in-8.　　1 fr. 50

SZERLECKI. Tractatus de fractura colli ossis femoris, cui annexa est observatio rarissima de ossium mollitie, etc. 1834, in-4, avec 3 grandes planches.　　2 fr. 50

TACHERON. De la vérification légale des décès dans la ville de Paris, et de la nécessité d'apporter dans ce service médical plus de surveillance et plus d'extension. 1830. in-8.　　2 fr. 25

— Statistique médicale de la mortalité du choléra-morbus dans le 11e arrondissement de Paris pendant les mois d'avril, mai, juin, juillet et août 1832, ou Documents et Observations hygiéniques devant servir à l'étude de cette épidémie. 1832, in-8. 2 fr. 50

TANCHOU. Traité des rétrécissements du canal de l'urètre et de l'intestin rectum, contenant l'appréciation des divers moyens employés dans le traitement de ces maladies. 1835, in-8, avec planches.　　4 fr. 50

TANQUEREL DES PLANCHES. Traité des maladies de plomb ou saturnines; suivi de l'indication des moyens qu'on doit mettre en usage pour se préserver de l'influence délétère des préparations de plomb. 1839, 2 vol. in-8, avec pl.　　15 fr.

TEYSSIER. Mémoire sur la Monomanie homicide, et réflexions sur quelques procès criminels. 1829, in-8.　　1 fr. 50

TISSOT. Traité sur différents objets de médecine, ouvrage traduit du latin avec un discours préliminaire sur chaque maladie. 1769, 2 vol. in-12.

— L'Onanisme. Dissertation sur les maladies produites par la masturbation. 1830. in-18.　　1 fr. 25

— Dissertatio de febribus biliosis. 1813, in-32.　　2 fr. 50

TRILLER. Opuscula medica, etc. 1766-1772, 3 vol. in-4.　　6 fr.

TROUSSEAU et LEBLANC. Des tumeurs accidentelles, considérées comme tissus vivants. 1832, in-8.　　75 c.

VALENTIN. Mémoire sur les fluxions de poitrine. 1815, in-8.　　2 fr.

VALLEIX. Analyse de l'ouvrage du docteur Parent-Duchâtelet, ayant pour titre : De la Prostitution dans la ville de Paris, considérée sous le rapport de l'hygiène publique, de la morale et de l'administration. 1836, in-8.　　1 fr. 50.

VELPEAU. Mémoire sur les anus contre nature dépourvus d'éperon, et sur une nouvelle manière de les traiter. 1836, in-8.　　1 fr. 50

VIALLA. Le café préservatif et curatif de la goutte et de la vérole. 1823, in-8.　　1 fr.

VIDAL (de Cassis). Essai historique sur Dupuytren, suivi des discours prononcés par MM. Orfila, Larrey, Bouillaud, Royer-Collard, Teissier; du procès-verbal de l'ouverture du corps de Dupuytren, et orné de son portrait. 1835, in-8.　　1 fr. 50

— Cathétérisme forcé. Lettre chirurgicale à M. Mayor (de Lausanne). 1836, in-8.　　1 fr. 25

VIGNAL. Essai sur la brûlure, et son nouveau traitement par l'usage des poils du typha. 1833, in-8.　　2 fr.

VILLENEUVE. Mémoire sur l'emploi du seigle ergoté pour déterminer l'accouchement dans le cas d'inertie de la matrice. 1827, in-8, fig.　　3 fr. 50

— Description d'une monstruosité consistant en 2 fœtus humains accolés en sens inverse par le sommet de la tête, suivie de remarques et observations à ce sujet. 1831. in-4. avec pl.　　2 fr.

VULLIET. Traitement interne et rationnel de la cataracte et de plusieurs maladies des yeux et des douleurs rhumatismales. 1833, in-8.　　3 fr.